伤寒论校疏

谢焕荣　校注
谢立业　审阅

中国中医药出版社
·北京·

图书在版编目（CIP）数据

伤寒论校疏 / 谢焕荣校注 . —北京：中国中医药
出版社，2022.9

ISBN 978－7－5132－7759－4

Ⅰ.①伤… Ⅱ.①谢… Ⅲ.①《伤寒论》—注释

Ⅳ.①R222.22

中国版本图书馆 CIP 数据核字（2022）第 154214 号

中国中医药出版社出版

北京经济技术开发区科创十三街 31 号院二区 8 号楼
邮政编码 100176
传真 010—64405721
三河市同力彩印有限公司印刷
各地新华书店经销

开本 710×1000 1/16 印张 22 字数 368 千字
2022 年 9 月第 1 版 2022 年 9 月第 1 次印刷
书号 ISBN 978－7－5132－7759－4

定价 118.00 元
网址 www.cptcm.com

服务热线 010—64405510
购书热线 010—89535836
维权打假 010—64405753

微信服务号 zgzyycbs
微商城网址 https://kdt.im/LIdUGr
官方微博 http://e.weibo.com/cptcm
天猫旗舰店网址 https://zgzyycbs.tmall.com

伤寒大论 历久弥新
校正阐释 再有传人

北京中医药大学 王庆国题於壬辰仲春

前　言

　　《伤寒论》乃东汉南阳张仲景撰。元明之际吕复《诸医论》云："张长沙医如汤武之师，无非王道，其攻守奇正，不以敌之大小，皆可制胜。"足鉴《伤寒论》之临床价值，故历代医家无不奉为圭臬。而物换星移，屡历兵燹，书缺简脱，其论分合隐现，晋有叔和撰次之举，唐有真人愤懑之叹，良多劫难也。然其文简，其义博，其辞精，苟非殚思竭虑、精勤博览、长期临床、躬亲实践者，实难得其要妙也。而欲登其堂而入其室，全"思半"之功，实为难矣。

　　余幼承家学，浸馈岐黄，于仲景之学，倍加留意焉。临证之余，究心是书，克勤诵读，寒暑相易，未敢怠慢。览有所获，默志于心，临证相印，效若桴鼓。初时尝为摘要，案牍以为自资，继而绎之日久，顿悟条条津梁，字字珠玑。虽自叔和以降，注者不下四百余家，索隐探赜，良多功勋，然纰漏亦复不少：或持一家之言以窥全豹；或遇难而默，语焉不详；或随文衍义，一笔带过；或胶柱鼓瑟，牵强附会；或明其理而未穷其义；或持错简而非之前辈……致大论埋光掩质，错舛时见，使初学者昧于原本，涉足者如坠云雾，瞻前顾后，莫衷一是。余每及此，良多感叹，乃奋然鼓念，倾出箧中笔记手札，惶惶不敢自秘，精思熟诵之余，于原文之字句难明者，精选宋本，旁及其他善本，择其精者以校之；于原意之难解者，条条胪列，采撷各家之长，取其善者，间附己意以疏之。冀望发隐倡明，擘肌分理，转难为易，尽揭其秘，公之于人，俾初学者能一目了然，不以难之为难，由是登堂入室，洞悉奥理，施之临床，得心应手，黔首平康无恙，生灵咸登寿域，是为初衷。

　　嗟呼！余生而不敏，长而钝愚，偶有孔见，皆事倍之役，心诚存发启童蒙之思，而言未达深思熟虑之意，自叹才疏学浅，岂敢弄斧班门。

然诚心不泯，贸然忘陋效颦，有倡明大论之心，无标新立异之意，勉尽绵薄之力而为之校疏。校者，校勘考订也；疏者，分条陈述也。其间匡正清本，补苴罅漏，辨疑析是，张皇幽眇，则断不敢当，而仰慕先贤，启迪后学，承劳载怨，愚诚唯竭。然学力未逮，挂漏难免，矫枉斥正，尚祈方家。心存笃念，唯持一信，愿与同志后学共勉之。

时公元 2002 年仲秋　谢焕荣序于家中

时公元 2022 年仲夏　谢焕荣再次修改

校注说明

一、本书中的《伤寒论》原文，以明代赵开美翻刻宋本《伤寒论》为底本，改用简体字，采用现代标点，横向排版。

二、以《金匮玉函经》、金代成无己《注解伤寒论》（简称"成本"）为参照版本。

三、《伤寒论》各条文依照通行本序号，用中文数字进行标注。为求简洁，省略"十""百"，如第一十二条序号为"一二"，第一百二十一条序号为"一二一"等。

四、因将原竖排版改为横排版，故原文中表示文字方位的"右""左"相应改为"上""下"。

五、对《伤寒论》条文中的生僻字，尽量采用汉语拼音和同音汉字标注读音。

六、在每条条文下，分列【提要】【校疏】【按语】，对原文加以概括、校疏和点评，但不对原文进行白话翻译。

七、对条文后附录的方剂，在其后亦列【校疏】【按语】，加以校疏和点评。

八、书中度量衡皆遵汉制，参考《汉书·律历志》所载内容及《汉语大词典·中国历代衡制演变测算简表》《汉语大词典·中国历代量制演变测算简表》等文献。临床应根据实际情况灵活掌握。

九、为便于读者查阅，书末附有"方剂索引"。

目　录

伤寒论序

　　夫《伤寒论》，盖祖述大圣人之意，诸家莫其伦拟。故晋·皇甫谧序《甲乙针经》云：伊尹以元圣之才，撰用《神农本草》，以为《汤液》；汉·张仲景论广《汤液》，为数十卷，用之多验。近世太医令王叔和，撰次仲景遗论甚精，皆可施用。是仲景本伊尹之法，伊尹本神农之经，得不谓祖述大圣人之意乎？

　　张仲景，《汉书》无传，见《名医录》云：南阳人，名机，仲景乃其字也。举孝廉，官至长沙太守。始受术于同郡张伯祖，时人言，识用精微过其师。所著论，其言精而奥，其法简而详，非浅闻寡见者所能及。自仲景于今八百余年，惟王叔和能学之，其间如葛洪、陶（弘）景、胡洽、徐之才、孙思邈辈，非不才也，但各自名家，而不能修明之。开宝中，节度使高继冲，曾编录进上，其文理舛错，未尝考正。历代虽藏之书府，亦阙于雠校，是使治病之流，举天下无或知者。国家诏儒臣校正医书，臣奇续被其选，以为百病之急，无急于伤寒。今先校定张仲景《伤寒论》十卷，总二十二篇，证外合三百九十七法，除复重，定有一百一十二方。今请颁行。

太子右赞善大夫　臣　高保衡

尚书屯田员外郎　臣　孙奇

尚书司封郎中秘阁校理　臣　林亿等谨上

伤寒卒病论集

论曰：余每览越人入虢之诊，望齐侯之色，未尝不慨然叹其才秀也。怪当今居世之士，曾不留神医药，精究方术，上以疗君亲之疾，下以救贫贱之厄，中以保身长全，以养其生。但竞逐荣势，企踵权豪，孜孜汲汲，惟名利是务，崇饰其末，忽弃其本，华其外而悴其内。皮之不存，毛将安附焉？卒然遭邪风之气，婴非常之疾，患及祸至，而方震栗，降志屈节，钦望巫祝，告穷归天，束手受败，赍百年之寿命，持至贵之重器，委付凡医，恣其所措，咄嗟呜呼！厥身已毙，神明消灭，变为异物，幽潜重泉，徒为啼泣，痛夫！举世昏迷，莫能觉悟，不惜其命，若是轻生，彼何荣势之云哉？而进不能爱人知人，退不能爱身知己，遇灾值祸，身居厄地，蒙蒙昧昧，蠢若游魂。哀乎！趋世之士，驰竞浮华，不固根本，忘躯徇物，危若冰谷，至于是也。

余宗族素多，向余二百。建安纪年以来，犹未十稔，其死亡者，三分有二，伤寒十居其七。感往昔之沦丧，伤横夭之莫救，乃勤求古训，博采众方，撰用《素问》《九卷》《八十一难》《阴阳大论》《胎胪药录》并《平脉辨证》，为《伤寒杂病论》，合十六卷。虽未能尽愈诸病，庶可以见病知源。若能寻余所集，思过半矣。

夫天布五行，以运万类，人禀五常，以有五脏，经络府俞，阴阳会通，玄冥幽微，变化难极。自非才高识妙，岂能探其理致哉！上古有神农、黄帝、岐伯、伯高、雷公、少俞、少师、仲文，中世有长桑、扁鹊，汉有公乘阳庆及仓公，下此以往，未之闻也。观今之医，不念思求经旨，以演其所知，各承家技，终始顺旧，省疾问病，务在口给，相对斯须，便处汤药，按寸不及尺，握手不及足，人迎趺阳，三部不参，动数发息，不满五十，短期未知决诊，九候曾无仿佛，明堂阙庭，尽不见察，所谓窥管而已。夫欲视死别生，实为难矣。

孔子云：生而知之者上，学则亚之，多闻博识，知之次也。余宿尚方术，请事斯语。

辨太阳病脉证并治上

一、太阳之为病①，脉浮②，头项强痛而恶寒③。

【提要】太阳病之提纲。

【校疏】①**太阳之为病**：太阳，伤寒六经分证之首，三阳之表，为一身之外藩。全句言太阳病的临床表现，并引出下文叙述之。②**脉浮**：外邪侵袭，正气抗邪于外，脉应之而浮。③**头项强痛而恶寒**：强（jiàng 匠），僵硬，不柔和。《素问·脉解》篇曰："所谓强上引背者，阳气大上而争，故强上也。"唐代王冰注："强上，谓颈项疼强也。"头项强痛，谓头痛、项强也。项强，即自觉项部拘急牵引不舒，并非强直感。而，有强调之意。恶，畏惧。恶寒，即畏寒而怕冷也。陆渊雷云："恶寒既常与发热俱，且伤寒以发热为主证，则知经文'恶寒'二字，即暗含发热在内。"风寒外束，经脉受邪，气血运行受阻则头痛、项强；卫气受邪，肌腠失温则恶寒；正气抗邪，肌腠郁闭则发热。

【按语】此条首揭太阳病之大纲，提出太阳病的基本证候是脉浮、头项强痛、恶寒，特别强调恶寒，故后人云："有一分恶寒，便有一分表证。"换句话说，如果具备脉浮、头项强痛、恶寒，即可确诊为太阳病。

二、太阳病①，发热②，汗出③，恶风④，脉缓者⑤，名为中风⑥。

【提要】太阳中风之脉证。

【校疏】①**太阳病**：太阳病有广义、狭义之分。广义的太阳病，泛指外感表证。仲景《伤寒论》中，举凡中风、伤寒、温病、风湿、刚痉、中暍、湿痹等，皆曰太阳病。狭义的太阳病，指具备脉浮、头项强痛、发热、恶寒的证候。此处指后者。②**发热**：风寒外袭，卫气奋起抗邪则发热。③**汗出**：邪伤卫阳，卫不固外，营不内守而外泄，则汗出。④**恶风**：遇风则恶，无风自安，是为伤寒之轻者。章虚谷云："恶寒必兼恶风，恶风必兼恶寒，但有微甚之别。"卫气不固，肌腠疏松，不胜风袭，则恶风。⑤**脉缓者**：句首冠太阳病，则知脉浮；此则言缓，则浮缓可知也，即脉象见宽柔和缓之象，非怠慢迟缓之缓。如《古诗十九首·行行重行行》："相去日已远，衣带日已缓。"《吕氏春秋·任地》："人耨必以旱，使地肥而土缓。"高诱注："缓，柔也。"外邪袭侵，卫气抗邪则脉浮；汗出营弱，脉道松弛则脉缓。⑥**名为中风**：中（zhòng 众），侵袭、伤害之意。《楚辞·九辩》："薄寒之中人。"东汉王逸注："有似迫寒之伤人。"中风，即被风所伤。此指外感风寒引起之表证，非杂病之中风。

【按语】此条揭太阳中风的临床表现，即在太阳病脉证的基础上，又见发热、汗出、恶风、脉缓，计八候，亦称太阳表虚证。素体肌腠疏松，卫气不密，一感风寒，卫不固外，营不内守，出现汗出。故汗出与否，是鉴别中风、伤寒之关键。

三、太阳病①，或已发热②，或未发热③，必恶寒④，体痛⑤，呕逆⑥，脉阴阳俱紧者⑦，名为伤寒⑧。

【提要】太阳伤寒之脉证。

【校疏】①**太阳病**：具备第一条之脉证。②**或已发热**：或，代词，有的。或已发热，即有的病人已发热。外邪侵袭，卫气奋起抗邪则发热。③**或未发热**：暂未发热，异于无热。外邪虽袭，卫气尚未来得及与之抗争，故有的病人未发热。提示恶寒在先，发热在后。④**必恶寒**：必，必然、一定。外邪袭表，卫阳被遏，失其温煦之功则恶寒。⑤**体痛**：卫阳被遏，营阴郁滞，经气运行不畅则体痛，其特点是遍身酸楚疼痛。⑥**呕逆**：寒邪犯表，肺气不宣，肺胃相连，牵及胃气，胃气逆则呕逆。⑦**脉阴阳俱紧者**：阴阳，指尺部脉与寸部脉，一说指沉浮脉（柯韵伯）。但参第一条之脉浮，当指前者，即六脉浮紧。脉浮为病在表，脉紧为寒所伤。⑧**名为伤寒**：伤寒有广义、狭义之分，广义伤寒乃一切外感热病之统称。《素问·水热穴论》云："人伤于寒而传为热。"《素问·热论》云："今夫热病者，皆伤寒之类也。"《难经·五十八难》云："伤寒有五：有中风，有伤寒，有湿温，有热病，有温病。"而狭义伤寒，专指外感风寒之邪的表证，即《难经》所述五种伤寒之一种。此处指后者，即具备以上证候者，为太阳伤寒证。

【按语】此条揭太阳伤寒证之脉证，与太阳中风证相对应。人之伤于寒邪，由于体质差异，有中风、伤寒之别。中风以发热、汗出、恶风、脉浮缓为主证；伤寒以恶寒、发热、无汗、体痛、脉浮紧为主证。并非风伤于卫，寒伤于营，盖风为百病之长，诸邪假之以袭人，则营卫俱伤也。肌腠不密之人，发为太阳中风证；肌腠固密之人，发为太阳伤寒证。

四、伤寒一日①**，太阳受之**②**，脉若静者**③**，为不传**④**；颇欲吐**⑤**，若躁烦**⑥**，脉数急者**⑦**，为传也**⑧**。**

【提要】辨太阳病之传与不传。

【校疏】①**伤寒一日**：伤寒，指广义伤寒。一日，约略之词，谓短暂。意即外感之初期。②**太阳受之**：意即伤寒初期，邪在太阳。受，容纳，接纳。如《易经·咸》："君子以虚受人。"③**脉若静者**：若，如果。静，安静，平静，指证象、脉象未变。《吕氏春秋·音律》："本朝不静，草木早槁。"高诱注："静，安。"④**为不传**：有诸内必形诸外，证象、脉象未变，为不传他经。⑤**颇欲吐**：颇，非"很"之意，乃略微、稍微之意。如《史记·刘敬叔孙通列传》："臣愿颇采古礼，与秦仪杂就之。"《颜氏家训·诫兵》："然而每见文士，颇读兵书，微有经略。"王利器集解："颇与下句微对文，亦微少义。"颇欲吐，即略微想呕吐。邪传少阳，干于胃腑则欲吐。⑥**若躁烦**：若，像。若躁烦，即好像有躁烦症状，为邪传阳明之兆。仲景从临床细微处观察病情，入木三分。⑦**脉数急者**：数（shuò硕），速、快。如《礼记·曾子问》："不知其已之迟数，则岂如行哉？"郑玄注："数，读为速。"急，剧烈。《汉书·五行志》："周失之舒，秦失之急。"脉数急，犹言脉动剧烈。脉为气之先，邪扰于内，脉为之先变。⑧**为传也**：躁烦欲吐，脉数急，脉症合参，邪已传变。气动于先，象显于后也。

【按语】盖风寒之邪初犯人体，太阳受之，然感邪有轻重，禀赋有强弱，反应有差异也。所以这里的脉静有两层意思：一为外邪袭表，正能抗邪，且拒之门外，即身不为邪伤，其脉不变；二为邪已伤太阳，是太阳伤寒证或太阳中风证，其脉浮紧或浮缓未变，证在太阳一经，故为不传。然气动于先，症见于后，症微见躁烦，脉见搏动剧烈，则为传变之征兆。临床须有者求之，无者求之，必先五胜，方能识于机先，做出正确诊断，把握疾病变化趋势，以进行正确治疗。

五、伤寒二三日①**，阳明、少阳证不见者**②**，为不传也**③**。**

【提要】 辨伤寒不传变。

【校疏】 ①**伤寒二三日**：谓表病初起，邪在太阳。②**阳明、少阳证不见者**：阳明证有身热、汗自出、不恶寒、反恶热、脉大。少阳证有口苦、咽干、目眩、脉弦。不见者，指不见上述病证。③**为不传也**：邪在太阳，不向他经传变。

【按语】 第四条、第五条概述伤寒之传变。虽仲景祖述《素问》《九卷》，但《伤寒论》六经传变规律已越出《黄帝内经》之藩篱，并有新的发展，故不可以《素问·热论》六经传变规律印定眼目。如方有执云："上条举太阳而以脉言，此复举阳明、少阳而以证言，次第反复，互相发明也。然不传有二：一则不传而遂自愈，一则不传而犹或不解。若阳明、少阳虽不见，太阳亦不解，则始终在太阳者有之，余经同推。要旨以脉证所见为准。若只朦胧拘拘日数以论经，则去道远矣。"

六、太阳病①，发热而渴②，不恶寒者③，为温病④。若发汗已⑤，身灼热者⑥，名风温⑦。风温为⑧病，脉阴阳俱浮⑨，自汗出⑩，身重⑪，多眠睡⑫，鼻息必鼾⑬，语言难出⑭。若被下者⑮，小便不利⑯，直视失溲⑰；若被火者⑱，微发黄色⑲，剧则如惊痫⑳，时瘛疭㉑；若火熏之㉒，一逆尚引日㉓，再逆促命期㉔。

【提要】 揭示温病主证及误治后的变证。

【校疏】 ①**太阳病**：云太阳病，则知邪自表来，太阳温病也。②**发热而渴**：风热肆虐则发热，热邪伤津耗液则口渴。③**不恶寒者**：不，助词。《诗经·小雅·车攻》："徒御不惊，大庖不盈。"毛传："不惊，惊也；不盈，盈也。"不恶寒，即恶寒。验之于临床，虽温病初期，亦有恶寒，乃风热袭表，郁遏卫气，肌腠失温之暂候。④**为温病**：为，是。温病，外感病中的一种，属广义伤寒范畴。为温病，即出现上述症状的病证是温病。如成无己云："积温成热，所以发热而渴，不恶寒也。"⑤**若发汗已**：已，完毕。发表不远热，以热治热，是为误治，并引发变证。⑥**身灼热者**：灼者，燔也。灼热，谓发热益甚，犹如燔灼。热以治热，两热相攻，津伤热盛，热趋肌表，故身灼热。⑦**名风温**：名，名叫。风温，指温病误用辛温发汗后的变证。伤寒发热，一汗而解。今温病误用辛温，津伤热盛，而成变证。不同于后世温病学之风温。⑧**为**：动词，变成，成为。⑨**脉阴阳俱浮**：阴阳，指尺、寸。即脉三部俱浮。邪热充斥肌表，脉应之而浮。⑩**自汗出**：阳热过盛，迫津外泄则自汗出。⑪**身重**：温病误汗，津伤热盛，气津两伤则身重。⑫**多眠睡**：热遏心神，心神被蒙则多眠睡。⑬**鼻息必鼾**：成本无"鼻"字。鼾（hān 酣），呼吸粗重作响。邪热上壅，肺窍不利则鼾。⑭**语言难出**：舌为心苗，心神被遏，则语言难出。⑮**若被下者**：被下者，即温病误用下法致变证者。⑯**小便不利**：下以竭其津，化源枯竭，则小便不利。⑰**直视失溲**：直视，两目发呆，转动不灵。溲，指大小便。《史记·扁鹊仓公列传》："臣意诊之，曰：涌疝也，令人不得前后溲。"唐代司马贞《史记索隐》："前溲，谓小便；后溲，大便也。"这里失溲指大便失去控制，因前有小便不利句，故尔。⑱**若被火者**：全句指误用火法治疗。火法包括温针、艾灸、熨、熏等。⑲**微发黄色**：温热加身，火热内攻，熏灼肝胆，胆汁外溢则微发黄色。⑳**剧则如惊痫**：剧，厉害、严重。痫（xián 闲），病名，旧作癎。《一切经音义》："癎，风病也。"惊痫是指以昏不识人、四肢抽搐、目睛直视为临床表现的病证，为热盛动风之象。㉑**时瘛疭**（chì zòng 赤纵）：成无己云："瘛者，筋脉急也；疭者，筋脉缓也。急者则引而缩，缓者则纵而伸。或缩或伸，动而不止者，名曰瘛疭。"时瘛疭，即阵发四肢抽搐，由风温被火、热动肝风引致。㉒**若火熏之**：指肤色晦暗，如火熏一般。承前微发黄色。风温误火，两火相并，内攻肝胆，胆汁外溢，则肤色若火熏之。㉓**一逆尚引日**：一逆，一次误治。尚，犹言也许可以。引日，拖延时日。三国·魏·曹操《表刘琮令》："身殁之后，诸子鼎峙，虽终难全，犹可引日。"意即一次误治，尚可拖延时日。㉔**再逆促命期**：再逆，二次误治。促，迫近。《说文解字·人部》："促，迫也。"命期，原指国家兴亡更替的期限。这里指生命的期限。一次误治尚可拖延时日，仍有希望救治，二次误治则加速死亡。

【按语】 纵观第一条至第六条，风、寒、温三证纲领昭然若揭。六淫致病，初起俱在太阳，且互有兼夹，寒郁变热，当审因论治。大论一再申述温病不得以辛温治，其清热保津之思想贯穿始终，实为后世温病治疗之滥觞。前贤尤在泾论此云："此温病之的证也。温病者，冬春之月，温暖太甚，所谓非节之暖，人感之而即病者也。此正是伤寒对照处。伤寒变乃成热，故必传经而后渴；温邪不待传变，故在太阳而即渴也。伤寒阳为寒郁，故身发热而恶寒；温病阳为邪引，故发热而不恶寒也。"

七、病有发热恶寒者①，**发于阳也**②；**无热恶寒者**③，**发于阴也**④。**发于阳，七日愈**⑤；**发于阴，六日愈**⑥，**以阳数七**⑦，**阴数六故也**⑧。

【提要】辨外感病阴阳两大证型的总纲。

【校疏】①**病有发热恶寒者**：发热恶寒，指先见恶寒，继而发热。发热后，恶寒即减轻，或已发热而仍恶寒。外邪侵袭，阳浮则发热，营郁则恶寒。②**发于阳也**：发于阳，指邪在三阳，如太阳病发热恶寒，少阳病往来寒热，阳明病但热不寒。③**无热恶寒者**：发热轻而恶寒重，甚则仅见恶寒而不发热。④**发于阴也**：发于阴，指邪在三阴，如太阴病手足不温，少阴病手足寒冷，厥阴病阴寒致厥。⑤**发于阳，七日愈**：成本"阳"下有"者"字。此乃河洛理数在预测疾病中的运用。在病理上，以阳得阴而愈，故七日为发于阳病变之愈期。火的阳数为七天，姤卦（☰）一阴下降。⑥**发于阴，六日愈**：成本"阴"下有"者"字。在病理上，以阴得阳而愈，故六日为发于阴病变之愈期。水的阴数为六，复卦（☷）一阳上升。⑦**以阳数七**：因木、火、土、金、水皆得土之数而成，否则孤阴不生，独阳不长。从一到五，皆孤阴、孤阳之数，所以不起变化。必五与加数相生相成，乃起变化，才能阳生者阴成，阴生者阳成。五加二为奇阳之数，故阳病以七日为愈期。⑧**阴数六故也**：五加一为偶阴之数，故阴病以六日为愈期。

【按语】疾病愈期，与感邪之轻重、正气之强弱、治疗之当否相关。此云"发于阳，七日愈；发于阴，六日愈"，仅从河洛理数及易理予以阐发，对临床疾病之愈期有一定的指导意义。但影响疾病的因素是多元的，这里可视作一个虚拟的模式，如何变化由多维因素决定。又，《外台秘要·诸论伤寒八家合一十六首》云："病发热而恶寒者，发于阳；无热而恶寒者，发于阴。发于阳者可攻其外，发于阴者宜温其内。发表以桂枝，温里宜四逆。"足资临床参考。

八、太阳病①，**头痛至七日以上自愈者**②，**以行其经尽故也**③。**若欲作再经者**④，**针足阳明**⑤，**使经不传则愈**⑥。

【提要】辨太阳病之经尽自愈与防止传变的针法。

【校疏】①**太阳病**：病从表来。②**头痛至七日以上自愈者**：《素问·热论》云："七日巨阳病衰，头痛少愈。"不药而愈，正能胜邪，承前第七条

"发于阳七日愈"之义。③**以行其经尽故也**：经，六经之经也。尽，终止。行其经尽，谓太阳病之病程行尽，正气来复，行将告愈。④**若欲作再经者**：若欲，假如。正不胜邪，不能自愈，邪气有欲向阳明传变趋势。柯韵伯云："欲作再经，是太阳过经不解，复病阳明，而为并病也。"可参。⑤**针足阳明**：针，针刺。谨察病机，先安未受邪之地，防止传变。陈修园云针足三里，周禹载云针跌阳，均可参。阳明为多气多血之经，针足阳明能疏通经气，强壮中气，以扶正祛邪。⑥**使经不传而愈**：邪退正胜，则不传变而向愈矣。

【按语】本条首论太阳病存自愈之机，次述杜渐防微之治疗思想。前第七条云发于阳者七日愈，今仅云头痛，实指太阳病全证。邪犯太阳，病邪轻，病程短，脏腑未伤，里气尚实。七日，值邪衰之期，正能胜邪，则存自愈之机；正不胜邪，则为传变矣。或有传变不愈迹象，则防微杜渐，针足阳明，使多气多血之经更加经气旺盛，正实则邪却，则能不传而愈矣。

九、太阳病①欲解时②，从巳至未上③。

【提要】从正气来复之期测度太阳病痊愈时间。

【校疏】①**太阳病**：总赅前太阳病之脉证。②**欲解时**：欲，将。解，停止，此指痊愈。如《今本竹书纪年·周穆王十七年》："（穆王）西征，至于青鸟所解。"欲解，言病将痊愈。全句意为太阳病将要痊愈的时间。③**从巳至未上**：上，时间或次序在前。从巳至未上，为上午9时至下午2时，其中心时间是中午12时，即午时。《素问·生气通天论》云："日中而阳气隆。"此时，日丽中天而阳光普照，太阳病解于此时，是人体阳气应天时而盛于外，得天阳之助，可不药而愈，犹得麻、桂以助阳解表之义，抑或得天阳之助而药力充沛，或用药后到此时余症消失，或此时用药可提高疗效。

【按语】人与天地相参也，参者何也？以应天地之道也。本乎天者亲上，本乎地者亲下，物之常理，况人之生也，禀天地之气成，即本于自然，属于自然，与自然界息息相通。故自然之变化，莫不应于人体。营卫运行，气血盛衰，与昼夜交替相关。疾病于一日之内尚有旦慧、昼安、夕加、夜甚之变，何以致之？生气通天者也。故太阳病解于巳至未上，亦以此时人体阳气充沛，天之阳气隆盛，二阳相彰，正能胜邪。并提示值此阳气大振之前予以施治，定获佳效，或于此时全面调养，助正祛邪，皆有重要的临床意义。如周禹载云："太阳病自解，固如是矣。服汤而解，亦如是乎？

曰：然。纵使服汤有先后，则其解应无定期，然必至其所主之时，而精神爽慧也。此赅论太阳病言之，营卫皆然也。"

一○、风家①**，表解而不了了者**②**，十二日愈**③**。**

【提要】辨风家表解，正复自愈。

【校疏】①风家：家，用在名词后面，表示一类人。风家，即平素卫阳不足，易患太阳中（伤）风之人。②表解而不了了者：了了，清楚之意。晋代张华《博物志·卷二》云："问汉时宫中事，说之了了，皆有次序。"不了了者，犹言身体、精神欠舒畅爽慧。③十二日愈：十二日，约略之词。十二日愈，意为十二日巳至未上，当痊愈。

【按语】既云风家，则必素体卫阳虚馁。药物的作用，只是祛邪，衰其大半而已，即或扶正，亦戒一味填补，须候其正复，否则偾事不浅。至于搜剔余邪，恢复常态，则有赖于正气随天时而充实，才能真正了了，彻底痊愈。此条揭示了自身康复的内在原因，示人择机而治，择时而养，对于疾病的康复是极为重要的。

一一、病人身大热①**，反欲得衣者**②**，热在皮肤**③**，寒在骨髓也**④**；身大寒，反欲不近衣者**⑤**，寒在皮肤**⑥**，热在骨髓也**⑦**。**

【提要】举例明辨寒热真假之要点。

【校疏】①病人身大热：大，强调之意。大热，谓热盛也。身大热，指自觉发热与他觉发热。②反欲得衣者："衣"字上，成本有"近"字。反，反而，表转折，有强调之意。《诗经·邶风·谷风》："不我能慉，反以我为仇。"在此强调辨证要点：热而欲衣，质、象相悖。③热在皮肤：皮肤，表面，外部。《文子·道德》："以耳听者，学在皮肤；以心听者，学在肤肉；以神听者，学在骨髓。"故虽身大热，其热轻浅。④寒在骨髓也：骨髓，骨头里面，喻深处。热而欲得衣，谓内寒也。⑤反不欲近衣者：不欲近衣，热以斥热也。⑥寒在皮肤：申述近衣之由，虽寒而肤浅。⑦热在骨髓也：里热蒸腾，不欲近衣，内热是本质。

【按语】本条论假热真寒与假寒真热之鉴别。成无己云："皮肤言浅，骨髓言深；皮肤言外，骨髓言内。身热欲得衣者，表热里寒也；身寒不欲衣者，表寒里热也。"可谓要言不烦。夫有诸内，必形诸外，但外象不一定表现出内在的本质，而从病人的喜恶可以测知其病变的本质。皮肤与骨髓，分别代表病变的表象与本质。身大热而欲近衣，反映出本质为寒而表象为热，热为假热，寒为真寒；身寒而不欲近衣，反映出本质为热而表象为寒，寒为假寒，而热为真热。只有透过表象，才能看清本质，才不至于将寒极似热之假热作为真热，将热极似寒之假寒作为真寒。此外，尚须与临床四诊所得综合分析，才能得出准确结论。决不能以管窥豹，见一斑而忽视全身，否则必致偾事。

一二、太阳中风①，**阳浮而阴弱**②，**阳浮者，热自发**③；**阴弱者，汗自出**④。**啬啬恶寒**⑤，**淅淅恶风**⑥，**翕翕发热**⑦，**鼻鸣干呕者**⑧，**桂枝汤主之**⑨。

【提要】论太阳中风之证治。

【校疏】①**太阳中风**：指太阳中风证。②**阳浮而阴弱**：阴阳，指卫气与营气。浮，超过，有余，过剩。《礼记·坊记》："故君子与其使食浮于人也，宁使人浮于食。"弱，不足、略少之意。阳浮阴弱，即卫强营弱，盖言病机也。方有执、程郊倩以脉象释之，亦可参。③**阳浮者，热自发**：卫阳浮盛，奋起抗邪，阳盛则热，故热自发。④**阴弱者，汗自出**：阴弱者，营阴馁弱，卫浮固外，营不内守，营卫不调，卫强而营弱，故汗自出焉。⑤**啬啬恶寒**：啬（sè 瑟）啬，《中华大字典》："瑟者，啬也。"可见"啬"通"瑟"，"啬啬"即"瑟瑟"，而"瑟瑟"训风声，寒凉貌。如《昭明文选·魏刘公幹赠从弟诗》："亭亭山上松，瑟瑟谷中风。"啬啬恶寒，犹言风吹而畏寒收缩貌，形容恶寒严重。方有执云："啬啬，言恶寒由于内气馁，不足以担当其渗逼，而恶之甚之意。"风寒外袭，卫气失温，则啬啬恶寒。⑥**淅淅恶风**：淅淅，畏风貌。成无己云："淅淅者，洒淅也，恶风之貌也。"犹冷水洒身，不禁其寒而颤抖之状。淅淅恶风，言阵阵恶风之深切，亦风寒外袭，肌肤失温之象。⑦**翕翕发热**：翕（xī 西），通"熻"。《玉篇·火部》："熻，热也。"成无己云："翕翕者，熻熻然而热也。"翕翕发热，形容外感后发热的形象和感觉。风（寒）邪外袭，卫出抗邪，则见发热。⑧**鼻鸣干呕者**：鸣，声响也。鼻鸣，谓鼻塞而气息不利状。干呕，原指呕吐有声无物，此犹言恶心状。风寒传袭，邪干于肺则鼻鸣，邪干于胃则干呕。⑨**枝桂汤主之**：主，主治，指某药主治某病。南朝·梁·刘勰《文心雕龙·书记》："医药攻病，各有所主。"桂枝汤功擅调和营卫，故营卫不和者主之。

【按语】此条全面论述太阳中风的病因、病机、治法及方药，垂范后世，意弥深而义弥远。文中"阳浮阴弱"极具辨证眼目，既阐脉象，复论病机。言病机，则阳为卫，阴为营，营卫不调也。阳浮者，正气奋起抗邪，非卫气之有余；阴弱者，汗出之互词，一为失卫之护，二为汗出之伤，俱显不足，故谓之弱。然习以卫强营弱释之，非卫气之真强，乃较之营为弱而言，否则营卫周密，外邪无隙而袭也。阐脉象者，寸为阳应上，尺为阴应下，浮为阳应外，沉为阴应内。轻按浮取为阳，重按沉取为阴，则可知阳浮阴弱为脉象浮缓，方有执以寸浮尺弱释，程郊倩以阳浮阴沉释，俱各得其秘，皆可参也。

桂枝汤方

桂枝三两（去皮）① 芍药三两 甘草二两（炙） 生姜三两（切） 大枣十二枚（擘）②

上五味，㕮咀三味③，以水七升④，微火⑤煮取三升，去滓，适寒温⑥，服一升。服已须臾⑦，歠⑧热稀粥一升余，以助药力⑨，温覆令一时许⑩，遍身漐漐微似有汗者益佳⑪，不可令如水流离⑫，病必不除。若一服汗出病差⑬，停后服，不必尽剂。若不汗，更服依前法⑭；又不汗，后服小促其间⑮，半日许，令三服尽；若病重者，一日一夜服，周时观之⑯。服一剂尽，病证犹在者⑰，更作服；若不汗出⑱，乃服至二三剂。禁生冷⑲、黏滑⑳、肉面、五辛㉑、酒酪㉒、臭恶等物㉓。

【校疏】①桂枝三两（去皮）：据《汉语大词典·中国历代衡制演变测算简表》载，东汉时一两，合今13.8克。去皮，《本草纲目》云："去粗皮用。"②擘（bò 簸）：分开，剖裂。《礼记·内则》："炮之，涂皆干，擘之。"③㕮咀三味：成本无"三味"二字。㕮咀（fǔ jǔ 府举），《本草纲目》收录的《陶隐居名医别录合药分剂法则》云："凡汤酒膏药云㕮咀者，谓秤毕，捣之如大豆，又吹去细末。"可见，㕮咀古义是指将药料切细，捣碎，锉末，并非咀嚼使碎。隋唐以降，以二字从口，有训"㕮咀"为咀嚼者，其实古"㕮咀"只作"父且"。父，古代当"手"讲，郭沫若训"父"为"斧"。且，段玉裁《说文解字注·几部》云："且，古音俎，所以承藉进物也。"故㕮咀古义，指用斧头或榔头在垫物上将东西捣碎。④升：据《汉语大词典·中国历代量制演变测算简表》载，东汉时的一升约合今 200 毫升。⑤**微火**：小火，即文火。⑥**适**：正好。适寒温，即冷热正好。《左传·昭公十七年》："我高祖少皞挚之立也，凤鸟适至。"⑦**须臾**：片刻，短时间。《荀子·劝学》："吾尝终日而思矣，不如须臾之所学也。"《礼记·中庸》："道也者，不可须臾离也。"并非《僧祇律》"一日一夜有三十须臾"中"须臾"之意。⑧**歠 (chuò 辍)**：饮，喝。《国语·越语上》："勾践载稻与脂于舟以行，国之孺子之游者，无不铺也，无不歠也。"⑨**以助药力**：助，辅助。药力，药物的效力。⑩**温覆令一时许**：温，使暖也。覆，覆盖。令，使。许，表约略之估计数。《后汉书·冯鲂传》："帝常幸其府，留饮十许日。"一时许，即两小时左右。⑪**漐漐微似有汗者益佳**：漐 (zhí 执)，《广韵·辑韵》："漐，汗出貌。"这里指即将汗出的一种感觉。钱天来云："漐漐，身热汗欲出貌，气蒸肤润之情状也。"似，延续。《广雅·释诂二》："似，续也。"《广韵·止韵》："似，嗣也。"微似，即稍微延续之意。微似汗出，犹言使汗出延续，漐漐遍身。益佳，更好。⑫**流离**：湿貌，即淋漓也。⑬**病差**：差，古"瘥"字。病瘥，即病愈。⑭**更**：再，又。⑮**小促其间**：成本"促"后有"役"字。促，缩短也。晋代葛洪《抱朴子·广譬》："大川不能促其涯，以适速济之情。"间，服药间隔时间。小促其间，指适当缩短服药的时间间隔。⑯**周时**：古指十二时辰，即一日一夜，共二十四小时。⑰**犹在**：仍然在。⑱**若不汗出**：成本"出"后有"者"字。⑲**生冷**：指不熟或不热的食物。⑳**黏 (nián 年) 滑**：指黏腻、不易消化、能滑肠的食物。㉑**五辛**：指有刺激气味的食物。《本草纲目》以小蒜、大蒜、韭、芸苔、胡荽为五辛。㉒**酒酪**：酪，即醋。《礼记·礼运》："以亨以炙，以为醴酪。"郑玄注："酪，酢载。"有解为乳制品者，已包括于黏滑臭恶中矣。㉓**臭恶**：臭 (xiù 秀)，气味。臭恶，指气味难闻的食物。

【按语】 本方为《伤寒论》开卷第一方，君以桂枝，煮以汤服，故名桂枝汤。《医宗金鉴》云："桂枝辛温，辛能发散，温通卫阳；芍药酸寒，酸能收敛，寒走营阴。桂枝君芍药，是于发汗中寓敛汗之旨；芍药臣桂枝，是于和营中有调卫之功。生姜之辛，佐桂枝以解表；大枣之甘，佐芍药以和中。甘草甘平，有安内攘外之能，用以调和中气，即以调和表里，且以调和诸药。以桂芍之相须，姜枣之相得，借甘草之调和，阳表阴里，气卫血营，并行而不悖，是刚柔相济以相和也。而精义在服后须臾啜稀粥以助药力。盖谷气内充，不但易为酿汗，更使已入之邪，不能少留，将来之邪，不得复入也。又妙在温覆令一时许，漐漐微似有汗，是授人以微汗之法也。

不可令如水流离，病必不除，是示人以不可过汗之意也。此方为仲景群方之冠，乃解肌发汗、调和营卫之第一方也。凡中风、伤寒，脉浮弱，汗自出而表不解者，皆得而主之。其他但见一二证即是，不必悉具。"善哉，一首桂枝汤，将制方之法度，服药之宜忌，发汗之过程，药后之将养，和盘托出，金针度人，垂训后世，厥功匪浅。如何全面理解、掌握和运用该方，还须了解以下几个问题。

1. 方剂之归属：多数医家将其归入解表剂中，亦有将其归入和解剂中者，如清代王晋三，将桂枝汤列为和方之祖。他说："一表一里，一阴一阳，故谓之和。"然《伤寒论》既列此方于篇首，自不失其解表之功；而《伤寒论》《金匮要略》中从此方衍化之方甚众，亦不失其为和剂。故前人谓"外证得之，解肌和营卫；内证得之，化气调阴阳"，洵不过誉。以临床论，衍化加减方之多，所主病证之众，皆非他方可比。

2. 方中芍药是白芍还是赤芍：古时芍药不分赤、白，故皆曰芍药。张路玉云："但方中芍药不言赤白。《圣惠》与节庵俱用赤，孙尚与叔微俱用白。然赤白补泻不同。仲景云：病发热汗出，此为营弱卫强。营虽不受邪，终非适平也。故卫强则营弱，是知必用白芍药也。营既弱而不能自固，岂可以赤芍药泻之乎？虽然，不可以一律论也。如太阳误下而传太阴，因而腹满时痛，则当倍白芍以补营血之虚。若夫大实者，必加大黄，又宜赤芍以泻实也。"

3. 桂枝的去皮问题：诸论不一，综之有三：一指不用桂皮而用桂枝。如方有执云："去皮者，非谓去其枝上之皮也，以桂之用皆皮，惟经用枝，故有去皮云耳。"二指去除粗皮。如柯韵伯云："桂枝之去其皮，去其粗皮也，正合解肌之义。"三指无皮之嫩枝。如张隐庵云："桂枝止取梢尖嫩枝，内外如一，若有皮者去之皮也，后仿此。"而《本草纲目》云："牡桂……此即木桂也。薄而味淡，去粗皮用。其最薄者为桂枝，枝之嫩小者为柳桂。"《中药大辞典》"桂枝"条，径取桂之嫩枝切碎为桂枝，可印证方有执之论为是。古人用桂皮多，桂枝即有皮之嫩枝者，则去皮乃去其粗皮也。再者，临床用药，桂枝皆刮去粗皮之物，其细皮尚可见。

4. 桂枝汤服法：仲圣论此方甚详，服法法度森严，临床印证之，依法服者效佳，违法服者效逊。①煎法：以水七升，微火煮取三升，适寒温，服一升。②服已须臾，啜热稀粥一升余，以助药力。③温覆令一时许，遍身絷絷微似有汗，倡以发汗大法，切忌如水流离（即出大汗），否则病不除。④若一服病瘥，应止后服，以防过汗。⑤若不效，依前法续服，如仍不汗，可缩短服药时间，即"小促其间"，半日可三服。⑥病重药轻，药力不达者，一日一夜服，仍须细心观察，即"周时观之"。若一剂尽，其病犹在者，更作服。若不汗出，可服二三剂。⑦服药期间禁生冷、黏滑、肉面、五辛、酒酪、臭恶等。

一三、太阳病①，头痛②，发热，汗出，恶风③，桂枝汤主之。

【提要】 太阳中风证的主要表现及治疗。

【校疏】 ①太阳病：具备太阳提纲证之脉证。②头痛：风寒客于太阳经输，经气不利则头痛，其特点是头项痛。③恶风：成本在"恶风"后有"者"字。

【按语】 本条论桂枝汤证，四证俱全，即头痛、发热、汗出、恶风（寒），而汗出一证尤当注重，为太阳伤寒与太阳中风鉴别之标准。如尤在泾云："太阳受邪，无论中风、伤寒，俱有头痛，俱有发热，但伤于寒则表实无汗，伤于风则表疏自汗，是头痛、发热者，伤寒所同；而汗出、恶风者，中风所独也。中风必以风剂治之，云桂枝汤主之者，见非他药所得而更者耳。"伤于风则恶风，伤于寒则恶寒，而风轻寒重。风性开泄而见汗出；寒性收引，故无汗。

一四、太阳病，项背强几几①，反汗出恶风者②，桂枝加葛根汤主之③。

【提要】 太阳中风兼经输不利之证治。

【校疏】 ①项背强几几：几（shū 殊）几，短羽鸟飞貌。《说文解字·几部》："几，鸟之短羽飞几几也。"成无己《伤寒明理论》："几，音殊。几，引颈之貌。几，短羽鸟也。短羽之鸟，不能腾飞，动则先伸引其头尔。项背强者，动亦如之，非若'几案'之'几'而偃屈也。"自成氏以降，医家多读"殊殊"音。明代王肯堂《伤寒准绳》云："按《诗经·豳风·狼跋》云：赤舄几几。注云：几几，绚貌。绚谓拘着舄屦头为行戒，状如刀衣鼻，在屦头。言拘者，取自拘持，使低目不妄顾视。按此可以想见项背拘强之状。若作鸟羽释，则几当音殊，而于拘强之义反不切矣。"王氏依《诗经》对几进行了义训，当今学者钱超尘氏据此训"几几"应读（jǐn jǐn 紧紧）。然考之《诗经·豳风·狼跋》"公孙硕肤，赤舄几几"之"几几"，并非

"几几"，《汉语大辞典》云"几舄"为"周代大官之鞋，色红，头尖而向上翘。后以'几舄'为大官之鞋的代称"。《字汇补·几部》云"几，病貌"。《素问·刺腰痛》篇："腰痛侠脊而痛至头，几几然，目晄晄欲僵仆。"据此，则《素问》及《字汇补》言其病名，成氏言其病之形状，总属风邪客于经输、项背拘强不适之证。②反汗出恶风者：反，对比用法，以"反"引出"汗出恶风"，与葛根汤之"无汗恶风"对比。一个"反"字，揭示病机有异，立法、遣方、用药亦不同。张隐庵云："反汗出者，肌腠不密也，肌腠虚，故恶风。"③桂枝加葛根汤主之：证属太阳中风而兼经气不利，故以桂枝汤解肌祛风，葛根升津舒经。

桂枝加葛根汤方

葛根四两　麻黄①三两（去节）　芍药二两　生姜三两（切）
甘草二两（炙）　大枣十二枚（擘）　桂枝二两（去皮）

上七味，以水一斗，先煮麻黄、葛根，减②二升，去上沫；内③诸药，煮取三升，去滓，温服一升；覆取微似汗，不须歠粥。余如桂枝法将息④及禁忌。

【校疏】①麻黄：《金匮玉函经》和成本中，此方均无麻黄。②减：去掉一部分。《礼记·乐记》："故礼主其减，乐主其盈。"③内（nà纳）："纳"的古字，放入。④桂枝法将息：桂枝法，指桂枝汤的服药法度。将息，原指养息、休息，如唐代王建《留别张广文》诗："千万求方好将息，杏花寒食约同行。"这里指服药后的护理调摄方法。

【按语】林亿云："仲景本论，太阳中风自汗用桂枝，伤寒无汗用麻黄。今证云'汗出恶风'，而方中有麻黄，恐非本意也。第三卷有葛根汤证云'无汗恶风'正与此方同，是合用麻黄也。此云'桂枝加葛根汤'，恐是桂枝（汤）中但加葛根耳。"此说言之有据，当无麻黄。

一五、太阳病，下之后①，其气上冲者②，可与桂枝汤③，方用前法④；若不上冲者⑤，不可与之⑥。

【提要】论太阳病误下后气上冲的证治。

【校疏】①下之后：指误用攻下后。表当表解，下乃误治，推测或许有可下之兆。②其气上冲者：气上冲，诸家均从病机阐发，究为何处气上冲？有谓奔豚气者，如黄元御、黄竹斋；有谓气上冲心胸者，如日人喜多村；有谓太阳经气上冲者，如日人丹波元简。《金匮要略》葛根汤证有"气上冲胸"句，后第六七条茯苓桂枝白术甘草汤证有误下后"气上冲胸"症状，即自觉胸中有气上逆。验之于临床，素有奔豚者，误下之可使奔豚迅发；素体阳弱者，误下之可使胸满气短；素体气血虚者，误下之可使头痛益增；素体中寒者，误下之可使虚气上攻而洞泻不止。近贤冉雪峰云："气上冲现象，是正气伸张，不是邪气凌逼；是其气上冲，不是冲气上逆。两冲字一虚一实，当分别看。在冲气上逆，当用降；在其气上冲，当用扶。扶正即以托邪，迎其机而导之，俾邪之由外陷入者，仍祛之由内外出，所以仍主桂枝汤。"学者当细心玩味，自得真谛。③**可与桂枝汤**：与，用也。《诗经·唐风·采苓》："人之为言，苟亦无与。"毛传："无与，弗用也。"气上冲，虽误下而正气未伤，邪犹在表，有外解之机，故仍用桂枝汤。④**方用前法**：指前面所述桂枝汤的煎服法。⑤**若不上冲者**：误下已伤正，外邪内陷，实指表证已无，变生他疾。成无己云："其气不上冲者，里虚不能与邪争，邪气已传里也。"⑥**不可与之**：方有执云："若不上冲，则非阳邪可知，故曰不可与之。"表证当用表法、表方，无是证则弗用是方。

【按语】"其气上冲"之气指何气？太阳之气？营卫之气？抑或胸中大气？概言之，即人身之正气也。上冲，既有客观证候，又有主观感觉。误下后正气未伤，自觉胸中气逆满闷，但不甚，此为副证。仲师强调"可与桂枝汤"，其着眼点在太阳表证仍在。而第六七条云："伤寒，若吐若下后，心下逆满，气上冲胸，起则头眩，脉沉紧。"其中"气上冲胸"已升为主证，主用茯苓桂枝白术甘草汤。若胶柱鼓瑟，不分主次，死抠"气冲"一词，则邪正不分，主次弗辨，极易误入歧途。如此前后互参，其义明矣。

一六、太阳病三日①，**已发汗**②，**若吐**③、**若下**④、**若温针**⑤，**仍不解者**⑥，**此为坏病**⑦，**桂枝不中与之也**⑧。**观其脉证**⑨，**知犯何逆**⑩，**随证治之**⑪。**桂枝本为解肌**⑫，**若其人脉浮紧**⑬，**发热汗不出者**⑭，**不可与之也**⑮。**常须识此**⑯，**勿令误也**⑰。

【提要】论太阳病迭经误治而成坏病的辨治，重申桂枝汤不可用于坏病及伤寒。

【校疏】①**太阳病三日**：三日，约略之词，即太阳病初期。②**已发汗**：表证当表解，发汗为正法，但汗不如法，病亦不解。③**若吐**：必汗后不解，乃用吐法，一误也。④**若下**：必汗、吐后不解，乃下，二误也。⑤**若温针**：必汗、吐、下后不解，三误也。方有执云："温针者，针用必先烧温，以去其寒性也。"又，山田正珍云："温针发汗之法，不可得而考。"⑥**仍不解者**：不解，意为不愈。太阳中风，已发汗而不解，可复与桂枝汤，但汗后不解，复施吐、下、温针，"仍不解"，意为病已非桂枝汤证。应与前第一二条"病证犹在者，更作服"相鉴别，始不误治。⑦**此为坏病**：此，犹言"就"也。《礼记·大学》："有德此有人，有人此有土。"坏病，医治不当而形成之顽病、重病。丹波元简云："《巢氏病源》云：或已发汗吐下，而证不解，邪热留于脏腑，致令证候多变，故曰坏伤寒。《外台秘要》引崔文仲云：伤寒八九日不解，名为败伤寒……所谓败伤寒，即是败坏之意，即坏病耳，当互证也。"可参。⑧**桂枝不中与之**：桂枝，指桂枝汤（下同）。不中（zhòng 众），意为不适合。《论语·子路》："刑罚不中，则民无所措手足。"不中与，即不适合再给病人服用（桂枝汤）。⑨**观其脉证**：观，察也。观其脉证，即遍察四诊。⑩**知犯何逆**：知，认识，辨别。《淮南子·说林训》："故见其一本而万物知。"高诱注："知，犹别也。"犯，发生。逆，违背，此指误治。知犯何逆，指根据脉证，辨明发生了什么样的变证。⑪**随证治之**：随，依照，按照。《商君书·禁使》："赏随功，罚随罪。"随证治之，即依照坏病的脉证，补偏救弊，辨证论治。⑫**桂枝汤本为解肌**：此下成本及《金匮玉函经》析为两条。本，本来。解肌，指解肌祛风，为发汗之缓者。成无己《伤寒明理论》云："仲景以解肌为轻，以发汗为重。"⑬**若其人脉浮紧**：参前第三条，此为伤寒之脉。⑭**发热汗不出者**：参前第三条，此为伤寒之证。⑮**不可与之也**：伤寒不得以中风治，故不可与之也。⑯**常须识此**：识（zhì 志），记住。《易经·大畜》："君子以多识前言往行，以畜其德。"《论语·卫灵公》："女以予为多学而识之者与?"常须识此，犹言经常要记住（使用桂枝汤的标准）。⑰**勿令误也**：柯韵伯云："解肌者，解肌肉之汗也。皮肤之汗自出，故不用麻黄。若脉浮紧，是麻黄汤脉;汗不出，是麻黄汤证。桂枝汤无麻黄开腠理而泄皮肤，有芍药敛阴津而制辛热。恐邪气凝结，不能外解，势必内攻，为害滋大耳，故叮咛告诫如此。"

【按语】此条应与第一五条互参。冉雪峰云："本节承上节审度病机而言，由无形气机，求到有形的证变。上节言其气上冲，正气有权，抵抗力强，无论病邪将陷未陷，或部分已陷，均用桂枝。此节已成坏证，体工损坏，正气退处无权，里急救里，亦决不再复与桂枝。一不显桂枝证而仍用桂枝，一虽显桂枝证而又不用桂枝，较量极精，辨析极微。"

又按：本条"观其脉证，知犯何逆，随证治之"，体现了仲景辨证论治之精髓。作者能在屡经误治、变证丛生的复杂现象中抽丝剥茧，在具体中概括出抽象，在个别中归纳出一般，具有十分重要的方法论意义，对坏病的治疗有指导作用。推而广之，对临床各种疾病的治疗都具有普遍的指导意义。大论之所以成为典范而垂教后世，正在于此。

一七、若酒客病①，不可与桂枝汤②，得之则呕③，以酒客不喜甘故也④。

【提要】以酒客为例，提示湿热内蕴之人禁用桂枝汤。

【校疏】①**若酒客病**：酒客，好饮酒的人。病，指太阳中风证。②**不可与桂枝汤**：酒客虽病中风，不得服桂枝汤。③**得之则呕**：成本"之"作"汤"。得之，指服用桂枝汤。酒客喜酒多饮，必湿热内蕴，仲景以酒客喻内有湿热之人。桂枝汤为辛温味甘之剂，辛温生热，味甘助湿，误服可使湿热壅滞中焦，致胃气上逆而为呕。④**以酒客不喜甘故也**：喜，谓适宜于。宋代苏轼《格物粗谈·树木》："松喜干"。甘，味甜之品。不喜甘，意为不适宜于甘味的药物，甘可助湿也。

【按语】仲景以酒客喻内蕴湿热之人，非专指酒客。若酒客而内无湿热，自非所禁；而素有湿热并不嗜酒者，亦当禁服。弦外之音，倘湿热内蕴之人，患太阳中风之证，须表解，自当选用辛凉解表之剂。桂枝汤究属辛甘之剂，对于内有湿热者，自当斟酌。古人云"桂枝下咽，阳盛则毙"，自当慎之又慎也。

一八、喘家作①，桂枝汤加厚朴、杏子佳②。

【提要】素易发喘息者而病太阳中风的治法。

【校疏】①**喘家作**：喘家，即平素易患喘息的人。作，发生。《易经·系辞下》："包牺氏没，神农氏作。"此指患太阳中风证且并发喘息。②**桂枝汤加厚朴、杏子佳**：成本"喘家作桂枝汤"连为一句。佳，医统本（成无己《注解伤寒论》的另一个版本）作"仁"。佳者，好也，令人满意。

【按语】本条句读，各家不一：有断为"喘家作桂枝汤，加厚朴杏子佳"者；有断为"喘家，作桂枝汤，加厚朴杏子佳"者。但细绎原文，喘家乃素患喘息之人。作，一指太阳中风作；二指喘息由此作。魏念庭云：

"凡病人素有喘证，每感外邪，势必作喘。"新感引动宿疾，则以桂枝汤加厚朴杏子治之，故断为"喘家作，桂枝汤加厚朴杏子佳"，如此较为贴切，证治相贯，昭昭显出。

桂枝加厚朴杏子汤方

桂枝三两（去皮）　甘草二两（炙）　生姜三两（切）　芍药三两　大枣十二枚（擘）　厚朴二两（炙，去皮①）　杏仁五十枚（去皮尖②）

上七味，以水七升，微火煮取三升，去滓，温服一升，覆取微似汗。

【校疏】①**去皮**：厚朴本用皮，此去皮，谓刮去粗皮，取粗皮内色紫、味辛者为好。②**去皮尖**：《雷公炮炙论》云："凡用，以汤浸去皮尖。"

一九、凡服桂枝汤吐者①，其后必吐脓血也②。

【提要】提示内热盛者为桂枝汤禁例。

【校疏】①**凡服桂枝汤吐者**：凡，大略、大概之意。《文献通考·经籍五》："大抵古书未有无序者，皆系之于篇末，盖以总其凡也。"吐，"得之则呕"之重者，参前第一七条注。②**其后必吐脓血也**：其后，指服桂枝汤后。必，表因果关系，犹则、可能。三国·魏·曹植《喜雨》诗："弃之必憔悴，惠之则滋荣。"冉雪峰云："其后必云者，乃推阐预料之词，非必事实有决定性。"辛以助热，热盛肉腐，随逆而出则吐脓血。

【按语】里热证禁用桂枝汤，《临证指南医案》有例证，徐灵胎有批语，足证湿热内蕴及阴虚内热者皆当禁忌。诚如柯韵伯云："桂枝汤不特酒客当禁用，热淫于内者，用甘温辛热以助其阳，不能解肌，反能涌越热势所过，致伤阳络，则吐脓血可必也。所谓桂枝下咽，阳盛则毙者，以此。"

二○、太阳病，发汗，遂漏不止①，其人恶风②，小便难③，四肢微急④，难以屈伸者⑤，桂枝加附子汤主之⑥。

【提要】过汗致阳虚液脱的证治。

【校疏】①**遂漏不止**：遂，因也。《吕代春秋·侈乐》："遂而不返，制乎嗜欲。"漏，指不间断地渗出。如《易经·井卦》："井谷射鲋，瓮敝漏。"

孔颖达疏："有似瓮敝漏水，水漏下流，故曰'瓮敝漏'也。"漏不止，指不间断地小量渗出，绝非大汗淋漓。汗不如法，抑或阳虚腠理疏松，不耐发汗，则肌腠闭固无权，营阴外泄，故漏不止。②**其人恶风**：卫阳虚馁，肌腠失固，且表邪未尽，不胜风袭，故恶风。③**小便难**：汗漏不止，阴液受损，化源不足，同时汗出阳泄，阳虚而气化不行则小便难。④**四肢微急**：急，紧缩貌。《三国志·魏志·吕布传》："布曰：缚太急，小缓之。太祖曰：缚虎不得不急也。"四肢微急，即四肢微有紧缩感。漏汗伤阳耗阴，阴主濡之，阳主煦之。阴阳俱虚，筋脉失其煦濡，则觉微急也。⑤**难以屈伸者**：难以屈伸，乃微急之重者，亦筋脉失却濡煦也。经云"阳气者，柔则养筋"，此之谓也。⑥**桂枝加附子汤主之**：桂枝汤以和营卫，附子以固卫阳，营和卫固，诸症遂除。

【按语】桂枝汤发汗，本应微似有汗，仲景谆谆告诫不可大汗淋漓。今用汗法，或发汗不当，或素体阳虚，不耐药力，不特表邪未解，且由汗出而至漏不止，由恶风而至恶风更甚，又新增小便难、四肢微急、难以屈伸诸候，为阴阳俱虚可知，复予桂枝汤以和营卫，加附子以扶阳气，庶保无虞。

桂枝加附子汤方

桂枝三两（去皮）　芍药三两　甘草三两（炙）　生姜三两（切）　大枣十二枚（擘）　附子一枚（炮，去皮，破八片）①

上六味，以水七升，煮取三升，去滓，温服 升。本云：桂枝汤，今加附子。将息如前法②。

【校疏】①**一枚**：生附子一枚约 22.5 克，炮附子一枚约 7.5 克。②**将息如前法**：指用桂枝加葛根汤法将息，非用桂枝汤法将息。

【按语】本方成本不载，只于"卷第十"云："于桂枝汤方内，加附子一枚，炮去皮，破八片，余法依前。"本方主治汗不如法，汗液泄，卫阳虚，而邪气尚存之证。桂枝汤于发汗中寓敛汗之旨，和营中有调卫之功，复入附子一枚，意义深刻。清代吕震名云："盖卫阳将脱，非得附子之大力，必不能迅走卫分以回阳。今但使卫阳亟固，先断其外泄之路，则就吾身固有之津液，还返于内，阳回而津自复。"诚深得仲景心法者，亦后世"善补阴者必于阳中求阴"之发扬者。

二一、太阳病，下之后①，脉促②，胸满者③，桂枝去芍药汤主之④。

【提要】太阳病误下后，脉促、胸满的证治。

【校疏】①下之后：表病以汗法为正法，下之为误，攻里不远寒，寒遏阳气。②脉促：促，一作纵。促，速也。三国·魏·曹操《封功臣令》："其促定功行封。"对中风之脉缓言，与气上冲同理，为正气尚有抗邪之机。若作纵，腾跃之意，有余之象，亦同理。③胸满者：自觉胸中满闷，较之气上冲者略显正气不足。攻里不远寒，寒下而遏阳，胸阳不振则见胸满。④桂枝去芍药汤主之：胸满为胸阳不宣，宜通心阳。芍药有收敛之嫌，碍于宣阳，故去之。

【按语】本条宜与第一五条合参。理解"促"字，最为关键。冉雪峰云："今曰促，则虽伤于误下，而正气犹得捍御抵抗，显出一线残阳未绝，欲作最后的撑持，似此项促脉，当如何宝贵，爱护匡扶。此可与前条下后其气上冲者条参看。彼条反映，显于气冲；此条反映，显于脉促。冲是促的影象，促是冲的气机。曰冲曰促，均是正气伸张，不是邪气鼓搏。"其中疑窦，涣然冰释。

桂枝去芍药汤方

桂枝三两（去皮） 甘草二两（炙） 生姜三两（切） 大枣十二枚（擘）

上四味，以水七升，煮取三升，去滓，温服一升，本云：桂枝汤，今去芍药。将息如前法。

二二、若微寒者①，桂枝去芍药加附子汤主之②。

【提要】太阳病误下，胸满、恶寒的证治。

【校疏】①若微寒者：微寒，成本作"微恶寒"，陈修园释为"脉微，恶寒"，方证合参，极具慧眼。由脉促而微，由恶风而寒，由奋起而馁，阳虚已为明证，故用附子以扶阳。②桂枝去芍药加附子汤主之：成本无"桂枝"二字，仅云"去芍药方中，加附子汤主之"。

【按语】以上两条，成本合为一条。上条关键在脉之促，本条关键为身之寒。与前第一五条合参，一源而三歧：一为气上冲仍用桂枝汤；一为胸满而阳馁，用桂枝汤而去芍药；一为脉微而恶寒，履霜坚冰，其阳更馁，用桂枝去芍药尚嫌不逮，复入附子以复其阳，且入附子一味，揆度不特恶寒甚，且漏汗亦在其中矣。

桂枝去芍药加附子汤方

桂枝三两（去皮） 甘草二两（炙） 生姜三两（切） 大枣十二枚（擘） 附子一枚（炮，去皮，破八片）

上五味，以水七升，煮取三升，去滓，温服一升。本云：桂枝汤，今去芍药，加附子。将息如前法。

【按语】本方即桂枝加附子汤去芍药。何以去芍药？王晋三云："芍药专益阴气。桂枝汤去芍药者，误下阳虚，浊阴必僭于中焦，故去芍药之酸寒，存一片阳和甘缓之性，得以载还中焦阳气，成清化之功。"（《绛雪园古方选注·和剂》）脉微者，阳气已虚；恶寒者，阳气失煦。附子辛甘大热，通行十二经，俾阳气一振，脉微起而恶寒止。

二三、太阳病，得之八九日①，如疟状②，发热恶寒③，热多寒少④，其人不呕⑤，清便欲自可⑥，一日二三度发⑦，脉微缓者⑧，为欲愈也⑨；脉微而恶寒者⑩，此阴阳俱虚⑪，不可更发汗、更下、更吐也⑫；面色反有热色者⑬，未欲解也⑭，以其不能得小汗出⑮，身必痒⑯，宜桂枝麻黄各半汤⑰。

【提要】论太阳病日久不愈的三种转归，兼述太阳表郁轻证的证治。

【校疏】①得之八九日：经行已逾一周，七日阳气来复之后，非二三日可比。②如疟状：发热、恶寒同时出现，呈发作性。尤在泾云："病如疟状，非真是疟，亦非传少阳也，乃正气内盛，数与邪争故也。"③发热恶寒：病仍在太阳，阳浮则发热，寒邪郁表则恶寒。④热多寒少：发热程度和时间均多于恶寒。正胜则热，邪胜则寒，热多则正气尚盛。⑤其人不呕：病未及少阳。⑥清便欲自可：清，同圊（qīng 青），原指厕所，如《广雅·释宫》："圊，厕也。"此指排泄（大小便）。便，指大小便。自可，自然可以。南朝刘义庆《世说新语·夙惠》："太丘曰：如此，但糜自可，何必饭也？"清便欲自可，意谓大小便正常，邪在太阳，未及阳明。⑦一日二三度发：度，次、回。病久邪郁，正气欲抗邪外出，而不得汗解。⑧脉微缓者：

微者，少也。《礼记·祭义》："虽有奇邪而不治者则微矣。"郑玄注："微，犹少也。"浮去缓现，为邪去正安，病将愈之兆。⑨**为欲愈也**：一日二三度热多寒少，邪气欲退，脉以浮而转缓应之，故为向愈。⑩**脉微而恶寒者**：脉微者，里气正虚；恶寒者，表阳已馁。而，强调虚证已现。⑪**此阴阳俱虚**：此阴阳二字，有谓表里者，如成无己；有谓少阴、太阳者，如唐容川。但揆度原文"脉微而恶寒者，此阴阳俱虚"，参前第二、三条，此阴阳乃指阴液与阳气，则上句脉微为阴之虚，恶寒为阳之虚。⑫**不可更发汗、更下、更吐也**：表虚禁汗，里虚禁下，正虚则禁吐，故均不可。⑬**面色反有热色者**：反，强调之意。热色，成无己云："热者，谓赤色也。"表邪郁表，当汗失汗，不得宣泄，上浮于面，则见赤色。⑭**未欲解也**：即（病）尚未解。⑮**以其不能得小汗出**：解邪须微似汗，即小汗。不能得小汗，则邪不解。⑯**身必痒**：必，如果，非"必然"之"必"。《史记·廉颇蔺相如列传》："王必无人，臣愿奉璧往使。"邪不得汗解，则郁于体表而为身痒。⑰**宜桂枝麻黄各半汤**：表郁轻证，非小汗不解，非和营卫不安，故以麻黄汤三分之一以小汗之，桂枝汤三分之一以调和之。

【按语】唐容川云："此一段当分三段看。第一段言得少阳之气化，而脉微病衰，热多寒少者，为欲愈也。第二段反接，言脉若不缓而见微，热若不多而但恶寒者，此非少阳欲愈之证，乃少阴太阳俱虚，不可更汗下吐也。第三段又微转第二段之意，承言但恶寒者，固是虚寒，若但恶寒，而面色反有热色者，又不得作虚寒论，乃是太阳外寒固闭，郁热壅过，身痒无汗，以不得外解而然，又宜麻桂各半以发其汗，幸勿作虚寒例也。如此分作三段，则尺幅之中，一波三折，其辨证也，真如剥丝抽茧，层层透脱。"唐氏一席话，奥义大明矣。

桂枝麻黄各半汤方①

桂枝一两十六铢②（去皮）　芍药　生姜（切）　甘草（炙）麻黄（去节③）各一两　大枣四枚（擘）　杏仁二十四枚（汤浸，去皮尖及两仁者）

上七味，以水五升，先煮麻黄一二沸，去上沫④；内诸药，煮取一升八合⑤，去滓，温服六合。本云：桂枝汤三合，麻黄汤三合，并为六合，顿服⑥。将息如上法。

【校疏】①桂枝麻黄各半汤方：林亿按："桂枝汤方，桂枝、芍药、生姜各三两，甘草二两，大枣十二枚。麻黄汤方，麻黄三两，桂枝二两，甘草一两，杏仁七十个。今以算法约之，二汤各取三分之一，即得桂枝一两十六铢，麻黄、芍药、生姜、甘草各一两，大枣四枚，杏仁二十三个零三分之一枚，收之得二十四个，合方。详此方，乃三分之一，非各半也，宜云合半汤。"②**铢**：据《汉语大辞典·中国历代衡制演变测算简表》载：东汉时1两等于24铢，1铢等于0.57克。③**去节**：当是"去根"之误。④**去上沫**：张锡纯云："麻黄发汗力甚猛烈，先煮之去其浮沫，因其沫中含有发表之猛力，去之所以缓麻黄发表之性也。"⑤**合**：据《汉语大辞典·中国历代量制演变测算简表》载，东汉时，1升等于10合，1合等于20毫升。⑥**顿服**：顿，量词。顿服，一次服。

二四、太阳病，初服桂枝汤①，反烦不解者②，先刺风池、风府③，却与桂枝汤则愈④。

【提要】论太阳中风邪气重，须针药并施。

【校疏】①**初服桂枝汤**：具桂枝汤证，故服桂枝汤。②**反烦不解者**：烦，剧也。《周礼·司隶》："则役其烦辱之事。"反烦不解，即病反剧而不解。若作心烦讲，为传经之兆，不可复与桂枝汤，参前第四条。病重药轻，则反剧不解。③**先刺风池、风府**：风池，为足少阳胆经穴，为手足少阳、阳维、阳跷之会。风府，一名舌本，督脉穴，为督脉、阳维之会。《素问·热论》："巨阳者，诸阳之属也，其脉连于风府。"《素问·骨空论》："头痛，身重恶寒，治在风府。"药力不逮，刺风池、风府以泄风邪。④**却与桂枝汤则愈**：却与，后予。风邪既泄，继与桂枝汤调和营卫而愈。

【按语】此仲圣针药并施之举也。感邪较重，经气郁滞，初服桂枝汤，以正气得药力相助，邪正相争激烈，故反剧不解，周时服药犹恐不逮，故不云更作服，促其间，而须先刺风池、风府，以疏经络而祛邪气。正如柯韵伯云："风邪本自项入，必刺风池、风府，疏通来路，以出其邪，仍与桂枝汤以和营卫。《内经》曰：表里刺之，服之饮汤。此法是矣。"

二五、服桂枝汤①，大汗出②，脉洪大者③，与桂枝汤④，如前法⑤，若形以疟⑥，一日再发者⑦，汗出必解⑧，宜桂枝二麻黄一汤⑨。

【提要】太阳病服桂枝汤后两种不同的转归和证治。

【校疏】①服桂枝汤：必见桂枝汤脉证方服之。②大汗出：服桂枝汤后应微似汗出，今大汗出，必汗不如法。与漏不止有大、小之分，并非如水流离。③脉洪大者：《金匮玉函经》作"脉但洪大"。浮而有力为洪，较浮缓为大。此脉洪大与前脉促、气上冲、反剧不解同理。脉由浮缓到洪大，乃正气抗邪之佳兆。④与桂枝汤：言"与"而不言"主之"者，斟酌之意。本句强调必具桂枝汤证，以示别于白虎汤证，而不致误治矣。⑤如前法：一指服桂枝汤法，如尤在泾所言；一指刺风池、风府，如顾尚之所言。揆度全文旨意，仅言脉洪大，与前脉促同理，且大汗出为汗不如法，故须如法治之。当以尤在泾之说为是。⑥若形似疟：似，成本作"如"。形似疟，与前"如疟状"为互词，为正邪交争不解之候。⑦一日再发者：发热恶寒日发两次，发而未解。⑧汗出必解：必解，揣测其可解。邪气内郁，必随汗而泄，故汗出而解。⑨宜桂枝二麻黄一汤：桂枝汤以和营卫，麻黄汤以散表邪，故宜之。

【按语】《医宗金鉴》云："服桂枝汤，大汗出，病不解，脉洪大，若烦渴者，则为表邪已入阳明，是白虎汤证。今脉虽洪大而不烦渴，则为表邪仍在太阳，当更与桂枝汤如前法也。服药不解，若形如疟，日再发者，虽属轻邪，然终是为风寒所持，非汗出必不解，故宜服桂枝二麻黄一汤，小发营卫之汗，其不用桂枝麻黄各半者，盖因大汗已出也。"

又按：既曰服桂枝汤，必为太阳中风证，本当微汗而解，今汗不如法，二证歧出：一见大汗出，较之遂漏不止为大，然虽大汗出，而正不为伤，斯证仍在，脉复见洪大，是为正气抗邪于外，与前脉促、气上冲同理，法当击鼓继进；一见发热恶寒日再发，较之时发寒热为轻，为正气内胜，邪气欲退之征。不云服桂枝汤者，知非桂枝汤所能独任，又非不了了者所能自愈，况邪气尚微，亦非麻黄汤之可发汗，故用桂二麻一汤，小其制以克之，毫厘之间，各证鸿列，故须知常达变，方臻伏主之途。

桂枝二麻黄一汤方①

桂枝一两十七铢（去皮） 芍药一两六铢 麻黄十六铢（去节） 生姜一两六铢（切） 杏仁十六个（去皮尖） 甘草一两二铢（炙） 大枣五枚（擘）

上七味，以水五升，先煮麻黄一二沸，去上沫，内诸药，煮取二升，去滓，温服一升，日再服②。本云：桂枝汤二分，麻黄汤一分，合为二升，分再服，今合为一方。将息如前法。

【校疏】①桂枝二麻黄一汤方：方云桂二麻一，但以大枣、麻黄约之，桂枝汤取十二分之五，麻黄汤取九分之二，二者之比约二比一。②日再服：愚意以为，此句承前"日再发"，发则服，不发则不服可也，以邪微也。

二六、服桂枝汤①，大汗出后②，大烦渴不解③，脉洪大者④，白虎加人参汤主之⑤。

【提要】服桂枝汤后转属阳明的证治。

【校疏】①服桂枝汤：存在桂枝汤证，方服桂枝汤。②大汗出后：服桂枝汤发汗，汗不如法，则大汗出。一个"后"字，引出变证。③大烦渴不解：烦，当剧、甚讲，参前第二四条注。日人伊藤馨云："烦渴之烦，为剧、甚之义……烦渴中之更甚者，谓之大烦渴也。"不解，一云太阳表证不解，一云烦渴不解。揆绎全文，以汗后大烦渴、其病不解为是。④脉洪大者：汗不如法，津液被劫，内热顿生，且发表不远热，二热相并，里热炽盛，脉应之而洪大。大烦渴一症，足见此脉洪大之机理与上条大相径庭。⑤白虎加人参汤主之：成无己云："若大汗出，脉洪大，而烦渴不解者，表里有热，不可更与桂枝汤，可予白虎加人参汤，生津止渴，和表散热。"

【按语】本条着眼点在"大烦渴"三字，也是本条与上条之鉴别要点。一症之差，判若霄壤。服桂枝汤者，必为太阳中风证，其汗应以"遍身漐漐微似有汗者益佳"。今大汗出，为汗不如法，且一个"后"字，引出过汗之变证，伤津助热，转属阳明，里热蒸腾，气血涌盛，脉见洪大，且心烦、大热、大渴不解。一个"烦"字，映出渴甚、热张两层意思。热、渴，治以白虎；气津不足，益以人参。

【又按】白虎加人参汤证亦有背微恶寒，时时恶风，但脉洪大或滑数、大汗出、烦渴、口舌干燥，或舌有芒刺而无表证者，方可用之。仲景特于第二五条后接论白虎加人参汤证，示人详加鉴别，其用心良苦，不可不察。

白虎加人参汤方①

知母六两　石膏一斤②（碎，绵裹）③　甘草（炙）二两　粳米六合　人参三两上五味，以水一斗，煮米熟汤成④，去滓，温服一升，日三服。

【校疏】①白虎加人参汤方：白虎，西方七宿的总称。柯韵伯云："白虎为西方金神，取以汤名，秋金得令，而炎暑自解矣。"②一斤：据《汉语大辞典·中国历代衡制演变测算简表》载，东汉时的一斤等于220克。③碎，绵裹：碎，指将石膏击碎，易于煎出药效成分。绵，古指丝绵。绵裹，指用丝绵包煎。④煮米熟汤成：根据汤成后温服一升，日三服，可知煎成三升。

二七、太阳病，发热恶寒，热多寒少①，脉微弱者②，此无阳也③，不可发汗④，宜桂枝二越婢一汤⑤。

【提要】论太阳病热多寒少的证治及禁例。

【校疏】①热多寒少：犹言热重寒轻，里热内郁已成。②脉微弱者：阳气已虚，鼓动无力。③此无阳也：无，虚也。《管子·心术》："至不至无。"亦作"微"讲，三国·魏·鱼豢《魏略》："地比齐鲁，礼同藩王，非臣无功所宜膺据。"卢弼《三国志集解》引赵一清曰："无，微也。无功，谓微功也。"故"此无阳"应作阳虚或阳微解。④不可发汗：成本"发"作"更"字。发汗损阳耗阴，今表阳虚，故不可发汗。⑤宜桂枝二越婢一汤：桂枝汤以解肌祛风，调和营卫；越婢汤以清宣郁热。

【按语】此条重点理解热多寒少一句。与第二三条相较，前条乃正气尚盛，抗邪于外，为欲愈之征；此条乃里热已盛，热重寒轻，治当发越郁热，表里双解。全条读法，前贤章虚谷论之最详，如云："此条经文，宜作两截看。'宜桂枝二越婢一汤'句，是接'热多寒少'句来。今为煞句，是汉文兜转法也。若'脉微弱者，此无阳也'，何得再行发汗？仲景所以示人曰'不可发汗'，宜作煞句读。经文了了，毫无纷论矣。"

桂枝二越婢一汤方

桂枝（去皮）　芍药　麻黄　甘草（炙）各十八铢　大枣四枚（擘）　生姜一两二铢（切）　石膏二十四铢（碎，绵裹）

上七味，以水五升，煮麻黄一二沸，去上沫，内诸药，煮取二升，去滓，温服一升。本云：当裁为越婢汤①、桂枝汤合之，饮一升。今合为一方，桂枝汤二分，越婢汤一分②。

【校疏】①越婢汤：《金匮要略》载：麻黄六两，石膏半斤，生姜三两，甘草二两，大枣十五枚。②越婢汤一分：以桂枝、麻黄率之，桂枝汤取四分之一，越婢汤取八分之一。合而为二比一。

二八、服桂枝汤①，或下之②，仍头项强痛③，翕翕发热④，无汗⑤，心下满微痛⑥，小便不利者⑦，桂枝去桂加茯苓白术汤主之⑧。

【提要】论太阳证罢而水气内停的证治。

【校疏】①服桂枝汤：应为太阳中风证。②或下之：或，又也。《诗经·小雅·宾之初筵》："既立之监，或佐之史。"清代王引之《经传释词》卷三："或，犹又也，言又佐之史也。"汗而不解，又施下，必因心下满痛而为之，是为误治。③仍头项强痛：仍，则头项强痛为先发，且不为桂枝汤汗解，知非风寒所致之经输不利。④翕翕发热：连上句，亦为先发。若为桂枝汤证之翕翕发热，则服桂枝汤后可解。今不云恶风寒而言发热，则知非表邪致热。⑤无汗：服桂枝汤，必先见汗出恶风，今汤后反无汗，则知邪已入里矣。⑥心下满微痛：内邪已发，水饮内停，逆于心下，气机壅塞不畅，则心下满微痛。⑦小便不利者：脾虚失运，水饮内停，州都之官不运，则小便不利。⑧桂枝去桂加茯苓白术汤主之：成本"桂枝"后有"汤"字。水气不利，郁遏阳气，自当通阳利水，故以此汤主之。

【按语】服桂枝汤，必具桂枝汤证。但服汤后，恶寒已去而发热、头项强痛不除，由汗出而至无汗，复增小便不利，心下满微痛，乃误为里证而施下法，其证仍在，可度测病无表而非表证，乃原有水饮，汗后新感引发，凝于心下则满而微痛，遏于表卫则翕翕发热，阻于经输则头项强痛，碍于下焦则小便不利。正如柯韵伯云："汗出不彻而遽下之，心下之水气凝结，故反无汗而外不解，心下满而微痛也。然病根在心下，而病机在膀胱。若小便利，病为在表，仍当发汗；若小便不利，病为在里，是太阳之本病，而非桂枝证未罢也，故去桂枝而居以苓术，但得膀胱水去，而太阳表里证悉除，所谓治病必求其本也。"桂枝去桂加茯苓白术汤酸甘敛津，育阴利水，对垒于苓桂术甘汤，实开后世治水之又一法门。

又按：本方去桂去芍，孰去孰存，历来为研习《伤寒论》者争执焦点之一。主去芍者，以《医宗金鉴》为代表，和者有陆渊雷等；主去桂者，以方有执为代表，随者有许宗道、柯韵伯、陈修园、唐容川等；主桂芍均不去者，成无己为代表；有谓历年久远，传写有误者，钱天来为代表；有主去桂去芍均可者，阎德润为代表。各家均自持己见，争讼不休。有谓无汗不得用桂枝者，实增晒矣，麻黄汤中何以用桂枝？有谓小便不利而去桂枝者，但后第一七四条有"小便自利者，去桂加白术"句，亦无柄可操。要之，仲景腹痛用芍药，故芍不可去；迭施汗下，定无完气，水停而津伤，无汗即为明证，去桂乃免辛散耗津之弊。唐容川云："此与五苓散互看自明。五苓散是太阳之气不外达，故用桂枝以宣太阳之气，气外达则水自下行，而小便利矣。此方是太阳之水不下行，故去桂枝重加苓术，以行太阳之水，水下行则气自外达，而头痛发热等证，自然解散，无汗者必微汗而愈矣。然则五苓散重在桂枝以发汗，发汗即所以利水也；此方重在苓术以利水，利水即所以发汗也。实知水能化气，气能行水之故，所以左宜右有。"唐氏之论，道出真谛，桂芍去存以证取舍，并非枘凿去与存之争，而应以辨证为本，实深谙仲圣心法者。

桂枝去桂加茯苓白术汤方[①]

芍药三两　甘草二两（炙）　生姜（切）　白术　茯苓各三两
大枣十二枚（擘）

上六味，以水八升，煮取三升，去滓，温服一升。小便利则愈[②]。本云：桂枝汤，今去桂加茯苓、白术。

【校疏】①桂枝去桂加茯苓白术汤：于桂枝汤中去桂枝之辛，入白术、茯苓之利，变辛甘发散而为利水通阳，为后世"通阳不在温，而在利小便"之滥觞。②小便利则愈：陈修园云："此方末云'小便利则愈'，意重在利水，故去桂枝。"以《伤寒论》中自注注释之，诚是。

二九、伤寒[①]，脉浮，自汗出，小便数[②]，心烦[③]，微恶寒[④]，脚挛急[⑤]，反与桂枝欲攻其表[⑥]，此误也[⑦]。得之便厥[⑧]，咽中干[⑨]，烦躁吐逆者[⑩]，作甘草干姜汤与之[⑪]，以复其阳[⑫]。若厥愈足温者[⑬]，更作芍药甘草汤与之[⑭]，其脚即伸[⑮]。若胃气不和[⑯]，谵语者[⑰]，少与调胃承气汤[⑱]；若重发汗[⑲]，复加烧针者[⑳]，四逆汤主之[㉑]。

【提要】论伤寒阴阳两虚经误治后的辨治。

【校疏】①**伤寒**：广义之伤寒，病自表来。②**小便数**：数（cù促），谓稠密、密集也。《吕氏春秋·辨土》："慎其种，勿使数，亦无使疏。"小便数，谓小便量少而次数多，为阳虚液少、气化失司之象。③**心烦**：阴血不足，心神虚怯则心烦。④**微恶寒**：风寒外袭，肌腠失煦则微恶寒。⑤**脚挛急**：脚，"腳"之俗字，《说文解字》云："胫也。"可见古之"脚"指小腿；今之"脚"，古谓之足。《伤寒论·伤寒卒病论集》云"按寸不及尺，握手不及足"及本条之"足温"句，足证仲景关于脚、足之分。故脚挛急，指小腿肌肉疼挛、转筋，较之第二〇条"微急，难以屈伸"为重。此为阴液虚少、经脉失养之候。⑥**反与桂枝欲攻其表**：成本"桂枝"下有"汤"字。反，违反治疗常规，不为桂枝汤证，而予桂枝汤。攻，治疗。《周礼·天官·疡医》："凡疗疡，以五毒攻之。"郑玄注："攻，治也。"⑦**此误也**：由自汗、恶寒可度其阳虚，由小便数、心烦可度其阴虚。如此阴阳两虚，而误为太阳中风，予桂枝汤解肌，伤阳损阴，犯虚虚之戒，故为误也。⑧**得之便厥**：得之，指误服桂枝汤。厥，肢体之厥，即手足发冷，非神明之厥。本阳虚而汗之，阳气更虚，弗能敷布四末则厥。⑨**咽中干**：本阴虚而汗之，一者阴液更虚，而不能上滋于咽，则咽中干；二者桂枝辛热助火，灼于咽中，亦咽中干。⑩**烦躁吐逆者**：阳虚液亏，心神失养则烦躁；阴阳俱虚，里气不和则吐逆。⑪**作甘草干姜汤与之**：作，用也。《左传·成公八年》："遏不作人。"阳固则阴存，阳生则阴长，甘草干姜汤辛甘化阳。⑫**以复其阳**：以，用也。《素问·生气通天论》云："阳气者，若天与日，失其所，则折寿而不彰。"复其阳以存其阴，以阳虚为急也。⑬**若厥愈足温者**：由足温而知厥愈，互词。足温，则阳复而达于四末也。⑭**更作芍药甘草汤与之**：更（gēng庚），调换。芍药甘草汤酸甘化阴，滋阴养血，阳生而阴长也。⑮**其脚即伸**：伸，挺直。《淮南子·氾论训》："夫绳之为度也，可卷而伸也。"阴复而筋脉得养，故小腿能伸。⑯**若胃气不和**：此指热药过量，阳复太过致胃热内生。区别于前述吐逆之胃气不和。⑰**谵语者**：谵语，神志不清，胡言乱语。胃中燥热，上扰神明则谵语。⑱**少与调胃承气汤**：少与，谨慎斟酌之意。承上句胃气不和，以和为度，于化热抑或阳复之始，不可孟浪行事。⑲**若重发汗**：重，复也，再也。病不解，又误以汗法。⑳**复加烧针者**：复加，犹言又用。烧针，即火针，古时以火针助汗。㉑**四逆汤主之**：迭行误治，屡虚之，亡阳之局已定，故用四逆汤。

【按语】本条以举例方式，详尽论述虚人外感风寒后之变证及误治后之善后，充分体现了辨证施治的救误原则。种种变化与治法，一言以蔽之，

"观其脉证，知犯何逆，随证治之"。赵嗣真云："脉浮，虚也；汗自出微恶寒者，阳虚无以卫外也；小便数，为下焦虚寒不能制水也；心烦，为阴虚血少也；脚挛急，乃血为汗夺，筋无以润养也。此初得病便自表里俱虚，外无阳证，邪不在表，故不得与桂枝同法。设若误用桂枝攻表，重发其汗，是虚虚也，故得之便厥，咽干烦躁，吐逆。厥为亡阳，不能与阴相顺接；咽干为津液寡；烦躁、吐逆，为寒格而上也，故宜干姜以温里复阳，甘草、芍药益其汗夺之血，然后可以复阴阳不足之气。得脚伸后，或谵语者，由自汗小便数，胃家先自津液干少，又服干姜性燥之药，以致阳明内结谵语，然非邪实大满，故但用调胃承气汤以调之，仍少与之也。以上用药次第，先热后寒，先补后泻，似逆而实顺，非仲景之妙，孰能至是哉？"赵氏分析，切中肯綮，宜参。

甘草干姜汤方
甘草四两（炙）　干姜二两
上二味①，以水三升，煮取一升五合，去滓，分温再服。

芍药甘草汤方
芍药　甘草（炙）各四两
上二味②，以水三升，煮取一升五合③，去滓，分温再服④。

调味承气汤方
大黄四两（去皮，清酒洗⑤）　甘草二两（炙）　芒硝半升⑥
上三味⑦，以水三升，煮取一升，去滓，内芒硝，更上火微煮令沸⑧，少少温服之⑨。

四逆汤方
甘草二两（炙）　干姜一两半　附子一枚（生用，去皮，破八片）
上三味⑩，以水三升，煮取一升二合，去滓，分温再服。强人可大附子一枚⑪，干姜三两。

【校疏】①上二味：成本"二味"作"㕮咀"。②上二味：成本"二味"

后有"咬咀"。③**合**：东汉时一升为十合。成本"五合"作"半"字。④**分温再服**：成本"服"后有"之"。⑤**清酒洗**：清酒，即今之米酒。⑥**升**：成本"升"作"斤"。⑦**上三味**：成本"三味"后有"咬咀"。⑧**更上火微令沸**：更，再。令沸，以解硝也。⑨**少少温服之**：少少，即小剂量。少量温服，以和为度，勿使过量。⑩**上三味**：成本"三味"后有"咬咀"二字。⑪**强人可大附子一枚**：强人，即身体健壮且高大之人。大，即扩大。大附子一枚，即用两枚。

三〇、问曰：证象阳旦①，按法治之而增剧②，厥逆③，咽中干，两腔拘急而谵语④。师曰：言夜半手足当温⑤，两脚当伸，后如师言。何以知此？答曰：寸口脉浮而大，浮为风⑥，大为虚⑦，风则生微热⑧，虚则两腔挛⑨，病形象桂枝⑩，因加附子参其间⑪，增桂令汗出⑫，附子温经⑬，亡阳故也⑭。厥逆，咽中干，烦躁，阳明内结⑮，谵语烦乱⑯，更饮甘草干姜汤⑰，夜半阳气还，两足当热，腔尚微拘急⑱，重与芍药甘草汤⑲，尔乃腔伸⑳。以承气汤微溏㉑，则止其谵语㉒，故知病可愈㉓。

【提要】以问答形式诠释上条之脉证。

【校疏】①**证象阳旦**：张令韶曰："桂枝一名阳旦，谓春阳平旦之气也。"即（上条）证像桂枝汤证。②**按法治之而增剧**：依桂枝汤法治而病加重，并非气上冲、脉促之类。③**厥逆**：厥者，肢厥。逆者，冷过肘膝。证类桂枝而汗之，阳气伤而四末失温则厥逆。④**两腔拘急而谵语**：腔，即小腿，与前条"脚"为互词。两腔拘急，即两小腿拘挛。⑤**言夜半手足当温**：夜半乃阴中之至阴，一阳萌生，为一日阳气初生来复之时。阳得阳助，故手足当温，阳气达于四末。⑥**浮为风**：脉浮为风邪外袭。⑦**大为虚**：意为脉必大而无力。⑧**风则生微热**：风邪外袭，身见翕翕发热。⑨**虚则两腔挛**：阴阳俱虚，则两腔失其濡煦，而为腔挛。⑩**病形象桂枝**：病形，犹言病证。象桂枝，指前条"脉浮、自汗、微恶寒"诸证，虽像桂枝汤证，实为阴阳两虚而外感风寒。⑪**因加附子参其间**：因，于是。参，配伍。阳虚则应加入附子以复其阳，这是正确的治法。⑫**增桂令汗出**：增，更加。《左传·襄公十三年》："不习，则增修德而改卜。"杨伯峻注："增修德，即今语更加修德。"桂，指桂枝汤。令汗出，指用桂枝汤发汗，是为误治。⑬**附子温经**：附子辛甘大热，通行十二经，故为温经圣药。⑭**亡阳故也**：亡，丢失，此指虚弱。阳虚而用附子以复其虚。⑮**阳明内结**：即前条胃气不和之互词。亡阳而用附子，阳复太过致内热，辛热太过可促使病从热化，致阳明内结。⑯**谵语烦乱**：阳明内结，浊热扰心，则谵语烦乱，区别于阴阳两虚之烦躁，一虚一实，不容混淆。⑰**更饮甘草干姜汤**：更饮，更换服用。指前条误服桂枝汤后，致阴阳两虚，阳虚为主，而予甘草干姜汤复其阳的治法。⑱**胫尚微拘急**：尚，副词，还、犹之意。尚微，即还微有。阳复而阴尚未复。⑲**重与芍药甘草汤**：重，再、又之意。重与，即再予。阴未复，故再予芍药甘草汤以复之。⑳**尔乃胫伸**：尔乃，这才，于是。阴主濡之，阴复而四末得濡则胫伸。㉑**以承气汤微溏**：以，使用。《尚书·立政》："继自今立政，其勿以憸人。"孔颖达疏："王当继续从今已往立其善政，其勿用憸利之人。"附子过热，或阳复太过，而致阳明内结，胃气不和，用（调胃）承气汤少少与和之，微溏为度，勿使太过。㉒**则止其谵语**：阳明浊热上扰则谵语，今用调胃承气汤微溏，则浊热下泄而谵语自止。㉓**故知病可愈**：病伤寒而阴阳两虚，经辨治，表里已和，阴平阳秘，故度其病可愈。

【按语】此条虽为诠释上条之文，但文义舛乱，读后益使其意晦涩，如坠五里云雾。尤在泾云："然中间语意殊无伦次，此岂后人之文耶？"夫年移代革，书缺简脱，鲁鱼亥豕，往往割文义于一字之中。但细心研习，句句理其丝绪，则其意大明矣。

前贤程郊倩辨之甚详，如谓："此条即上条注脚，借问答以申明其义也。'证象阳旦'句，应前条'伤寒，脉浮，自汗出，小便数，心烦，微恶寒，脚挛急'一段。'按法治之'句，应前条'反与桂枝汤欲攻其表'一段。'而增剧'至'拘急而谵语'句，应前条'此误也，得之便厥，咽中干，烦躁吐逆者'一段。'师言夜半手足当温，两脚当伸，后如师言，何以知此'句，应前条已用甘草干姜汤并调胃承气汤一段。'答曰：寸口脉浮而大，浮则为风，大则为虚，风则生微热，虚则两胫挛，病证象桂枝，因加附子参其间，增桂令汗出，附子温经亡阳故也'数句，发明以补出前证病源及用桂枝之误。见证像桂枝，而非桂枝证，将成亡阳也。虽附子可加于本汤，奈何于本汤加黄芩乎？'厥逆、咽中干、烦躁、阳明内结、谵语烦乱'，申叙前证，以著亡阳之实。'更饮甘草干姜汤，夜半阳气回，两足当温'，重应前条甘草干姜汤一段。'胫尚微拘急，重与芍药甘草汤，尔乃胫伸'，重应前条芍药甘草汤一段。'以承气汤微溏，则止其谵语'，重应前条调胃承气汤一段。故知其病可愈，亦非泛结，见其愈也。"依程氏之释，何疑之有焉？

辨太阳病脉证并治中

三一、太阳病，项背强几几，无汗，恶风者①**，葛根汤主之**②**。**

【提要】论葛根汤的适应证。

【校疏】①恶风者：方有执云："无汗者，以起自伤寒，故汗不出，乃上篇有汗之反对，风寒之辨别也。恶风乃恶寒之互文，风寒皆通恶，不偏有无也。"②葛根汤主之：桂枝汤加葛根以和营卫，舒筋脉；加麻黄以散风寒，开郁闭。

【按语】本条应与第一四条及第三五条合参。盖风寒侵袭，外客经脉则经输不利，内客于肺则肺气上逆。肌腠不密而营不内守者由中风来，则见汗出而项背强几几；肌腠致密而营阴郁滞者由伤寒来，则见无汗而项背强几几。盖禀赋有厚薄，肌腠有疏密，受邪有轻重，调摄有差异。同为风寒侵袭，而证候迥异，治法各有千秋。

葛根汤方
葛根四两　麻黄三两（去节）　桂枝二两（去皮）　生姜三两（切）　甘草二两（炙）　芍药二两　大枣十二枚（擘）

上七味①，以水一斗，先煮麻黄、葛根，减六升②，去白沫③，内诸药，煮取三升，去滓，温服一升。覆取微似汗④，余如桂枝法将息及禁忌。

【校疏】①上七味：成本"七味"后有"㕮咀"二字。②减六升：六升，疑为二升之误。考之成本，作"减二升"。若减六升而余四升，复内诸药，不复煮即取三升矣。再者，下一方葛根加半夏汤为"减二升"，亦可佐证之。③去白沫：成本无"白"字。即去上沫。④覆取微似汗：成本后有

"不须啜粥"。

三二、太阳与阳明合病者①，必自下利②，葛根汤主之③。

【提要】 论太阳与阳明合病见下利的治法。

【校疏】 ①**太阳与阳明合病**：两经同病，谓之合病，即太阳与阳明两经同时发病。②**必自下利**：必，如果，参第二三条注，并非必然之"必"，下条不下利可证。自，开始。《韩非子·心度》："刑者，爱之自也。"下利，乃痢疾与泄泻的通称。表邪内干手阳明，故见下利。③**葛根汤主之**：表及于里，表解里自和，故主以葛根汤。

三三、太阳与阳明合病，不下利①，但呕者②，葛根加半夏汤主之③。

【提要】 论太阳与阳明合病见呕逆的治法。

【校疏】 ①**不下利**：表邪未干于手阳明。②**但呕者**：但，只是。但呕，即只见呕逆。表邪内干足阳明，胃气上逆则呕。③**葛根加半夏汤主之**：葛根汤以解外，加半夏以降逆止呕。

【按语】 以上两条宜合参，"太阳与阳明合病"系病证概念，应重点理解。陈修园云："太阳之恶寒发热、头项强痛等证，与阳明之热渴、目疼、鼻干等证，同时均发，无有先后，名曰合病。"然虽云太阳与阳明合病，但以太阳为主，表邪及里，表重里轻，趋于肠则利，逆于胃则呕，升降失其所宜，故主以葛根汤以解外，表解而里自和；入半夏者，权宜之举。

葛根加半夏汤方

葛根四两　麻黄三两（去节）　甘草二两（炙）　芍药二两桂枝二两（去皮）　生姜二两①（切）　半夏半升②（洗）　大枣十二枚（擘）

上八味，以水一斗，先煮葛根、麻黄，减二升，去白沫；内诸药，煮取三升，去滓，温服一升。覆取微似汗。

【校疏】 ①**生姜二两**：成本"二两"作"三两"。②**半夏半升**：成本"升"作"斤"。

三四、太阳病，桂枝证，医反下之①**，利遂不止**②**。脉促者**③**，表未解也**④**。喘而汗出者**⑤**，葛根黄芩黄连汤主之**⑥**。**

【提要】论表证兼下利的两种不同治法。

【校疏】①**医反下之**：表当表解，今违反常规而下之，故曰反。②**利遂不止**：利因误下而不止，此下利乃表虚下利，与上条"必自下利"之表实下利不同。③**脉促者**：此脉促与第二一条同，均为下后脉促，一见胸满，一见下利，表证仍在，正气抗邪，故见脉促，表邪仍存外解之机。④**表未解也**：指桂枝证在，有发热、恶风、汗出，复加下利，此时当以桂枝加葛根汤主之。⑤**喘而汗出者**：表邪内迫，上及于肺则喘。喘、汗以"而"字相连，可知汗从喘出，故汗出乃邪热外蒸、津液越出之候。⑥**葛根黄芩黄连汤主之**：葛根黄芩黄连汤清热、坚阴、止利，故主之。

【按语】本条论表证误下，出现虚实下利之不同治法。理解本条经义，周禹载最具只眼，如云："桂枝证误下，利遂不止者，因邪未入里，而胃已受伤。以下分两段看，设使脉促，则虽下利而表邪尚在，仍当与桂枝矣。只以喘而汗出，则外邪内陷，未传阳明之经者，已入阳明之府，故令其汗外越，其邪上侵则喘，下奔则泄，自与微喘者不同，故舍桂枝而用葛根。"

桂枝中风证，本以汗解为顺，医者误下，以何药下之？殊不可察。但下后出现"利遂不止"之利，并非热利。中风者必腠疏体弱，复下之，攻里不远寒，虚虚之后，当见桂枝人参汤证，体弱攻下，焉能成实乎？一些医家以风邪入里化热为释，未免牵强。纵观之，其要紧处在"脉促"一句，余以为本条应这样理解：太阳病，桂枝证，医反下之，利遂不止。脉促者，表未解也（桂枝加葛根汤主之）；利遂不止，脉促者，表未解也，喘而汗出者，葛根黄芩黄连汤主之。这是两个有本质区别的证候，前一段为虚寒，后一段为实热。然下利、脉促、表未解是其所同，但前者脉促为暂局，后者脉促为热盛。

对于后段的解释，汪苓友云："乃胃有邪热，下通于肠而作泄也。脉促者，脉来数，时一止复来也，此为阳独盛之脉也。脉促见阳，知表未解，此表乃阳明经病，非犹太阳桂枝之表证也。喘而汗出者，亦阳明胃腑里热气逆所致，非太阳风邪气壅之喘，亦非桂枝汤汗出之证也。故当解阳明表邪，清胃腑里热也。"具体地阐明了葛根黄芩黄连汤证乃阳明经证。陆九芝亦云："此温病辛凉之轻剂，为阳明主方，不专为下利设也。尤重在芩连之苦，不独可升可降，且合苦以坚之之义，坚毛窍可以止汗，坚肠胃可以止利，所以此汤又有下利不止之治。"陆氏所论更佐证了这一点，即葛根黄芩黄连汤证是原发的，虽有表证，并非桂枝汤证误下而成，桂枝汤证误下是不会造成葛根黄芩黄连汤证的。再者，有桂枝加葛根汤之有汗兼项背强几几，又有葛根汤之无汗而项背强几几；有葛根汤之无汗下利，则必有桂枝加葛根汤之有汗下利，此条即是，毋庸置疑矣。

葛根黄芩黄连汤方
葛根半斤　甘草二两（炙）　黄芩三两　黄连三两
上四味，以水八升，先煮葛根，减二升，内诸药，煮取二升，去滓，分温再服。

三五、太阳病，头痛①，发热②，身疼腰痛，骨节疼痛③，恶风，无汗而喘者④，麻黄汤主之⑤。

【提要】论太阳伤寒之证治。

【校疏】①头痛：云头痛，实赅第一条之项强，为风寒外遏，经气不畅而致。②发热：义同第三条之"或已发热，或未发热"。已发、未发，终必发也。寒邪外袭，卫阳郁而与邪争则发热。③骨节疼痛：乃第三条体痛之具体描述也。风寒外袭，寒凝营阴，营失濡润之能，卫失温煦之功，则疼痛生焉。④无汗而喘者：寒邪外遏，腠理闭郁，玄府不通则无汗。而，连词，表因果。由无汗而表闭，由表闭而肺气不宣，故喘。⑤**麻黄汤主之**：麻黄汤功擅发汗解表，宣肺平喘，故云主之。

【按语】本条承第三条论伤寒之证治，所列八症除头痛、发热、恶风为中风、伤寒共有外，腰痛、骨节疼痛、无汗而喘或呕逆则为伤寒所独具，尤其是无汗一症，是太阳伤寒证的重要特征，也是鉴别中风与伤寒的关键。中风汗出，为肌腠疏松，宜调和营卫，用桂枝汤；伤寒无汗，为肌腠闭郁，宜发汗解表，用麻黄汤。此后世"有汗不得用麻黄，无汗不得用桂枝"之滥觞也。

麻黄汤方
麻黄三两（去节）　桂枝二两（去皮）　甘草一两（炙）　杏仁七十个（去皮尖）

上四味，以水九升，先煮麻黄，减二升，去上沫，内诸药，煮取二升半，去滓，温服八合，覆取微似汗，不须啜粥。余如桂枝法将息。

三六、太阳与阳明合病，喘而胸满者①，不可下②，宜麻黄汤③。

【提要】论太阳与阳明合病，喘而胸满的证治。

【校疏】①喘而胸满者：由喘而致胸满，为风寒外束，肺气郁闭。②不可下：阳明有实可下，此虽云太阳与阳明合病，必太阳重而阳明轻，外邪将入阳明而犹未入也，故云不可下。③宜麻黄汤：宜，存斟酌之意。表重里轻，表解里自和。

【按语】此条太阳阳明合病，宜参第三三条陈修园注。喘而胸满为表寒闭肺，喘甚者，膹郁亦可及腹。云不可下，是别于阳明内结之腹满而喘。云宜麻黄汤，必太阳重而阳明轻，故重在解表，表解里自和，则喘满自除。

三七、太阳病①，十日已去②，脉浮细而嗜卧者③，外已解也④；设胸满胁痛者⑤，与小柴胡汤⑥；脉但浮者⑦，与麻黄汤⑧。

【提要】论表证日久的三种转归。

【校疏】①太阳病：病自表来。②十日已去：已去，以后的意思。《三国志·吴志·吕岱传》："自今已去，国家永无南顾之虞。"十日已去，即十日以后。③脉浮细而嗜卧者：嗜卧，即喜卧。脉由紧而细，可测度邪去正亦虚，加之嗜卧，转归有二：一为病已入里，一为表邪虽去而正气尚未全复。④外已解也：云外已解而不云病愈，弦外之音是病有表解入里之端倪。⑤设胸满胁痛者：设，表假设，如果。《史记·魏其武安侯列传》："设百岁后，是属宁有可信者乎？"胸满胁痛，即胸胁满痛，为邪入少阳，经气不利之候。邪传少阳之证已见。⑥与小柴胡汤：小柴胡汤能和解少阳，但见一证便是，故予之，以和解之。⑦脉但浮者：但，只要，表示必要之条件。一个浮字，表明邪仍在表，勾出麻黄汤证尚具。⑧与麻黄汤：有是证，用是药，麻黄汤证具，故与麻黄汤。

【按语】本条论述太阳病日久的三种转归，再次说明疾病传变勿拘日数，而应据证而辨，在临床表现上着眼，对每一症状均须做出缜密的分析，辨证求因，切勿妄测臆断，孟浪从事。文中"外已解也"更应着目，云"外解"而不云"愈"，仍有入里之可能，唐容川即云"脉细嗜卧"为少阴里证。又，第三六条、第三七条推衍麻黄汤的运用，机圆法活，耐人寻味。第三六条云：太阳阳明合病，里证已见，但不可下，仍以表解；第三七条云：表证虽十日已去，表证仍在，仍不失汗解之机，故用麻黄汤。由此可窥仲景辨证精辟之一斑。

三八、太阳中风①**，脉浮紧**②**，发热恶寒，身疼痛，不汗出而烦躁者**③**，大青龙汤主之**④**。若脉微弱**⑤**，汗出恶风者**⑥**，不可服之**⑦**，服之则厥逆**⑧**，筋惕肉瞤**⑨**，此为逆也**⑩**。**

【提要】论大青龙汤证的主脉、主证及禁例。

【校疏】①**太阳中风**：中风，指感受风寒，乃伤寒之互词，非指桂枝汤证之中风。②**脉浮紧**：脉浮者，病在表；脉紧者，寒所伤。③**不汗出而烦躁者**：表寒闭郁则不汗出。"而"有强调之意，参第一条注。邪热内郁，热扰神明则烦躁。④**大青龙汤主之**：之，指大青龙汤证。无汗则发之，内热则清之，故主之以大青龙汤。⑤**若脉微弱**：若，假设又一种病情。微者阳气虚，弱者阴血少。⑥**汗出恶风者**：表阳虚，营阴外泄则汗出，失却温养则恶风，是为表里阴阳俱虚之证。⑦**不可服之**：表里阴阳俱虚，不可峻汗，故不可服之。⑧**服之则厥逆**：之，指大青龙汤。厥逆，即手足冰凉。阴阳俱虚而误汗之，汗出亡阳，肌肤失其温煦则厥逆。⑨**筋惕肉瞤**：泛指筋肉跳动。诸注家虽通其理而犹未明其义。瞤（shùn 顺），肉掣动也。惕，当为"惕"（dàng 荡）之误。"筋惕"与"肉瞤"为并列关系，互文见义，故"惕"与"瞤"应同为动词。但考之惕（tì 替），其义有三：一曰畏惧，二曰忧伤，三曰疾速。若作"筋惕"，义理均讲不通。而"惕"字，《说文解字》云："惕，放也，从心，易声。"朱骏声《说文通训定声》："经传皆以'荡'为之。"可见，"惕"通"荡"，荡乃摇动、摆动、振荡之意，故"惕"为"惕"之误，一笔之差，音义迥异。又《管子·大匡》："小白之为人无小智，惕而有大虑。"王念孙曰："《说文》'惕，放也'，今通作'荡'，言小白之为人，跌荡而有大虑也。"一本曾误作"惕"，义理皆涩。由此可见，古代"惕"与"惕"常因一笔之误而混用矣。筋惕肉瞤，谓筋肉跳动，义理皆明，缘过汗伤阴损阳，筋脉肌肉失其濡煦所致。⑩**此为逆也**：阴阳两虚，复又汗之，虚以实治，故曰逆。

【按语】本条着眼点在"不汗出而烦躁",可谓要言不烦。孙思邈首倡桂枝、麻黄、大青龙三纲鼎立,虽其说不可遵,但足见大青龙汤的重要性。有汗、脉缓为桂枝汤证;无汗、脉紧为麻黄汤证;无汗、脉紧而烦躁为大青龙汤证。大青龙汤证较之阳明证,内热为其所共,一为表寒无汗,一为无表寒而有汗。以此厘定,四证可辨。

太阳本寒标热,不化水则化热。大青龙汤虽外寒闭遏,但烦躁已见,是为表寒入里化热之端倪,表寒被郁而里热炽盛。虽里热盛而见烦躁,但仍不失解表之机,但须解表而兼清里,表里同治。若表邪不从表解,则有病从热化而传入阳明之虞。故大青龙汤证可视为从化之契机,出入之门户,不可不察。

大青龙汤方

麻黄六两(去节) 桂枝二两(去皮) 甘草二两(炙) 杏仁四十枚(去皮尖) 生姜二两(切) 大枣十枚① (擘) 石膏如鸡子大② (碎)

上七味,以水九升,先煮麻黄,减二升,去上沫,内诸药,煮取三升,去滓,温服一升。取微似汗。汗出多者,温粉③粉之④。一服汗者,停后服。若复服,汗多亡阳遂虚,恶风、烦躁、不得眠也。

【校疏】①大枣十枚:成本作"十二枚"。②石膏如鸡子大:一枚鸡子大的石膏约重100克。③温粉:外用扑身止汗之药粉。原方已不载,后世补缺甚多,足资参考。《肘后备急方》载:川芎、苍术、白芷、藁本、零陵香和米粉粉身。《医方考》载:龙骨、牡蛎、糯米各等分,为末外扑。《伤寒类方》载:牡蛎、麻黄根、铅粉、龙骨。《孝慈备览》载:麸皮、糯米各二合,牡蛎、龙骨各二两,为细末外扑。临床以煅牡蛎、煅龙骨、麻黄根、生黄芪各等分,为末,外扑之,其效亦佳。④粉之:即扑之。粉,名词用如动词。

三九、伤寒脉浮缓①,身不疼②,但重③,乍有轻时④,无少阴证者⑤,大青龙汤发之⑥。

【提要】继上条重申大青龙汤之脉证及禁忌。

【校疏】①**伤寒脉浮缓**：指太阳伤寒证。上条言中风脉浮紧，此言伤寒脉浮缓，盖互相发明之意。由是观之，中风、伤寒之别在汗之有无，不在脉之紧缓。②**身不疼**：虽风寒袭表，但营郁不甚，故身不疼。③**但重**：但，只，仅。只觉身重，为寒闭热郁，经气壅滞。④**乍有轻时**：乍，暂时，短暂。《文选·张衡〈西京赋〉》："将乍往而未半。"李善注引《广雅》："乍，暂也。"乍有轻时，谓有短暂减轻的时候。柯韵伯云："伤之轻者，脉浮缓而身重，亦有初时脉紧渐缓，初时身疼，继而不疼者。"⑤**无少阴证者**：指无但寒不热、四肢厥逆、下利清谷、身重无休止、脉沉微等少阴证。⑥**大青龙汤发之**：发，通"伐"，攻伐之意。《尉缭子·兵令》："全功发之得。"注："发，读为伐。"之，指此条之大青龙汤证。

【按语】本条宜与上条对勘，其义益彰。上条言大青龙之常与禁，本条言其变与别，进一步澄清大青龙汤的主证为不汗出而烦躁，脉之紧缓、身之疼重均非必见之证。上条言脉微弱、汗出恶风为大青龙汤之禁，本条又论少阴证与大青龙汤证之别，强调虽身重、烦躁二者表现类似，但在程度及伴见证上均大相径庭，若不加鉴别，虚以实治，则筋惕肉瞤，厥逆至矣。

四〇、伤寒表不解①，心下有水气②，干呕③，发热而咳④，或渴⑤，或利⑥，或噎⑦，或小便不利⑧，少腹满⑨，或喘者⑩，小青龙汤主之⑪。

【提要】论外感风寒，内停水饮之证治。

【校疏】①**伤寒表不解**：表不解则恶寒发热证具。②**心下有水气**：柯韵伯云："心下者，胃口也。"方有执云："水气，谓饮也。"心下有水气，谓饮停胃脘。③**干呕**：呕吐而有声无物之谓。饮停于胃，胃气上逆则干呕。④**发热而咳**：表寒未解则发热，水寒射肺，肺失宣降则咳。⑤**或渴**：寒饮内阻，气不化津，津不上承则渴，其特点为渴而不欲饮。⑥**或利**：饮渍于肠，传导失司则利。⑦**或噎**：咽部梗阻不畅谓之噎。水饮内停，气机阻滞，咽喉不利则噎。⑧**或小便不利**：饮渍下焦，州都之官不运，则小便不利。⑨**少腹满**：饮蓄下焦，气机阻滞则少腹满。⑩**或喘者**：寒饮射肺，痰阻气道则喘。⑪**小青龙汤主之**：小青龙汤外散风寒，内蠲水饮，故云主之。

【按语】太阳为寒水之经，本寒而标热，外感风寒，其从化则具水、热两端。大青龙汤证外寒重而内热生，从标化热，表重而里轻；小青龙汤证外寒轻而水气内停，从本化寒，表轻而里重。《素问·六微旨大论》云：

"夫物之生从于化，物之极由乎变，变化之相搏，成败之所由也。"抑或素体热盛，热化之由；素体饮蓄，寒化之因。心下有水气，揭示了小青龙汤证的病机关键，不言水饮而论水气，最有讲究。盖水可化气，而气可凝水，水得热则从气散，气得寒则为水凝，水气弥漫，泛溢四旁，诸证蜂起，而丽日一照，阴霾顿除，诸证遂息。"病痰饮者，当以温药和之"，天人相应，治水气之道毕矣。一语道出玄机，令人叹服。

小青龙汤方

麻黄（去节）　芍药　细辛　干姜　甘草（炙）　桂枝（去皮）各三两　五味子半升　半夏（洗）半升

上八味，以水一斗，先煮麻黄，减二升，去上沫；内诸药，取三升①，去滓，温服一升。若渴者②，去半夏，加栝楼根三两；若微利者③，去麻黄，加荛花（如鸡子大，熬令赤色）；若噎者④，去麻黄，加附子一枚（炮）；若小便不利，少腹满者⑤，去麻黄，加茯苓四两；若喘者⑥，去麻黄加杏仁半升（去皮尖）。且⑦荛花不治利，麻黄主喘。今此语反之，疑非仲景意。

臣亿等谨按：小青龙汤，大要治水。又按《本草》，荛花下十二水，水若去，利则止也。又按《千金》，形肿者，应内麻黄，乃内杏仁者，以麻黄发其阳故也。以此证之，岂非仲景意也。

【校疏】①取三升：成本"取"上有"煮"字。②若渴者：若，与"或"同。《史记·高祖本纪》："诸将以万人若以一郡降者，封万户。"若渴者，即上文"或渴者"。渴为津不上承，故去半夏之燥，加栝楼根（即天花粉）以生津止渴。成本有"辛燥而苦润，半夏辛而燥津液，非渴者所宜，故去之；栝楼味苦而生津液，故加之"。③若微利：水趋于下则利。去麻黄，恐津液内外两伤。成本有"下利者，不可攻其表，汗出必胀满，麻黄发其阳，水渍入胃，必作利。荛花下十二水，水去利则止"。考荛（yāo 妖）花，《本草纲目》云："苦寒有毒……主治伤寒、温疟，下十二水，破积聚、大坚、癥瘕，荡涤肠胃中留癖、饮食、寒热邪气，利水道（《本经》）。疗痰饮咳嗽。"因其有毒，故熬黄入药。④若噎者：去麻黄，恐伤津；加附子，温散寒水，寒水不逆则噎止。成本有"经曰：水得寒气，冷必相搏，其人即䭇（yě 也）。加附子，温散水寒。病人有寒，复发汗，胃中冷，必吐蛔，去麻黄，恶发汗"。⑤**若小便不利，少腹满**：去麻黄，虑其发汗伤津；加茯苓，以淡渗利水。成本有"水蓄下焦不行，为小便不利，少腹满，麻黄发津液于外，非所宜也；茯苓泄蓄水于下，加所当也"。⑥**若喘者**：无表实者去麻黄，降肺气加杏仁，重里而不重表也。成本有"《金匮要略》曰：其人形肿，故不内麻黄，内杏子。以麻黄发其阳故也。喘呼形肿，水气标本之疾"。⑦**且**：成本无"且荛花"以下二十字。

【按语】 方后五加减法，对应论中五或然证，可证"小青龙汤主之"一句应在"发热而咳"句下。或以为五加减法中，去麻黄者四，何也？盖小青龙汤主要病机在"心下有水气"，故重里而不重表，重行水而不重发汗，故去麻黄，犹桂枝之去桂，毋庸置疑矣。

四一、伤寒①，心下有水气，咳而微喘，发热不渴，服汤已②，渴者③，此寒去欲解也④，小青龙汤主之⑤。

【提要】 继论小青龙汤之主证及药后向愈之机。

【校疏】 ①**伤寒**：外感风寒。②**服汤已**：汤指小青龙汤。③**渴者**：水气已去，津液不足之兆。可仿小青龙汤方后，去半夏，加栝楼根治之。④**此寒去欲解也**：寒，指寒饮水气。寒饮去，病向愈。⑤**小青龙汤主之**：倒装文法，应接前"发热不渴"句后。

【按语】 本条承上条，再论小青龙汤证的特点和治法。前条之或渴者，为水气内停，不能化生津液而渴；此条则强调"发热不渴"。同为水气为患，渴与不渴，似相抵牾，然实同一理。或渴，亦不得多饮，是其特征。本条强调口不渴，服汤后口渴者，是寒邪得解，水饮温化，病证向愈，但津液一时不足的征兆，只要少少与饮之，即可自愈。若原本或渴，属饮停不能化津上承，则非能以本条之指征加以判别，要在服汤后之变化，学者宜细心体察之。

四二、太阳病，外证未解①，脉浮弱者②，当以汗解③，宜桂枝汤④。

【提要】 以脉诊重申桂枝汤之用法。

【校疏】 ①**外证未解**：外证，即反映在外之证候，可通过四诊得之，所谓有诸内必形诸外也。此处指表证，承太阳病而言。②**脉微弱者**：即阳浮而阴弱者。以脉类证，乃营阴不足之象。③**当以汗解**：表证当表散，即"其在表者，汗而发之"之谓，但以解肌为妥。④**宜桂枝汤**：云"宜"而不云"主之"，示人斟酌之意。不可用麻黄汤以峻汗，唯宜桂枝汤之微似汗以解肌。

【按语】本条叙证简略，重脉而不重症。脉浮弱者，遥承第一二条之脉，云宜桂枝汤者，可知外证未解，发热、恶风、汗出等外证仍在，非麻黄汤之外证。脉症相合，其义了了。

四三、太阳病①，下之微喘者②，表未解故也③，桂枝加厚朴杏子汤主之④。

【提要】太阳病误下而见喘的治法。

【校疏】①**太阳病**：此指桂枝汤证。②**下之微喘者**：表证当表解，今下之，是为误治。微，伺察之意。《汉书·游侠传·郭解》："解使人微知贼处。"颜师古注："微，伺问之也。"微喘，即伺察下后出现喘证，并非微小之喘。杏、朴共用，绝非小喘，否则桂枝汤一方可任。③**表未解故也**：虽下而桂枝汤证仍在，故云表未解。④**桂枝加厚朴杏子汤主之**：参前第一八条注。桂枝汤以解外，加厚朴、杏仁以下气平喘。

【按语】桂枝加厚朴杏子汤凡两条，一为新感引发宿疾（第一八条），一为误下而喘发（本条），殊途同归，故治法归一。但本条之喘发，为气上冲之甚者，攻里不远寒，外寒客肺，肺寒气逆则喘，虽下而正不为伤，仍有奋起抗邪之举，缘较气上冲为甚，故不仅予桂枝汤，而加厚朴、杏仁以降气平喘，寓意精深。

四四、太阳病①，外证未解，不可下也②，下之为逆。欲解外者，宜桂枝汤③。

【提要】重申外证未解不可用下法。

【校疏】①**太阳病**：具第一条之脉证。②**不可下也**：里实方可下之，但表证在，纵有里实，亦当权衡表里轻重，不可贸然下之，否则易致表邪内陷。③**宜桂枝汤**：救误权变，桂枝汤无可替代。

【按语】首云太阳病，则病居表，自当表之，但表证兼里实，孰重孰轻，须临床细辨。若表重里轻，则表解里自和，下之则为逆，生变；若表轻里重，攻里自当首务，里和表自解，则下不为逆，此时先表解则徒伤正气，里实趋重。此条乃前者。用桂枝汤者，权变救误之法，实无与比肩者。

四五、太阳病，先发汗，不解①**，而复下之**②**，脉浮者不愈**③**；浮为在外**④**，而反下之，故令不愈。今脉浮，故在外，当须解外则愈**⑤**，宜桂枝汤。**

【提要】论表证汗下后其证仍在，亦当汗解。

【校疏】①**不解**：汗而不解，必汗不如法或药轻邪重。②**而复下之**：而，又。复，更。而复下，犹言又更下之。施下必见里象，表重里轻，不可下，下之为逆，如上条。③**脉浮者不愈**：脉浮者，犹言病在表。虽下之而邪未内陷，表证仍在，故云不愈。④**浮为在外**：浮脉主表，故云在外。⑤**当须解外则愈**：当须，必须。《晋书·甘卓传》："答问损益，当须博通古今。"表证则必须表解。

【按语】上两条再辨桂枝汤之用法，不论汗下，只要表证仍在，仍用桂枝汤。使用宗旨为：有是证，用是药。以脉喻证，以证喻脉，前后互参，其理益彰。正如柯韵伯云："外证初起，有麻黄、桂枝之分。如当解未解时，惟桂枝汤可用，故桂枝汤为伤寒中风、杂病解外之总方。凡脉浮弱、汗自出而表不解者，咸得而主之也，即阳明病脉迟、汗出多者宜之，太阴病脉浮者亦宜之，则知诸经外证之虚者，咸得同太阳未解之治法，又可见桂枝汤不专为太阳用矣。"

四六、太阳病，脉浮紧，无汗，发热，身疼痛，八九日不解①**，表证仍在**②**，此当发其汗。服药已，微除**③**，其人发烦**④**，目瞑**⑤**，剧者必衄**⑥**，衄乃解**⑦**。所以然者，阳气重故也**⑧**。麻黄汤主之**⑨**。**

【提要】辨太阳伤寒不从汗解必从衄解及其征兆。

【校疏】①**八九日不解**：包括治而不解与不治而不解。②**表证仍在**：指上述麻黄汤之证，虽八九日，并未传变。③**微除**：除，病愈也。《广雅·释诂一》："除，愈也。"《战国策·秦策二》："武王示之病，扁鹊请除。"鲍彪注："除，欲去其病。"微除，即微愈，药效病衰之象。④**其人发烦**：发烦，即心烦。程郊倩云："其发烦者，阳气怫郁也。"服药发烦，病重药轻之兆。

⑤目瞑：瞑，两目昏花之谓。《晋书·山涛传》："臣耳目聋瞑，不能自励。"诸书谓之目闭，以玉为石，于理弗通。阳盛于目则目瞑。⑥剧者必衄：剧，《说文解字》云："剧，甚也。"必，犹则，参前第一九条注。衄，鼻出血。剧者必衄，犹曰"甚者则衄"。内热上攻，迫血妄行则衄。⑦衄乃解：热迫血行，邪随血泄，犹放血疗法，俗谓之"红汗"。即不从汗解，必从衄解也。⑧阳气重故也：尤在泾云："阳气，阳中之邪气也。"阳气重，正邪俱实之谓。⑨麻黄汤主之：此句当接前"此当发其汗"句下。为麻黄汤证，即以麻黄汤治之。

【按语】此条应明白三个问题：承前论麻黄汤之证治，与前第三六条、第三七条合参，虽伤寒八九日乃至十日已去，仍可予麻黄汤，此其一。服麻黄汤后发烦，与服桂枝汤之反烦不解，理出一辙，药轻邪重之故，与大青龙汤证之内热烦躁有轻重之别。大青龙汤证乃未药而烦，内热生在先，非直清里热而不能除；此条乃药后而烦，热生在后，发烦乃热随衄去之征，不药而愈，不可不辨，此其二。服药已微除，明言表寒已去，而郁热未解，必待热迫血行，不得汗解，必得衄解。夫血之与汗，异名同类，邪藉之以泄，故曰衄乃解，此其三。

四七、太阳病，脉浮紧，发热，身无汗，自衄者愈。①

【提要】从自衄测知太阳伤寒之自愈倾向。

【校疏】①自衄者愈：自衄者，暗含未经治疗之意。寒邪蔽表，阳热内郁，热迫血行则衄，邪随衄去，故知其可愈。如陈修园谓："盖血之与汗，异名同类，不得汗，必得血，不从汗解，而从衄解。"

【按语】本条与上条之机转大致相同，皆为表证从衄而解的实例。所异者，上条在服麻黄汤后，此条并未服药。脉浮紧、无汗为麻黄汤的证，虽未云恶寒，但言脉浮紧，则恶寒自赅其中矣。身无汗，为应汗未汗，如《医宗金鉴》云："失汗则寒闭于卫，热郁于营。"表气闭塞，邪气既不能从汗外泄，势必沸腾上逆而致自衄。邪随衄去，则获自愈之机。

四八、二阳并病①，太阳初得病时②，发其汗③，汗先出不彻④，因转属阳明⑤，续自微汗出⑥，不恶寒⑦。若太阳病证不罢者⑧，不可下⑨，下之为逆⑩，如此可小发汗⑪。设面色缘缘正赤者⑫，阳气怫郁在表⑬，当解之熏之⑭。若发汗不彻⑮，不足言⑯，

阳气怫郁不得越⑰，当汗不汗⑱，其人躁烦⑲，不知痛处⑳，乍在腹中㉑，乍在四肢㉒，按之不可得㉓，其人短气㉔，但坐以汗出不彻故也㉕，更发汗则愈㉖。何以知汗出不彻？以脉涩故知也㉗。

【提要】论太阳病汗出不彻而二阳并病之证治。

【校疏】①**二阳并病**：二阳指太阳、阳明。一经之证未罢，又见到另一经证候的，叫作并病。②**太阳初得病时**：追述病史，言太阳病初起时。③**发其汗**：太阳病发汗为正治法，故初得病而发其汗。④**汗先出不彻**：先，速也。《吕氏春秋·辨土》："其穰也植，植者其生也必先。"高诱注："先，犹速也。"正确的发汗方法是微似汗，今汗速出，是汗不如法。彻，除也。《仪礼·乡射礼》："乃彻丰与觯。"郑玄注："彻，犹除也。"除者，愈也。全句言汗速出而病不愈。⑤**因转属阳明**：属，归属。汗不如法，病必不除。热盛伤津，津伤生燥，阳明证见。⑥**续自微汗出**：续，接着。全句意为：接着微汗自出。里热蒸腾，津液外泄，则汗自出。⑦**不恶寒**：病入阳明，表已入里，故不恶寒。⑧**若太阳病证不罢者**：罢，停止。不罢，谓不停也。《论语·子罕》："约我以礼，欲罢不能。"阳明证见而太阳证不罢，始转入首句之二阳并病。⑨**不可下**：虽二阳并病，但里未成实，故不可下。⑩**下之为逆**：表未解而下之，可使邪气内陷，故曰逆。⑪**如此可小发汗**：表重里轻，小汗则表解里自和。⑫**设面色缘缘正赤者**：设，倘若。缘（yuán 圆）缘，《医宗金鉴》注云："接连不已。"正赤，纯赤色。凡表郁较重之人，除见面色正赤外，尚见不汗出、炎炎觉热而无通透之感，此为汗将出而未能出之际的一种感觉。以理校之，"缘缘"若作连接不断讲，不能揭示红而发热的现象。愚以为"缘缘"当通"炎炎"，属叠韵通假。炎炎，灼热貌。《诗经·大雅·云汉》："赫赫炎炎，云我无所。"毛传："炎炎，热气也。"炎炎正赤，谓面色红而发热，为表郁在面的一种表现。⑬**阳气怫郁在表**：《说文解字·心部》："怫，郁也。"《素问·六元正纪大论》："其病气怫于上。"怫郁，亦作怫悒，郁结之意。阳气郁结于表，则面色发热而赤。是为诠释上句之机理。⑭**当解之熏之**：用发汗、熏蒸的方法使之汗出，以解怫郁。⑮**若发汗不彻**：发汗不彻，虽发汗而病不除，即汗不如法。⑯**不足言**：病除甚微，犹病依然。尤在泾云："发汗不彻下，疑脱一彻字，谓发汗不彻，虽彻而不足云彻，犹腹满不减，减不足言之文。"⑰**不得越**：越者，散也。《左传·昭公四年》："风不越而杀，雷不发而震。"高诱注："越，散也。"汗出不彻，玄府不通，邪不得散。⑱**当汗不汗**：表证当汗解，今汗出不彻，则为不汗，意即失治。⑲**其人躁烦**：汗出则邪热外泄，汗不出则郁热内盛，烦躁内生。⑳**不知痛处**：痛，犹苦也。表阳被郁，营卫不能通畅则痛。㉑**乍在腹中**：乍，暂也，参第三九条注。邪不得外越，循经入腹则乍在腹中。㉒**乍在四肢**：邪不得外越，循经干于四肢，则乍在四肢。㉓**按之不可得**：邪循经行，痛无常处，故按之不可得。全句犹言全身痛楚，莫可名状。㉔**其人短气**：《广韵·缓韵》："短，促也。"短气，即气促，非气短之谓。表卫被遏，肺气不利则气促。㉕**但坐以汗出不彻故也**：坐，因为。唐代杜牧《山行》诗："停车坐爱枫林晚，霜叶红于二月花。"有些注家训为症状，不妥。全句述以上症状因汗出不彻所致。㉖**更发汗则愈**：再次发汗，俾邪随汗泄，故愈。㉗**以脉涩故知也**：成无己云："《内经》曰：诸过者切之，涩者阳气有余，为身热无汗。是以脉涩，知阳气拥郁而汗出不彻。"顾尚之云："外因脉涩必有力，是汗出不彻，邪气阻滞，荣卫不能流通之脉涩，非过汗伤液，液少不滋脉道之脉涩者，须细别之。"

【按语】《素问·热论》云："人之伤于寒也，则为病热。"寒蔽日久，郁遏不解，必生内热，信哉斯言。仲景论寒郁成热，有形似疟之桂二麻一汤，有面见赤色之麻桂各半汤，有热多寒少之桂二越一汤，有不汗出而烦躁之大青龙汤。郁则发之，邪随汗泄，纵不从汗解，必从衄解。前两条论衄解之微，此条复论汗解之奥。太阳病初起，发其汗，邪不为汗衰，故云不彻，转属阳明则微汗出。此时虽阳明证见，但太阳表证仍在，应小发其汗。如面色正赤，为阳气怫郁，应解之熏之，俾其汗出。汗出不彻，当汗不汗，邪气内郁则生躁烦，则须更发汗。

全条九次论汗，解不解，传不传，全在汗上做文章。《素问·阴阳应象大论》云"其在皮者，汗而发之"，汗可使邪解，亦可使邪传。汗出不彻之"彻"，并非汗出透彻，乃言随汗出而病除之意。邪可随汗泄，但汗出不一定泄邪，大汗淋漓可谓之彻矣，但病终不除，所以理解"彻"字最为关键。一汗不彻，可更汗之，衡量汗之如法与否的尺度，不在汗之多寡，而在邪之能去否，发汗的目的是泄邪。针对邪之轻重，而有汗之微峻，如麻黄汤之峻汗，桂枝汤之微似汗，桂麻各半汤之小汗，桂二麻一汤之微汗。一部《伤寒论》，将汗法表现得淋漓尽致，无余蕴矣。

四九、脉浮数者①，法当汗出而愈②。若下之③，身重④，心悸者⑤，不可发汗⑥，当自汗出乃解⑦。所以然者，尺中脉微⑧，此里

虚⑨，须表里实⑩，津液自和⑪，便自汗出愈⑫。

【提要】论太阳病尺中脉微者禁汗，须伺阴阳调和而自汗出乃解。

【校疏】①**脉浮数者**：浮数，乃下条浮紧之变文，主病在表，非表有热。大论言浮数者，第四条、第四九条、第五二条、第五七条、第七二条，均言表病。②**法当汗出而愈**：法当，理应，应当。李贤注《后汉书·孔融传》引《融家传》："我小儿，法当取小者。"全句为理应发汗而愈，表当表解也。③**若下之**：表证不当下，下之为误治。④**身重**：误下戕伤阳气，气虚则身重。⑤**心悸者**：误下损阴血，血虚则心悸。⑥**不可发汗**：下后，若未伤正气，见脉促、反烦、气上冲等征象，则仍宜汗解；今气血俱虚，营卫两伤，故不可复汗。顾尚之云："不可发汗者，言不可用麻黄以大发其汗，非坐视而待其自愈也。用小建中以和其津液，则自汗而解矣。"⑦**当自汗出乃解**：营充卫实，则汗出漐漐，邪无所加，故云解。⑧**尺中脉微**：尺以候里，微为阳气不足。⑨**此里虚**：里阳虚馁，故云里虚。⑩**须表里实**：须，等待。《诗经·邶风·匏有苦叶》："人涉卬否，卬须我友。"毛传："人皆涉，我反未至，我独待之而不涉。"表里实，即营卫实，营卫实则气血充。⑪**津液自和**：此犹言气血充沛。⑫**便自汗出愈**：便，就也。自汗，非病理之自汗，乃营充卫实，阳加于阴之生理现象，故云愈。

【按语】脉浮数者，并非表有热，实赅病居表，理应汗出而解。若误下之，而下不为伤，则见脉促、气上冲诸候，仍当汗解。但下后见脉微、身重心悸，说明正气已伤，此时切勿复汗，须"待其来复"，或扶阳解表便愈。如何判别表里虚实呢？仲景谆谆告诫"津液自和，便自汗出愈"。这里有两种情况：表证误下，徒伤里气，此时不应复汗以更伤之，应候营卫自复而愈；若营卫实而尚未愈，亦可复汗之。昔许叔微曾治一伤寒病人，予小建中汤以建中气，实营卫数月，待里实而一汗解之。不可不参。

五〇、脉浮紧者①，法当身疼痛，宜以汗解之。假令尺中迟者②，不可发汗③。何以知然④？以荣气不足⑤，血少故也⑥。

【提要】论太阳病尺中脉迟者禁汗。

【校疏】①**脉浮紧者**：太阳伤寒之主脉。②**假令尺中迟者**：假令，假如。《史记·管晏列传》："假令晏子而在，余虽为之执鞭，所忻慕焉。"尺以候内，迟主不足，"呼吸三至，来去极迟"，总归营血虚少。③**不可发汗**：

夺血者无汗，夺汗者无血，血虚复汗，犯虚虚之戒，故不可发汗。④何以知然：然，如此，即何以不可发汗。⑤以荣气不足：荣，通营。《晏子春秋·问上十三》："不掩欲以荣君。"吴则虞集释引王引之曰："荣，读为营。"荣气，即营气。营气不足，是为营气虚。⑥血少故也：《灵枢·邪客》曰："营气者，泌其津液，注之于脉，化以为血，以营四末，内注五脏六腑。"营气不足，血无所化，故少。

【按语】上条论误下伤阳，此条论血虚伤寒；上条虚在误下，此条禁在体虚，皆以脉例证，总在阐述汗法之宜忌。从治疗角度看，发汗可使邪泄；但从生理角度看，汗出亦可使正伤，要在微似汗而正伤不甚。假如有气血阴阳不足者，虽有外感，亦不可单纯发汗，须扶助正气，扶正即所以祛邪也。后世之益气、温阳、滋阴、养血诸扶正解表法，皆无出其右者。

五一、脉浮者①，病在表②，可发汗，宜麻黄汤③。

【提要】论太阳伤寒之证治。

【校疏】①脉浮者：脉现浮象。仲景论浮脉主表、主里、主热、主虚、主阳复。②病在表：除外浮主他证，在此专主表证，则其他表证表现跃然纸上。③宜麻黄汤：宜麻黄汤而不宜他方，必具麻黄汤证。故非一"浮"字能一锤定声，宜参前第三五条。

【按语】"脉浮者，病在表，可发汗"，平铺直叙，概言表病之证治。云"宜麻黄汤"，方泛起波澜，耐人寻味。虽叙证简略，但以方例证，必具发热恶寒、头项强痛、身疼腰痛、无汗而喘、脉浮紧诸证，方可投麻黄汤。

五二、脉浮而数者①，可发汗，宜麻黄汤。

【提要】论伤寒脉浮数可用麻黄汤。

【校疏】①脉浮而数者：柯韵伯云："数者急也，即紧也。紧则为寒，指受寒而言；数则为热，指发热而言，词虽异而意则同。"

【按语】仲景言脉浮数者凡四，皆主乎表，而一应汗之。虽脉数主热，但非必然主热，抑或寒蔽所生，微有端倪，甚者如大青龙汤证之内热烦躁，皆可一汗而除。用麻黄汤重在有汗无汗，不在脉之紧与数，多数注家以数论热，硬将浮数扯到紧上，反使读者如丈二和尚摸不着头脑，将活生生的脉象表现，视为死水一潭，不谙仲景之用麻黄汤，其脉有浮者，有浮缓者，有浮紧者，有浮数者，皆主表。辨病辨证，须脉症合参，综合分析，岂可以一脉定证？况汉文简洁，若穿凿附会，必将大忤经文。

五三、病常自汗出者①，**此为荣气和**②，**荣气和者**③，**外不谐**④，**以卫气不共荣气谐和故尔**⑤。**以荣行脉中**⑥，**卫行脉外**⑦，**复发其汗**⑧，**荣卫和则愈**⑨，**宜桂枝汤**⑩。

【提要】论营卫不和自汗之病理与治疗。

【校疏】①**病常自汗出者**：病，动词，患病之谓。常自汗出，成无己云："自汗者，谓不因发散而自然汗出者是也。"肌腠不密之证。②**此为荣气和**：和，和谐，协调。荣气和，即营无病。③**荣气和者**：推论自汗出不因于营气。④**外不谐**：外，犹言卫。《素问·生气通天论》云："阳者，卫外而为固也。"谐者，协调也。全句意为营气和而卫气不协调。⑤**以卫气不共荣气谐和故尔**：共，通供。《周礼·夏官·平人》："共其羊牲。"郑玄注："共，犹给也。"谐和，即协调。意为卫不固外而致营气不和而外泄。⑥**以荣行脉中**：《灵枢·营卫生会》云："营在脉中，卫在脉外，营周不休。"⑦**卫行脉外**：卫与营一内一外，营周不休。今卫行而不贯，运而不会，是卫不共营气谐和也。⑧**复发其汗**：复，再。即再用发汗法。⑨**荣卫和则愈**：自汗出为营卫不和，发其汗使营卫调和，故云愈。⑩**宜桂枝汤**：脾胃为营卫生化之源，桂枝汤功专充养胃气，调和营卫，故宜之。

【按语】自汗而营卫不和，复发汗而使营卫调和。同一汗字，功系两端，要在前一汗为失调之汗，乃卫失固外之机；后一汗为使调之汗，乃服汤实卫之功。徐灵胎云："自汗与发汗迥别，自汗乃荣卫相离，发汗使荣卫相合。自汗伤正，发汗祛邪。复发者，因其自汗而更发之，则荣卫和而自汗反止矣。"桂枝汤功擅充养胃气，滋阴和阳。滋阴者，和营也；和阳者，实卫也，故可止其自汗耳。

五四、病人脏无他病①，**时发热，自汗出而不愈者**②，**此卫气不和也**③。**先其时发汗则愈**④，**宜桂枝汤**⑤。

【提要】论时发热自汗出的证治。

【校疏】①**病人脏无他病**：病人内脏无病。②**时发热，自汗出而不愈者**：时，按时，非有时之无定。若无定时，何以先其时而发之？卫气久郁则发热，卫不固外则汗出。③**此卫气不和也**：汗出发热定时发，虽不比太阳中风之发热无休止，然亦归之于卫气不共营气谐和也。④**先其时发汗则愈**：即先于发热、自汗出之时而药之。病呈定时作，治亦量时服。时作而卫气不和，时服之而使卫气调和，故云愈。⑤**宜桂枝汤**：此病别于桂枝汤证，故云宜，含斟酌之意。桂枝汤可实卫，故宜之。

【按语】脏无他病而时发热、自汗出，是里和而表不和，表不和因于卫不谐，卫不谐则治之以桂枝汤。比较而言，桂枝汤证翕翕发热、汗出发热无休止，此证则发有定时；桂枝汤证有恶风、头痛、鼻鸣、干呕，此证则俱无。虽治法、用药同太阳中风，但服法在先其时，且不须啜粥，以此为别。由是观之，不特太阳中风，即营卫失调之内科杂病，推而广之，亦斟酌用之可也。

五五、伤寒①，脉浮紧，不发汗②，因致衄者③，麻黄汤主之④。

【提要】论伤寒不得衄解，必得汗解。

【校疏】①**伤寒**：狭义之伤寒。②**不发汗**：伤寒当一汗而解，今不发汗，是失其治也。③**因致衄者**：因不发汗而致衄，即因不发汗，邪无出路，寒郁日久则化热，热伤阳络则衄发。④**麻黄汤主之**：云麻黄汤主之，必衄后麻黄汤证仍在，邪未因衄而解，必当汗解。

【按语】本条应与前第四六条、第四七条互参。第四六条乃服药后而衄，虽药之而病微除，余邪复随衄而去，故云解；第四七条是未药而衄，邪迫衄出，邪亦尽随衄去，无须复汗；本条虽未药而衄，但衄因未汗，邪未随衄去，故必复发其汗，不为衄解，则必得汗解。盖未衄前可发汗，已发汗亦可见衄，衄之后有无须汗者，衄之后亦有须复汗者。无论汗、衄，要在一个"解"字，医人当审曲度调，则泾渭自分明矣。

五六、伤寒①，不大便六七日②，头痛有热者③，与承气汤④。其小便清者⑤，知不在里⑥，仍在表也⑦，当须发汗⑧。若头痛者⑨，必衄⑩，宜桂枝汤⑪。

【提要】以小便清否论表里辨证。

【校疏】①**伤寒**：表证存焉。②**不大便六七日**：腑气不通，表里证俱可出现。③**头痛有热者**：犹言头痛因热者。热而头痛，为腑气不通，浊热上扰清空。④**与承气汤**：便结、头痛因于热，阳明成实在即，故下之。⑤**其小便清者**：清者，别于赤浊也。里热实证，小便必赤黄而浊，从而衬出予承气汤者，除不大便六七日、头痛有热外，尚有小便赤浊，方可投承气汤。⑥**知不在里**：小便清和，里证不彰。⑦**仍在表也**：从小便清利，里证不甚，可知虽不大便六七日、头痛有热，然病仍在表，而未入里。⑧**当须发汗**：表应表解，以利邪去，故汗之。⑨**若头痛者**：表郁日久，经脉运行受阻，清空不利则头痛。⑩**必衄**：表郁日久化热，不得汗解，亦可能致衄。⑪**宜桂枝汤**：此句应接"当须发汗"句下。

【按语】此条"有热"二字，最为吃紧。云伤寒，必表证尚在，加之不大便六七日、头痛，为有热所致。既云有热，小便必浊赤，虽表证不解，刻下里证已急，务必下之。而小便清者，与"有热"对举，犹言无热也，纵不大便六七日，邪仍居表，亦当汗解，宜桂枝汤，表解里自和也。假令不汗者，寒不得外解，必久郁化热，而为衄也。由此观之，麻黄汤有衄者，桂枝汤亦有衄者，其化热归一，不可不察。

五七、伤寒发汗，已解①，**半日许复烦**②，**脉浮数者**③，**可更发汗**④，**宜桂枝汤**⑤⑥。

【提要】汗后余邪未尽，可用桂枝汤。

【校疏】①**已解**：成本无"已"字。邪随汗去，表证已彻，脉静身和。②**半日许复烦**：烦，剧。复烦，谓表证复见，已解后又发，病终归未全解。③**脉浮数者**：汗后脉浮数，病仍在表，非表有热。④**可更发汗**：更（gēng庚），谓更之以桂枝汤以发其汗。⑤**宜桂枝汤**：麻黄汤发汗后，腠理已开，不宜峻汗，故宜桂枝汤。

【按语】此条宜与第二四条合参，彼乃桂枝汤证，初服桂枝汤反烦，发在当时；此则为麻黄汤证，服麻黄汤已解后，移时复作。前者刺风池、风府后，复与桂枝汤；此则以桂枝汤更汗之。有汗不得用麻黄，无汗不得用桂枝，衄后可用麻黄，无汗能用桂枝，麻黄汤后可用桂枝汤，桂枝汤后不复用麻黄汤，此法中有法，法外有法，法之可法，无法可法，而法在其中矣。

五八、凡病①，**若发汗**②，**若吐**③，**若下**④，**若亡血**⑤、**亡津**

液⑥，阴阳自和者⑦，必自愈⑧。

【提要】论凡病皆当察阴阳自和之机。

【校疏】①**凡病**：凡，所有。凡病者，涵盖诸病。②**若发汗**：若，或也，下同。汗法为表证设，非表证而施之，则伤阳耗阴。③**若吐**：吐法为邪高者设。非吐证而吐之，则伤中耗液。④**若下**：下法为里实者设，表证误下之，则邪内陷；里证无实而下之，则徒伤里气。⑤**若亡血**：成本无此句。亡血，谓失血。举凡吐血、衄血、溲血、便血、咯血、金疮、痈疽、崩漏等疾病，皆可亡其血。⑥**亡津液**：承前汗、吐、下、亡血诸举，皆可致津液耗伤。⑦**阴阳自和者**：阴阳，有谓脉象者，有谓阴阳之气者，有谓津血者，有谓汗液便溺者。要之，阴阳既无所指，又无所不指，概言人身之机能也。自和，即自趋调和。虽汗吐下、亡血、亡津液，但正不为伤，为向愈之机。⑧**必自愈**：有可能自愈。

【按语】汗、吐、下为衰邪之大法，其施用也，既可挫邪，亦可损正，不得已而为之。文中"若"作"或"讲，非诸"若"同至、诸法并施，否则阴阳岂存自和之机欤？不得已为之，要在利邪速去而伤正不甚，正伤不甚则存自和之机，抑或药饵食之使和，损有余，补不足。诸病以调平阴阳为治疗宗旨，既要明晰调平阴阳之法，更须熟谙阴阳自和之理，察阴阳自和之机。故"阴阳自和"，一语道出治病真谛，默合《素问·至真要大论》"谨察阴阳所在而调之，以平为期"之旨。正气自复，药饵调之，糜粥养之，均可使阴阳和，和则愈矣。

五九、大下之后①，**复发汗**②，**小便不利者**③，**亡津液故也**④。**勿治之**⑤，**得小便利**⑥，**必自愈**⑦。

【提要】论汗下伤津，津复自愈。

【校疏】①**大下之后**：攻里不远寒，大下必用寒凉峻剂，下后必伤正气。②**复发汗**：下而复汗，复伤阳损阴，汗下失序。③**小便不利者**：犹言"小便少"也。汗下伤津，溲为之少。④**亡津液故也**：津少则溲少，无源作溲也。解释小便不利之因。⑤**勿治之**：即勿治小便不利。利小便则重竭其阴，非谓勿复其津。⑥**得小便利**：津液自复则小便利，或治之而津复，小便复利。⑦**必自愈**：小便利，为津复之兆，故有向愈之可能。

【按语】大下之后，复施之汗法，则必具下与汗之临床指征。如治疗得当,邪去正安;治疗失当、过当,则伤和也。一个"大"字,道出邪虽随治而衰,正亦踵之而伤。下亡阴液,汗伤阳气,无异于雪上加霜。阴少则无以作源,阳伤则弗能化气,故小便为之少。勿治之,告诫切勿利之,使更伤阴,须滋养之,以为弦外之音,方可攀向愈之境。

六〇、下之后①,复发汗②,必振寒③,脉微细④。所以然者,以内外俱虚故也⑤。

【提要】论下后复汗,内外俱虚之脉证。

【校疏】①**下之后:**里实则当下,但下之不当,可虚其里。②**复发汗:**治当先表后里,先汗后下,今下之不解而汗之,汗之不当,益伐其表,且汗下失序。③**必振寒:**必,"如果"之意,参第二三条注。振,抖动。《荀子·不苟》云:"新浴者振其衣,新沐者弹其冠。"振寒,谓冷而发抖,为汗下伤阳损阴之候。以阴主濡润,阳气者柔则养筋也。④**脉微细:**脉微,为阳气不足;脉细,为阴血不充。汗、下两伤故也。⑤**以内外俱虚故也:**下则虚其内,汗则虚其外,故为内外俱虚也。内外,犹言阴阳也。

【按语】此条之病证较之上条更重,彼存自复之机,重在伤阴;此则非药不愈,重在伤阳。彼证阴能自复,抑或滋之可缓;此则急当温之,参、附所应急投。实则太阳,虚则少阴,此之谓也。

六一、下之后,复发汗①,昼日烦躁不得眠②,夜而安静③,不呕④,不渴⑤,无表证⑥,脉沉微⑦,身无大热者⑧,干姜附子汤主之。

【提要】下后复汗致阳虚的证治。

【校疏】①**下之后,复发汗:**汗下失序,重伤其阳。②**昼日烦躁不得眠:**汗下伤阳,昼日阳得阳助,尚能与邪相争,故烦躁不眠。③**夜而安静:**夜间为阴盛之时,虚阳无力与之相匹,故安静。④**不呕:**邪未传少阳,少阳见心烦喜呕。⑤**不渴:**邪未传阳明,阳明见烦渴不解。⑥**无表证:**邪已离太阳,太阳见不汗出而烦躁。⑦**脉沉微:**沉以候里,微示阳虚,下而复汗,伤阳使然。⑧**身无大热者:**无大热,谓有小热可知。脉沉微而发热,可知其为虚阳外越之假热,因其无根而不盛,故曰无大热。

【按语】下而伤阴,以阴伤之体复汗,伤阳更速,阴藏阳杀也,雪上加霜，步步进逼，较之第六〇条伤阳更甚：彼脉微细，此则沉微；彼为振寒，此则见虚阳外越之假热，阴盛已至格阳外出之地步，虚脱亡阳之征已显。此时当急救回阳，主以附子、干姜，温顿服之，单刀直入，庶保无虞。

干姜附子汤方
干姜一两　附子一枚（生用、去皮，切八片）
上二味，以水三升，煮取一升，去滓，顿服。

六二、发汗后①，身疼痛②，脉沉迟者③，桂枝④加芍药、生姜各一两人参三两新加汤主之。

【提要】 汗后营气不足而身痛的证治。

【校疏】 ①**发汗后**：汗之必有表证。汗之如法，一汗可解；汗不如法，变证则生。②**身疼痛**：强调汗后身疼痛，疼痛由汗后而发，为过汗伤营，筋脉失养所致。③**脉沉迟者**：表证脉浮，今汗后由浮嬗变为沉迟，沉为气虚，迟为血少，营血耗伤可知。④**桂枝**：用桂枝汤者，可知发热恶寒、汗出头痛仍在。又《金匮玉函经》《脉经》《千金翼方》均无"各一两""三两""新加"七字，宜删。

【按语】 身痛发于汗前为外感风寒，身痛发于汗后为营血内虚。身痛汗之而不减，邪未随汗解；汗后疼痛益重，为过汗伤营。本条虽疼痛发于汗后，但用桂枝汤为主治之，可知虽汗后伤营，邪仍不解，故仍予桂枝汤，加芍药以止痛和营，入人参以益气补虚，重用生姜以通阳达表，合而达邪固漏，可师可法。

桂枝加芍药生姜各一两人参三两新加汤方
桂枝三两（去皮）　芍药四两　甘草二两（炙）　人参三两
大枣十二枚（擘）　生姜四两
上六味，以水一斗二升，煮取三升，去滓，温服一升。本云：桂枝汤，今加芍药、生姜、人参。

六三、发汗后①，不可更行桂枝汤②。汗出而喘③，无大热者④，可与麻黄杏仁甘草石膏汤。

【提要】发汗后肺热咳喘之证治。

【校疏】①**发汗后**：内素蕴热，外感风寒，汗之，病必热化，内热壅肺，迫汗致喘。②**不可更行桂枝汤**：行，给予。《汉书·高帝纪下》："法以有功劳行田宅。"颜师古注引苏林曰："行，犹付与也。"不可更行，即不可再给予。此句当接"无大热者"句后。仲景于汗后往往复与桂枝，此则明示不可更行，可知喘已属热，否则"桂枝下咽，阳盛则毙"也。③**汗出而喘**：喘随汗至，汗自药发，寒虽外解，热自内生，肺热内蕴，则汗出而喘。④**无大热者**：无，助词，用于句首，无义。《诗经·大雅·文王》："王之荩臣，无念尔祖。"毛传："无念，念也。"无大热，谓大热也。辛温发汗，肺素蕴热，两热相搏，其热遂大，迫津为汗，迫肺作喘。

【按语】本条疑窦在"无大热"三字。对于"无大热"的理解，前贤论述见仁见智，综之不外如下几种说法：

1. 表无大热而里有大热：如尤在泾云："发汗后，汗出而喘无大热者，其邪不在肌腠，而入肺中，缘邪气外闭之时，肺中已自蕴热，发汗之后，其邪不从汗而出之表者，必从内而并于肺耳。"（《伤寒贯珠集》）

2. 内外皆有大热：如柯韵伯言"无"为衍文，径直更改删去，并云"此则内外皆热而不恶寒"。（《伤寒来苏集》）

3. 表里均无大热：如程郊倩云："无大热之在表，亦无大热之在里，则知喘属麻黄汤之本证，而汗乃肺金为辛热所伤，逼蒸成汗，非风伤卫之自汗也，其脉必浮数而可知。"近人樊天徒亦云："所谓'无大热'应与'无热'有所区别，无大热不是不发热，不过不是壮热罢了。"与程氏遥相呼应。

4. 表有寒而里有热：即风寒客表，入里化热，热闭于肺，肺气不宣，喘咳不休，所谓寒包火。

从以上可以看出，诸家争论焦点在于热之大小及有无，而热之大小及有无，是围绕使用石膏而展开的。以方测证，就麻杏石甘汤全方来看，麻黄辛微苦温，杏仁苦温，炙甘草甘温，惟石膏一味大寒。考之《神农本草经》，言其微寒，自陶弘景《名医别录》之书出，"微"始变为"大"，一字之差，大寒之性遂遗教千古。仲景明文"有、无"亦成疑窦，竟使后世视石膏如猛虎，加之方书记载，石膏配知母能清胃中大热，石膏能败胃，更使人认为非大热不可轻尝。《药征》云："《名医别录》言石膏性大寒，自后医者怖之，遂至于置而不用焉。仲景氏举白虎之证曰无大热，越婢汤之证亦云，而二方主用石膏……于是乎为渴家而无热者投以石膏之剂，病已而未见其害也。"近贤张锡纯先生在《医学衷中参西录》中也说："石膏凉而能散，有透表解肌之力，外感有实热者，放胆用之，直胜金丹，《神农本草经》谓其微寒，则性非大寒可知。"又说："愚临证四十余年，重用生石膏治愈之证当以数千计……毫无寒胃之弊。"性非大寒而可治诸大热且不遗寒祸，是知石膏之治热，重在辛散而透热，非苦寒清热可比拟，况《神农本草经》载石膏主"心下逆气惊喘"，故知仲师麻杏石甘汤之用石膏，重在治喘，所谓"无大热，汗出而喘者"，应包括表里均无大热或热象不甚明显，及表里均有大热之汗出而喘者，即不拘热之大小及有无。临证治验，历历可证。

麻黄杏仁甘草石膏汤方

麻黄四两（去节） 杏仁五十个（去皮尖） 甘草二两（炙）石膏半斤（碎，绵裹）

上四味，以水七升，煮麻黄，减二升，去上沫，内诸药，煮取二升，去滓，温服一升。

六四、发汗过多①，其人叉手自冒心②，心下悸③，欲得按者④，桂枝甘草汤主之。

【提要】 过汗损伤心阳之证治。

【校疏】 ①发汗过多：发汗以微似汗者佳，今明言发汗过多，可知汗不如法，提示正气已伤。②其人叉手自冒心：叉手，两手胸前相交。冒，覆盖。《诗经·邶风·日月》："日居月诸，下土是冒。"全句谓两手交叉覆于心前。尤在泾云："叉手自冒心，里虚欲为外护。"③心下悸：指胃脘部悸动不安。过汗伤阳，水气萌动，上凌于心则悸。④欲得按者：悸其求安，故欲得按也。⑤桂枝甘草汤主之：程郊倩云："桂枝能护卫阳气，甘草性缓恋膈，主此者，欲其载还上焦之阳，使回旋于心分耳。"

【按语】 发汗过多，包括一次发汗太过，或屡次发汗，或素体阴虚，纵然微似有汗，亦不耐受，况过当则伤和。而汗为心液，汗多必伤心阳，是以胃心悸动齐发。经云"辛甘发散为阳"，阳虚治以辛甘，故用桂枝甘草汤。

桂枝甘草汤方
桂枝四两（去皮） 甘草二两（炙）

上二味，以水三升，煮取一升，去滓，顿服。

六五、发汗后，其人脐下悸者①，欲作奔豚②，茯苓桂枝甘草大枣汤主之。

【提要】 汗后阳虚欲作奔豚的证治。

【校疏】 ①**脐下悸者**：即自觉脐下跳动。汗后伤阳于上，寒水萌动于下，故脐下悸。②**欲作奔豚**：奔豚，病名。《金匮要略》云："奔豚病，从少腹起，上冲咽喉，发作欲死，复还止。"豚，通遯。奔遯，犹奔逃。三国·魏·嵇康《琴赋》云："纵横骆驿，奔遯相逼。"故奔豚是形容悸动自少腹上冲心胸之奔迫状，非小猪之奔也。欲作奔豚，指悸动较剧，有若奔逃之状。

【按语】 上条为心下悸，此条为脐下悸。心下悸者，过汗伤阳，叉手自冒心，里虚欲得外护；脐下悸者，不但心阳伤于上，更使寒水动于下，悸甚有若奔豚之欲作，予桂枝甘草汤犹恐不达，遂入茯苓、大枣培土以制水，俾阳复于上，水安于下，则悸动得平。

茯苓桂枝甘草大枣汤方
茯苓半斤　桂枝四两（去皮）　甘草二两（炙）　大枣十五枚（擘）
上四味，以甘澜水①一斗，先煮茯苓，减二升；内诸药，煮取三升，去滓，温服一升，日三服。
作甘澜水法：取水二斗，置大盆内，以杓扬②之，水上有珠子五六千颗③相逐，取用之。

【校疏】 ①**甘澜水**：指用杓扬过数遍之水，又称甘烂水、千里水、东流水、劳水。出自《灵枢·邪客》半夏秫米汤："其汤方以流水千里以外者八升，扬之万遍，取其清五升煮之。"因其水寒之性已去，以此煎药，不助水邪而益脾胃。②**以杓扬**：杓（sháo 芍），挹酌器，即木制舀水器具，用杓将水扬起，以作水珠。③**五六千颗**：约略之词，喻以水珠多见为度。

六六、发汗后，腹胀满者①，厚朴生姜半夏甘草人参汤主之②。

【提要】 发汗后腹胀满的证治。

【校疏】 ①**发汗后，腹胀满者**：胀满发于汗后，乃汗不如法而发，脾阳内虚可知，阳虚而不运，故为胀满。②**厚朴生姜半夏甘草人参汤主之**：以方测证，胀为虚胀，得热则减；满为虚满，得温则缓。

【按语】 发汗必应有表证，今汗后不言表未解，反云腹胀满，可知表随汗解，而胀随汗至。如周镇园云："太阳发汗，所以外通阳气，内和阴气。发汗不如法，致太阳之寒，合太阴之湿，故胀满之病作矣。"岂独汗不如法者如此，若素体阳虚，中运不健者，即使微似汗，亦可泄阳而见胀满也。

厚朴生姜半夏甘草人参汤方

厚朴半斤（炙，去皮）① **生姜半斤（切） 半夏半升**②**（洗）甘草二两（炙） 人参一两**

上五味，以水一斗，煮取三升，去滓，温服一升，日三服。

【校疏】 ①**厚朴半斤（炙，去皮）**：《雷公炮炙论》云："入丸散，每一斤用酥四两炙熟用。若入汤饮，用自然姜汁八两炙尽为度。"寇宗奭云："不以姜制，则棘人喉舌。"②**半夏半升**：成本"升"作"斤"。

六七、伤寒若吐若下后①**，心下逆满**②**，气上冲胸**③**，起则头眩**④**，脉沉紧**⑤**，发汗则动经**⑥**，身为振振摇者**⑦**，茯苓桂枝白术甘草汤主之**⑧**。**

【提要】 论误吐下后阳虚水停的证治及禁忌。

【校疏】 ①**伤寒若吐若下后**：伤寒本应汗解，今或吐或下，是为误治。②**心下逆满**：自觉有气上逆，致胃脘胀满不舒。吐下之后，定无完气，戕伤中阳，脾失健运，水气上逆。③**气上冲胸**：自觉有气从少腹上冲胸部。吐下伤阳，水气内停，逆而上犯。④**起则头眩**：起，谓动也。《左传·文公七年》："秣马蓐食，潜师夜起。"起则头眩，谓动则头眩。动则水气上溢，清阳被蒙，故头为之眩，俗谓之水眩也。⑤**脉沉紧**：沉主水，紧主寒，吐下伤阳，寒水为患。⑥**发汗则动经**：动，变化。《易经·系辞上》："六爻之动，三极之道也。"动经，谓经动，即发汗更伤阳气，使经脉发生变化。⑦**身为振振摇者**：振振，战栗貌。《意林》引《太公金匮》云："尧居民上，振振如临深渊。"摇，动也。身为振振摇，即身体战栗地抖动。发汗为之因，动经为之机，振振摇为之象。阳气者，养筋则柔。发汗伤阳，经脉失养，则身为之振振摇矣。⑧**茯苓桂枝白术甘草汤主之**：此句应接在"脉沉紧"之后。

【按语】 本条应与第一五条、第六五条、第八四条合参。第一五条乃下不伤正，而其气上冲，为正气抗邪，故仍与桂枝汤；此条乃下而伤正，气上冲胸，为水气上逆，非强土健阳莫能制之，土强则可制水，阳健则能御阴，故与苓桂术甘汤。丹波元坚云："此条止脉沉紧，即此汤所主，是若吐若下，胃虚饮动致之。倘更发汗，伤其表阳，则变为动经，而身为振振摇，是与身𬌗动振振欲擗地（第八四条之真武汤证）相同，即真武汤所主也。盖此当作两截看，稍与倒装法类似。其方专取利水以健胃，与甘枣汤有小异，甘枣汤，其病轻，而饮停下焦者；术甘汤，其病重，而饮停中焦者也。"丹波氏所论甚精，但临证用药并非纸上谈兵，真武汤之轻者，未尝不可用苓桂术甘汤；苓桂术甘汤之重者，未尝不可用真武汤。医者意也，曲尽机变，未尝行不由径，出不由户也。

茯苓桂枝白术甘草汤方
茯苓四两　桂枝三两（去皮）　白术　甘草（炙）各二两
上四味，以水六升，煮取三升，去滓，分温三服。

六八、发汗，病不解①**，反恶寒者**②**，虚故也**③**，芍药甘草附子汤主之。**

【提要】 论汗后阴阳两虚的证治。

【校疏】 ①**发汗，病不解**：汗之必有表证，汗之得当，则表解而恶寒自罢。病不解，非表病不解，乃误汗之，病复加也。《医宗金鉴》云"不"字为衍文，可参。②**反恶寒者**：反，又也，再也。论中既言"发汗"，可知原有表证，本当恶寒，今曰"反恶寒"，可知汗后表证已解，复又恶寒。③**虚故也**：复恶寒之因，前一恶寒乃表邪未去，今复恶寒乃阳虚之故。阳虚则外寒，故云虚故也。

【按语】 大抵发汗伤阳，攻下劫阴，而阳加于阴谓之汗，故发汗未尝不伤阴也。经文一个"虚"字，道出了本病的本质；一个"反"字，指出了阳气已虚的症结。但以方测证，必有筋惕肉𬌗、脚挛急、四肢不温等症状。附子、甘草辛甘化阳，芍药、甘草酸甘化阴，阳虚为主，阴亦不实，阴中求阳，则生生不息矣。

芍药甘草附子汤方
芍药　甘草（炙）各三两　附子一枚（炮、去皮、破八片）
上三味，以水五升，煮取一升五合，去滓，分温三服。

六九、发汗，若下之①，病仍不解②，烦躁者③，茯苓四逆汤主之④。

【提要】汗下后病不解而烦躁的证治。

【校疏】①**发汗，若下之**：表当汗之，不解复下之，汗之外虚阳气，下之内竭阴液。②**病仍不解**：此病已非表病之病，乃误下伤正之病。汗、下致阴阳两虚，故云不解。③**烦躁者**：烦躁乃新增之症，随汗、下而来。阴阳俱虚，水火不济，烦躁内生。④**茯苓四逆汤主之**：茯苓四逆汤包括四逆汤、四逆加人参汤、干姜附子汤。以方测证，除具烦躁主症外，尚可见四逆汤之四肢拘急、手足逆冷，四逆加人参汤之恶寒、脉微而复利，干姜附子汤之脉沉微、身无大热等症，非烦躁一症所能赅之也。

【按语】本条叙证简略，概言之，不汗出而烦躁属表属实，汗下后烦躁属里属虚。与第六一条合参，前者先下而复汗，其伤在阳；此则先汗而后下，阴阳两伤。从烦躁程度上对比，前者昼日烦躁，夜而安静；此则昼夜烦躁，无有宁时。彼用姜附顿服，回阳求速，此则增姜半两，复入茯苓、人参、甘草，阴阳两顾，煮取三升，日仅服其半，余半夜间继服也，虚之甚者，不可骤复之也可知。

茯苓四逆汤方
茯苓四两　人参一两　附子一枚（生用，去皮，破八片）　甘草二两（炙）　干姜一两半
上五味，以水五升，煮取三升，去滓，温服七合，日二服。

七〇、发汗后，恶寒者，虚故也①；不恶寒，但热者，实也②。当和胃气③，与调胃承气汤。

【提要】论汗后虚实的辨治。

【校疏】①**发汗后，恶寒者，虚故也**：汗前恶寒为寒邪郁表，汗后恶寒为阳气虚馁。今汗后反恶寒，故云虚故也，与第六八条合参，宜与芍药甘草附子汤。②**不恶寒，但热者，实也**：不恶寒，病已入里，只见热象，邪已随汗直入阳明，故云实也。③**当和胃气**：邪初入里，虽热而未甚，故当和之以为法。

【按语】正气之强弱，感邪之轻重，治疗之当否，决定了病性的从化。同一汗法，实则传阳明，虚则属少阴。后世温病学所论之逆传心包，顺传阳明，一个逆字，指出了因虚而逆的缘由。而虚实之间，别若霄壤。素体阳虚者，发汗益伤其阳；素体阴虚者，发汗则内热更炽。径庭之异，同出一辙。

七一、太阳病，发汗后，大汗出①，胃中干②，烦躁不得眠③，欲得饮水者④，少少与饮之⑤，令胃气和则愈⑥。若脉浮⑦，小便不利⑧，微热消渴者⑨，五苓散主之。

【提要】辨太阳蓄水之证治。

【校疏】①**太阳病，发汗后，大汗出**：太阳病，发汗为正治法，但应以微似汗为佳，今大汗出，必耗伤津液。②**胃中干**：干，古作"乾"，空虚、竭尽之意。《左传·僖公十五年》："乱气狡愤，阴血周作，张脉偾兴，外强中干。"胃中干，即胃中津液因汗而虚竭。③**烦躁不得眠**：邪自外入，津从内伤，胃不和则卧不安，心神不定，故烦躁不得眠也。④**欲得饮水者**：津伤于内，正气尚能振奋，引水自救之兆。⑤**少少与饮之**：少少，稍微之意。宋代司马光《请更张新法札子》："苟知其毒，斯勿饮而已矣，岂可云姑少少减之，俟积以岁月，然后尽舍之哉？"饮（yìn 印），使滋润而不干枯。以稍微饮之为度，不可多饮，多则易致停水，为水逆证。⑥**令胃气和则愈**：胃中津伤，引水自救，少少饮之，胃津得复，阴阳自和，故云愈。⑦**若脉浮**：此大汗出后又一候。太阳病本脉浮，虽汗之，脉依然，邪不为汗衰，仍居表也。⑧**小便不利**：大汗致水津不布，偏渗一隅，水停膀胱，气化失司。⑨**微热消渴者**：消渴，指渴欲饮水之候，非杂病之消渴病。表邪未尽则其热微，水停气阻，津不上承则消渴。

【按语】本条宜作两截看，从"太阳病"至"胃气和则愈"为一截，详论汗不如法，胃津被伤，引水自救，若养护得法，阴阳自和，不药而愈。

然其精义在"少少与饮之",其法最有讲究。少少,谓稍微也。饮之,谓使润泽而不干燥也。虽为津伤,而不可遽复,少少饮之,津复而阴阳自和;多饮则水停津阻,阳不化阴,而为水逆证矣。从"若脉浮"至"五苓散主之"为一截,虽大汗出而脉浮微,热不除,且胃津耗伤较重,由欲得饮水而至消渴不止,水津不布,气化不行,偏渗一隅,而为小便不利也,予五苓散资助气化,重在和里,里和则表自除。盖前半截论脾胃之散精也,即《素问·经脉别论》"饮入于胃,游溢精气,上输于脾,脾气散精"之旨;后半截论膀胱之气化也,即《素问·经脉别论》"上归于肺,通调水道,下输膀胱"之意。阴阳和,则水津四布,五经并行;津伤不和,则上为烦躁口渴,下见小便不利。玄冥幽微,变化难极,此之谓也。

五苓散方

猪苓十八铢①(去皮) 泽泻一两六铢 白术十八铢 茯苓十八铢 桂枝半两(去皮)

上五味,捣为散,以白饮②和服方寸匕③,日三服。多饮煖水,汗出愈。如法将息④。

【校疏】①猪苓十八铢:成本"铢"字下有"半"字。②白饮:日本医家山田正珍《伤寒论集成》卷二云:"白饮,谓白米饮也。谓之白饮者,与白粉、白粲、白粥同义矣。《千金方·脱肛》篇'猪肝散'条曰:温清酒一升,服方寸匕,半日再服;若不能酒,与清白米饮亦得。《证类本草》'滑石'下引《圣惠方》曰:治乳石发动,滑石半两,细研如粉,以水一中盏,绞如白饮,顿服之。《倭名类聚钞》第十六卷引《四时食制经》曰:春宜食浆甘水,冬宜食白饮。诸所载白饮,皆白米饮也。"③方寸匕:量取药末之器具。《名医别录》云:"方寸匕者,作匕正方一寸,抄散,取不落为度。"状如羹匙,曲柄浅斗。一方寸匕合6～9克。④如法将息:云汗出愈,则如桂枝汤法之将息。成本无此四字。

七二、发汗已①,脉浮数②,烦渴者③,五苓散主之。

【提要】继论太阳蓄水之证治。

【校疏】①发汗已:已,过分之意。《诗经·唐风·蟋蟀》:"无已大康,职司其居。"毛传:"已,甚也。"汗之必有表证,今发汗过分,必伤津液,与上条汗大出同理。②**脉浮数**：汗后表邪未尽，多见脉浮数，非表热也，如第五二条、第五七条，此条亦然。虽发汗太过，邪仍在表，同第七一条。③**烦渴者**：此"烦"当"多"讲。《资治通鉴·魏明帝二年》司马懿谓："诸葛孔明食少事烦，其能久乎?"多渴，与上条"消渴"同义，汗后伤津，引水自救之征。

【按语】 本条承上条，继论五苓散之证治。上条重在下焦，上见消渴，下见小便不利；此条重在上焦，烦渴为甚，小便自利。而多数《伤寒论》注家推测有小便不利之候，如陈逊斋云："此亦有小便不利在内，否则为阳明热结之白虎证也。"《医宗金鉴》亦云："今小便不利而烦渴，是太阳腑病，膀胱水蓄，五苓证也，故用五苓散，如法服之，外疏内利，表里均得解矣。"诸说臆断，实难苟同。验之于临床，烦渴多饮之证，虽小便尚可而投以五苓散，鲜有不效者，由此补出五苓散不特利小便，且止水布不均之烦渴也，其机理重在气化，化气以达治水之机。要之，举凡全身之水蓄者可投之，全身之水液布散障碍者亦可投之，学者不可以"小便不利"印定眼目，捆绑五苓散之用途。实效良方，置之疑窟，良可叹也。

七三、伤寒，汗出而渴者①，五苓散主之②；不渴者③，茯苓甘草汤主之④。

【提要】 从口渴与否，辨五苓散与茯苓甘草汤之异同。

【校疏】 ①**伤寒，汗出而渴者**：伤寒必施汗法，汗之如法，一汗可解；汗不如法，而见口渴，是为水饮内蓄，津不上承。②**五苓散主之**：五苓散化气行水，气行则津液上承，故可治渴。③**不渴者**：水津尚能敷布，故口不渴。④**茯苓甘草汤主之**：仅凭汗后口渴而投茯苓甘草汤，所据迷离。参第三五五条可知，茯苓甘草汤之主症为心下悸，以方测证，为水停心下，轻则悸，重则厥，此条仅云"口渴"，系与五苓散相鉴别也。

【按语】 五苓散功在化气，不在利水，气化则表解里和。观全方用量甚少，总重仅四两，且为散后，白饮和服方寸匕，日三服，充其量解表殊不力，利水不足言，足以明证其功擅化气，四两拨千斤，轻可去实之谓也。本条推阐五苓散与茯苓甘草汤之异同：一为水气不化，以消渴为主，治以化气；一为水聚心下，不渴而以悸动为主，治以温胃化饮。《医宗金鉴》凿论茯苓甘草汤为"脉浮数，汗出小便不利，是荣卫不和也"，不经甚矣。

又，茯苓甘草汤、苓桂术甘汤、苓桂甘枣汤三方仅一味之差，苓、桂、甘为方中所共，故三方均有化气行水的作用，用于水饮内停之证。但茯苓甘草汤选用生姜，长于温胃散水，用治胃阳不足，水停中焦之证，以心下悸为主症；苓桂术甘汤选用白术，重在健脾，治脾虚失运而水气内停之证，以心下逆满，气上冲胸，起则头眩，脉沉紧为主症；苓桂甘枣汤则选用大枣，意在缓其冲逆，治心阳不足，水停下焦之证，以脐下悸动，如奔豚状为主症。

茯苓甘草汤方

茯苓二两　桂枝二两（去皮）　甘草一两（炙）　生姜三两（切）

上四味，以水四升，煮取二升，去滓，分温三服。

七四、中风发热[①]，六七日不解而烦[②]，有表里证[③]，渴欲饮水[④]，水入则吐者，名曰水逆[⑤]，五苓散主之[⑥]。

【提要】论中风水逆的证治。

【校疏】①**中风发热**：即翕翕发热。②**六七日不解而烦**：过经不解，复见烦躁，有传里之征兆，第四条、第五七条、第二六九条可参。③**有表里证**：发热不解为表证，烦为里证。④**渴欲饮水**：里证之一。阳明之烦渴，伴汗大出、身大热、脉洪大；此条热、汗、脉不显，故非阳明病。⑤**水入则吐者，名曰水逆**：阳明之渴，渴而多饮，今水入则吐，为水津不化，水停于中，津亏于上，故虽渴饮，入而不受，为气不化津，胃失和降，故名水逆。其特点为渴欲饮水，饮则吐之，全系清水。如柯韵伯云："邪水凝结于中，水饮拒绝于外，既不能外输于玄府，又不能上输于口舌，亦不能下输于膀胱，此水逆所由名也。"⑥**五苓散主之**：五苓散化气行水，气化一行，水津四布，则表里自和。

【按语】上条辨伤寒之蓄水，此条辨中风之蓄水，由此可窥中风、伤寒皆有蓄水证。表证汗后何以蓄水？诸家皆从太阳之邪随经入腑立论，若小便不利，尚可圆其说；小便利者，水从何蓄？况夫经文第七二条、第七三条及本条均未云"小便不利"，仅第七一条有"小便不利"句，可知"小便不利"为水蓄下焦之主症。本条则病位在胃，如柯韵伯云"邪水凝结于中"。饮则吐，吐后渴甚又欲饮，水渍于中，胃失和降，气不化津，津不上承，而五苓散功擅化气，气化则津腾，渴止水行，表里自和。由此可见太阳蓄水一证，非着膀胱一腑，抑或素体水津运行不畅，偶感风寒，则水饮益蓄，偏着一隅，非止一处，乃由表及里之证，若以经腑之论厘定之，难免有枘凿之嫌也。

七五、未持脉时①，**病人手叉自冒心**②，**师因教试**③，**令咳而不咳者，此必两耳聋无闻也**④。**所以然者，以重发汗，虚故如此**⑤。**发汗后，饮水多，必喘**⑥，**以水灌之亦喘**⑦。

【提要】 以望诊、问诊辨汗后虚证。

【校疏】 ①**未持脉时**：持脉，即诊脉。《素问·脉要精微论》有"持脉有道，虚静为保"。未持脉时，即诊脉之前也。②**病人手叉自冒心**：手叉，即叉手，参第六四条注，为里虚欲得外护之候。③**师因教试**：师，医者。教（jiāo 交），告诉。《吕氏春秋·贵公》："此大事也，愿仲父之教寡人也。"高诱注："教，犹告也。"试，检验。《尚书·舜典》："敷奏以言，明试以功。"孔传："诸侯四朝，各使陈进治礼之言，明试其言以要其功。"全句谓：医者于是告诉检验的方法。④**令咳而不咳者，此必两耳聋无闻也**：教病人咳嗽，而病人没有反应，证明病人的耳朵因虚而聋，并没有听到医生的话。⑤**所以然者，以重发汗，虚故如此**：由耳聋，推测其原因，乃屡经发汗而致虚的缘故。⑥**发汗后，饮水多，必喘**：成本"发汗后"以下十四字，另析一条。《灵枢·邪气脏腑病形》云："形寒饮冷则伤肺。"汗后已虚，复水渍之，水饮不化，上干于肺则喘。⑦**以水灌之亦喘**：灌，盥洗。《素问·脉要精微论》："其耎而散者，当病灌汗。"王冰注："灌，谓灌洗。"上句饮冷伤肺，此则形寒也，形伤于寒，肺气不宣，逆而作喘。

【按语】 此条论汗后阳虚耳聋与形寒饮冷伤肺之候。盖汗为心液，重发汗则戕伤心阳，里虚欲得外护则手叉自冒心。耳聋无闻，不一定以咳试之，以咳试之固可为一法，但病人必自觉听力不济，与汗前对照，必两歧也。《素问·金匮真言论》云"心开窍于耳"，心阳伤则耳聋无所闻，与汗后自冒心同见，更是汗后心阳被伤的明证。肺主皮毛，汗后腠理疏松，形寒则寒自皮毛而入，肺气上逆则喘；肺胃相连，饮冷入胃，上关于肺亦喘，此喘亦当作咳也。

七六、发汗后，水药不得入口，为逆①；**若更发汗，必吐下不止**②。**发汗吐下后，虚烦不得眠**③，**若剧者，必反复颠倒，心中懊恼**④，**栀子豉汤主之；若少气者**⑤，**栀子甘草豉汤主之；若呕者**⑥，

栀子生姜豉汤主之。

【提要】论汗后呕吐不可更汗及栀子豉汤诸方证治。

【校疏】①**发汗后，水药不得入口，为逆**：汗后伤阳，邪水凝结于中，格拒于外，故水药不得入口。中寒阳微，故云"逆"。②**若更发汗，必吐下不止**：必，可能。中寒阳微，复行汗法，中阳益虚则吐，浊阴下趋则泻。③**发汗吐下后，虚烦不得眠**：迭施汗吐下，正气已伤，余邪未去，扰于心中则烦而不得眠，邪系无形，故云"虚烦"。④**若剧者，必反复颠倒，心中懊憹**：反复颠倒，谓翻来覆去。懊憹，烦闷之谓。《素问·六元正纪大论》："目赤心热，甚则瞀闷懊憹，善暴死。"成无己云："懊者，懊恼之懊；憹者，郁闷之貌，即心中懊懊恼恼，烦烦憹憹，郁郁然不舒畅，愦愦然无奈，比之烦闷而甚者。"⑤**若少气者**：少气，谓气短也。吐下之后，戕伐正气，邪热扰胸，中气已伤，故烦而少气。⑥**若呕者**：汗吐复下，伐伤胃气，胃气不和，逆而上行，发为呕吐。

【按语】本条"虚烦"一症，争论颇多，焦点在于正气虚否。主虚者，如成无己云："吐下发汗后，邪气乘虚而入为烦者，则谓之虚烦。"汪苓友亦云："虚者，正气之虚；烦者，邪气之实。"尤在泾云："虚烦者，正不足而邪扰之为烦，心不宁也。"吴谦云："未经汗吐下之烦多属热，谓之热烦；已经汗吐下之烦多属虚，谓之虚烦。"主实者，以柯韵伯为代表，如谓："要知阳明虚烦，对胃家实热而言，是空虚之虚，不是虚弱之虚。"丹波元坚云："虚烦之虚，恐非阳虚之义，盖是心腹无实结之谓，即对结胸及胃实之硬满而言。"要之，汗吐下可虚正气，但栀子豉汤之虚烦，非正气之虚，乃无形邪热扰于胸膈之候，以其别于有形之邪，谓之虚，故非虚弱之虚，但栀子甘草豉汤有正气虚的一面，故概而论之，纷争不休。各证细析，群疑冰释。

栀子豉汤方
栀子十四个① （擘） 香豉四合② （绵裹）
上二味，以水四升，先煮栀子得二升半，内豉，煮取一升半，去滓，分为二服，温进一服（得吐者，止后服）③。

栀子甘草豉汤方
栀子十四个（擘） 甘草二两（炙） 香豉四合（绵裹）
上三味，以水四升，先煮栀子、甘草取二升半，内豉，煮取一升半，去滓，分二服，温进一服（得吐者，止后服）。

栀子生姜豉汤方

栀子十四个（擘）　生姜五两（切）　香豉四合（绵裹）

上三味，以水四升，先煮栀子、生姜取二升半，内豉，煮取一升半，去滓，分二服，温进一服（得吐者，止后服）。

【校疏】①栀子十四个（擘）：栀子一枚，约 0.36 克。成本"个"作"枚"，下同。栀子外壳坚韧，完整不易煎出，故要"擘"。②香豉四合：香豉 1 合，约合 14 克。③得吐者，止后服：此六字有谓系衍文者，如张令韶云："本草并不言栀子能吐，此瓜蒂散内有香豉二合，而误传之也。"有谓本方系涌吐剂者，如成无己、柯韵伯，据此六字，以及瓜蒂散用香豉，且此病位居膈上，认为乃"其高者，因而越之"。有谓本方非为吐剂者，如陈元犀、王晋三等，其依据是：本方之栀子、豆豉，本草并未言其能催吐，且汗吐下后，岂可复吐之？呕加生姜，岂能自相矛盾？但细绎原文，证之临床，言发汗吐下后，必不可复吐之，但证系邪热扰于胸膈，方用小量栀子、香豉，清宣郁热，栀子苦寒，抑或饭后有致吐者，但治重于清宣，得吐则止后服，药中肯綮，正无矫枉过正之弊。如冉雪峰云："盖病为吐病，而方非吐方，故有吐、有不吐：用于本证吐，用于他证并不吐。吐则郁闭开，胸膈松快，中病即止，勿俾过量。得吐止后服，气相合为得，吐而曰得，吐原不误，不吐之吐，吐不大吐，恰到好处。止后服，不宁病解止后服，不解亦止后服。"

七七、发汗，若下之①，而烦热②，胸中窒者③，栀子豉汤主之。

【提要】汗下致胸中烦热而窒的治法。

【校疏】①发汗，若下之：若，然后。《管子·海王》："一女必有一针、一刀，若其事立。"表证发汗，必汗后不解，然后下之。②而烦热：而，强调烦热之甚。汗后复下，邪已入里化热，扰于胸膈则烦热。③胸中窒者：窒，闭塞不通。《诗经·豳风·七月》："穹窒熏鼠，塞向墐户。"毛传："窒，塞也。"胸中窒，汗下之后，热郁胸膈，自觉胸中有闭塞不舒之感。

【按语】此条承上条继论栀子豉汤之证治，由虚烦而至烦热，由心中懊恼而至胸中窒，似乎邪热较上条为重，但仔细玩味，仍不出"若剧者"三字圈圈，故仍以栀子豉汤主之。

七八、伤寒五六日①**，大下之后，身热不去**②**，心中结痛者**③**，未欲解也**④**，栀子豉汤主之。**

【提要】辨热扰胸膈、心中结痛的证治。

【校疏】①**伤寒五六日**：五六日正值传经之期，未汗而不解，仍当汗解。②**大下之后，身热不去**：本当汗解而大下之，且大下后身热不去，必下前身热而脘痞烦热，误以为阳明病而下之，阳明病身热当随下而除；今虽下，身热仍旧，故知非阳明实热，下之为误，徒伤胃气。③**心中结痛者**：心中，泛指胸部。钱天来云："心中，心胸之间，非心脏之中也。"结痛，结，成也。《汉书·礼乐志》："登蓬莱，结无极。"颜师古注："结，成也。"由烦而成窒，由窒而成痛，邪热随误下而凝结胸中，故心中结痛。柯韵伯云："病发于阳而反下之，外热未除，心中结痛，虽轻于结胸，而甚于懊侬矣。结胸是水结胸胁，用陷胸汤，水郁折之也。此乃热结心中，用栀子豉汤，火郁则发之也。"④**未欲解也**：乃身热结痛未欲解也，非表证之未欲解也。

【按语】上三条反复申述栀子豉汤之证治，虽皆以栀子豉汤主治之，但证候各不相同，由虚烦、心中懊侬、反复颠倒，到胸中窒、心中结痛，症状由轻而重，但病因皆为误治，病机皆为邪热留扰胸膈，虽证候表现轻重不一，但无形邪热则一，故用栀子豉汤一方主之。经文虽云误治，但临证不可拘泥，亦有未经误治而成者，有是证，用是方，总以辨证为的，则放矢无不准也。

七九、伤寒下后①**，心烦腹满，卧起不安者**②**，栀子厚朴汤主之。**

【提要】伤寒下后心烦腹满的证治。

【校疏】①**伤寒下后**：伤寒本当汗解，今下之为误。②**心烦腹满，卧起不安者**：心烦腹满乃随下而至。误下致邪热扰胸则心烦；下伤中气，气壅于腹则腹满，烦满甚，则卧起不安。

【按语】下后心烦、卧起不安与第七六条虚烦、反复颠倒同，仍为栀子豉汤的证。唯腹满亦随下而至，但此满必满在上腹，以心烦为主；承气汤证亦可见心烦腹满，而满在下腹，以燥结为主。其病位一偏于上，一偏于下。偏上者用栀子以清热除烦，偏下者用大黄以攻下热结，用枳、朴消满功用则一。仲景用药精专如此，不可不察。

栀子厚朴汤方
栀子十四个（擘）　厚朴四两（炙，去皮）　枳实四枚（水浸，炙令黄）
上三味，以水三升半，煮取一升半，去滓，分二服，温进一服（得吐者，止后服）。

八〇、**伤寒，医以丸药大下之**①，**身热不去，微烦者**②，**栀子干姜汤主之。**

【提要】伤寒误下而上热下寒的治法。
【校疏】①**伤寒，医以丸药大下之**：伤寒本当汗解，今以丸药大下之，攻里不远寒，邪未去而寒踵至，寒者自寒。②**身热不去，微烦者**：身热不随下减，微烦则随下至，邪热扰于胸膈可知，热者自热。
【按语】启玄子王冰云："夫粗工偏浅，学未精深，以热攻寒，以寒疗热，治热未已，而冷疾已生，攻寒日深，而热病更起。"信哉斯言。观以上诸条，误下可致虚烦，可致胸中窒，可致胸中结痛，而中气未伤，一主以栀子豉汤；下后伤中不甚，仅见腹满，则以枳实厚朴除之；此则伤中在即，大下之，徒伤中阳，热者自热，寒者自寒，上热下寒，故以栀子以清上热，干姜以温下寒，清者自清，温者自温，寒热异性，合用奏功，为临证寒热并用之典模。

栀子干姜汤方
栀子十四个（擘）　干姜二两
上二味，以水三升半，煮取一升半，去滓，分二服，温进一服（得吐者，止后服）。

八一、**凡用栀子汤**①，**病人旧微溏者**②，**不可与服之**③。

【提要】论栀子汤类方之禁例。

【校疏】①**凡用栀子汤**：凡，表总括。栀子汤，指上述以栀子为主药之诸方。全句谓：所有使用栀子汤类方者。②**病人旧微溏者**：旧，往昔，从前。《尚书·说命下》："台小子，旧学于甘盘。"微溏，大便溏泄。病人往昔有大便溏泄者，里阳素虚，中寒使然。③**不可与服之**：与，给予。中寒之人，里阳素虚，栀子味苦性寒，服之有寒寒之弊，故不可服。

【按语】此条论栀子汤类方之禁例。虽云微溏不可服，但须活看。观上条大下之而中寒者，栀子、干姜同用，即示人治微溏者又一秘法，云不可与，是不可独与栀子也。若胶柱"微溏"二字，则并见热扰胸膈，将何以治之？文义上下连贯，示人昭昭，幸勿昏昏睹之。

八二、太阳病发汗，汗出不解①，其人仍发热②，心下悸，头眩，身瞤动，振振欲擗地者③，真武汤主之。

【提要】论太阳病发汗太过伤阳，阳虚水泛的证治。

【校疏】①**汗出不解**：汗虽如法，病未转愈，并非表证不解。②**其人仍发热**：此热已非表证发热，乃过汗伤阳，虚阳外浮而发热。③**振振欲擗地者**：擗（bì 必），同躃，亦作躄，仆倒之意。晋代法显《佛国记》："王来见之，迷闷躃地，诸臣以水洒面，良久乃苏。"《金匮玉函经》中"擗地"直接作"仆地"，亦可佐证。全句谓战栗而站立不稳，欲仆倒在地。其因有二：一则过汗伤阳，筋脉失养；二则水泛经脉，上犯清阳，昏眩不能自主，则振振欲擗地也。

【按语】此条应明了两个问题：太阳病当发汗，发汗的目的在病解。今病不解，且并未言发汗过多或汗出淋漓，可见发汗不误，病在本体素禀阳虚，内蕴水气，纵汗之不过，阳气亦为之伤，水气亦为之动。如喻嘉言云："阳虚之人，才发其汗，便出不止，即用麻黄、火劫等法，多有见此证者。所以仲景于桂枝汤中，垂戒不可令如水淋漓，益见解肌中且有逼汗亡阳之事矣。"太阳下篇"大青龙证中垂戒云，若脉微弱，汗出恶风者，不可服，服之则厥逆筋惕肉瞤，正与此段互发。"此其一。本条之振振欲擗地，应与苓桂术甘汤之身为振振摇相鉴别。两证均属阳虚水泛，但有轻重之别。苓桂术甘汤为吐下后脾虚饮停，水气上冲，其证重在心下逆满，气上冲胸；本证为发汗后肾阳虚馁，阳虚水泛，其证重在心下悸，头眩，身瞤动，此其二也。

真武汤方

茯苓　芍药　生姜各三两（切）　白术二两　附子一枚（炮，去皮，破八片）

上五味，以水八升，煮取三升，去滓，温服七合^①，日三服。

【校疏】①温服七合：言煮取三升，而日仅服二十一合，余九合，必夜一服也可知。

八三、咽喉干燥者^①，不可发汗^②。

【提要】咽喉干燥忌用汗法。

【校疏】①**咽喉干燥者**：临床咽喉干燥者，一为素体阴虚之人，一为内热壅盛之人，一为风温上感初起之人。②**不可发汗**：不可，斟酌之意。素体阴液不足之咽喉干燥者而新感，不可辛温发汗，可用滋阴解表法；内热壅盛之咽喉干燥者而新感，可用清热解表法；风温初起之咽喉干燥者可用辛凉解表法。

【按语】本条以咽喉干燥例阴液内亏者不可发汗，一则阴液亏损，无源作汗；一则发表不远热，发汗剂辛温燥烈，助火化热。故临证遇阴液素亏之人切勿滥施辛温发汗，否则有助火伤阴之弊。

八四、淋家^①，不可发汗^②，汗出必便血^③。

【提要】淋家禁汗。

【校疏】①**淋家**：素患小便淋沥之人。②**不可发汗**：素患小便淋沥之人，必阴液内亏，虚热内蕴，辛温发汗，一伤阴液，二助内热，故不可发汗。③**汗出必便血**：淋家行辛温发汗，可能发生便血，辛温助热伤阴，阴络伤则便血。

【按语】素患淋证，肾虚而膀胱热者也。辛温发汗，断不可施，阴虚有热，可用滋阴清热解表之法。

八五、疮家^①，虽身疼痛^②，不可发汗^③，汗出则痓^④。

【提要】疮家禁汗。

【校疏】①**疮家**：一为久患疮疡之人，一为刀创所伤未愈者，皆津血亡失者。②**虽身疼痛**：此身疼痛必兼酸楚，是为表证。③**不可发汗**：津血与汗同源，纵有表证，津血内亏，不可发汗。血之与汗，异名同类，夺血者无汗，夺汗者无血。④**汗出则痓**：成本"汗出"作"发汗"。痓（chì 赤），风病，指筋脉拘挛强直一类病证。疮家津血已伤，误汗则益伤其津血，故可见筋脉强直、肢体拘急等筋脉失养之证。

【按语】《素问·五常政大论》云"汗之则疮已"，此则云"疮家不可发汗"，盖前者指新患疮证，表邪利其速去，故汗而疮已；此则疮家素体津血内亏，无源作汗，误汗则筋脉失养而见痓证。疮家营虚，亦可见身疼痛，复感外邪，必见痠楚，但应与麻黄汤证之身疼腰痛、骨节疼痛相区别。伤寒表实之疼痛为寒凝蔽表，营阴郁滞，纯属表实证，故可辛温峻汗之；此则营虚血少，卫气不实，纵外感寒邪，仍为本虚表实，虚以实治，必犯虚虚之戒，强发其汗，营血益亏，筋脉失濡，痓见在即，不可不慎。

八六、衄家①，不可发汗②，汗出必额上陷，脉急紧③，直视不能眴④，不得眠⑤。

【提要】衄家忌汗。

【校疏】①**衄家**：陈修园云："凡素患衄血之人，名曰衄家。"衄血，泛指出血之病证。②**不可发汗**：素患衄血之人，阴血不足，而血汗同源，夺血者无汗，夺汗者无血，故不可发汗。③**汗出必额上陷，脉急紧**：《医宗金鉴》云："汗出液竭，诸脉失养，则额角上陷中之脉，为热所灼，故紧且急也。"考"急"与"紧"同义。汗出伤津，衄发于上，脉失充盈，故额上陷，脉有紧缩感。④**直视不能眴**：直视，两目发呆，转动不灵。眴（xuàn绚），《医宗金鉴》云："不能眴，目睫不合也。"眴，即闭目之意。衄家营血素亏，复汗益伤营血，目失其养，则直视不能眴。⑤**不得眠**：汗为心液，心主血脉，失血复汗，心血不足，神不守舍，故不得眠。

【按语】《灵枢·决气》云："壅遏营气，令无所避，是谓脉。"衄血之人，营血匮乏，妄加辛温发汗，益虚其血，不特额上陷，脉急紧，他处之脉亦为之不充。果感风寒，可施养血解表之治法，庶保无虞。

八七、亡血家①，不可发汗②，发汗则寒栗而振③。

【提要】亡血家禁汗。

【校疏】①亡血家：平素经常出血之人。②不可发汗：阳加于阴谓之汗，亡血家营阴素亏，发汗则一损营阴，二伤阳气，故不可发汗。③发汗则寒栗而振：寒栗，即寒战。血虚之人，复发其汗，阳气伤，不足以温煦则寒战；阴血虚，经脉失于濡润则振摇；阴阳俱损，则二证并发。

【按语】阴阳互根，阳生阴长，阳杀阴藏。亡血之人，往往气随血脱，妄加发汗，益使阴阳两虚，而见寒栗而振的变证。本条提示对血虚气弱之人慎用汗法。若其患外感风寒，可行益气养血解表法。

八八、汗家①，重发汗②，必恍惚心乱③，小便已阴疼④，与禹余粮丸⑤。

【提要】汗家忌汗。

【校疏】①汗家：平素常易汗出之人，往往阳气内虚，表卫不固，肌腠疏松。②重发汗：重，再，又。全句意即反复发汗。③必恍惚心乱：必，可能。恍惚心乱，谓神思不定而心中烦乱。汗为心液，重发汗则心液不足，心阳受损，心失所养，心神浮越，则恍惚心乱。④小便已阴疼：小便已，即小便完毕。阴疼，即尿道中困疼。盖心与小肠相表里，心火下移小肠则小便淋痛。今心阴不足，小肠泌别清浊失职，故小便已阴疼。陈修园以心肾失交为解，似觉不妥。⑤与禹余粮丸：禹余粮丸方佚，后据桂林古本《伤寒论》补出备考。

【按语】既曰汗家，必肌腠不固，营阴不足。揆其虚有三，卫阳、阴液、营血也。重发汗，益伤之，而见心阳不足，心阴亏损，心血虚少。三证皆可致恍惚心乱、小便已阴疼。唯心阳不足者，必畏寒、叉手自冒心而肢冷不温；心阴亏损者，必五心烦热、舌红少津；心血虚少者，必面色萎黄不华、唇舌色淡，以此为别。但三者互有联系，故用药须阴阳兼顾。寒腻温燥，均非所宜，唯以镇摄为旨，庶为经义。

禹余粮丸方

禹余粮四两　人参三两　附子二枚　五味子三合　茯苓三两干姜三两

上六味，蜜为丸，如梧桐子大，每服二十丸。

八九、病人有寒①，复发汗②，胃中冷③，必吐蛔④。

【提要】 中焦虚寒者禁汗。

【校疏】 ①**病人有寒**：病人素体中焦虚寒。②**复发汗**：指有寒复汗之。③**胃中冷**：胃有寒的互词。今汗伤在阳，中阳不振，故胃中冷也。④**必吐蛔**：必，可能。蛔，《广韵·灰韵》云："蛔，人腹中长虫。"《集韵·灰韵》云："蛕，或作蚘、蛔。"中寒复汗，其寒益甚，胃气上逆则吐，有蛔则出。

【按语】《素问·阴阳别论》云："阳加于阴谓之汗。"故发汗不独伤阴，亦伤阳也。今中寒阳伤，胃气上逆为呕吐。如《医宗金鉴》云："胃寒复汗，阳气愈微，胃中冷甚，蛔不能安，故必吐蛔也。宜理中汤送乌梅丸可也。"方治贴切，可师可法。

九〇、本发汗而复下之，此为逆也①；若先发汗，治不为逆。本先下之而反汗之，为逆②；若先下之，治不为逆。

【提要】 论汗下先后的治疗原则。

【校疏】 ①**本发汗而复下之，此为逆也**：复，反。《汉书·酷吏传·严延年》："于是复劾延年阑内罪人。"颜师古注："复，反也，反以此事劾之。"逆，颠倒。全句谓本来应当发汗，反而使用下法，这是颠倒顺序的错误治法。②**本先下之而反汗之，为逆**：本应先用下法，反而用汗法，为颠倒顺序的治法。

【按语】 本条论汗下次序先后及治疗失宜表现。表证汗之；里证下之；表里证同在，先表后里，表解而里有自和之机。但须甄别轻重缓急，里证急，则先里后表，里和而表有自解之机；表里同急，则表里双解，总的精神以祛邪为第一要义，汗下利邪速去。本应汗之而反下之，外邪有内陷之虞；本应下之而反汗之，里热有速燥之变。学者临证自当揆度汗下之机，法活机圆，汗下得宜，则治不为逆也。

九一、伤寒，医下之①，续得下利，清谷不止②，身疼痛者③，急当救里④，后身疼痛⑤，清便自调者⑥，急当救表⑦。救里，宜四逆汤⑧；救表，宜桂枝汤⑨。

【提要】 承上条论误下之救治。

【校疏】 ①**伤寒，医下之**：伤寒乃表证，理当汗之，今下之，即上条

"本发汗而复下之，此为逆也"，逆则变生。②**续得下利，清谷不止**：续，《尔雅·释诂》云："续，继也。"下利清谷，即泄泻不消化食物。攻里不远寒，误下伤里，脾肾阳虚，阴寒内盛，水谷不腐，而下利清谷不止，是为里证。③**身疼痛者**：表证尚在。④**急当救里**：救，治也。《吕氏春秋·劝学》："是救病而饮之以堇也。"高诱注："救，治也。"表证虽在，但里证为急，由下利不止可知，若汗之，则犯虚虚之戒，救里扶阳，迫在眉睫，故急当救里。⑤**后身疼痛**：后当指利止之后，身疼痛者，表证尚在。⑥**清便自调者**：谓二便通调。说明阳虚已复。⑦**急当救表**：里阳已复而身疼痛，里不病而表病，故当救表。⑧**救里，宜四逆汤**：脾肾阳虚，阴寒内盛，非姜、附不足以祛寒回阳，故用四逆汤。⑨**救表，宜桂枝汤**：阳回利止，表证尚在，故用桂枝汤调和营卫，仲景常以之救误，故宜之。

【按语】本条承上条，继论下后表里先后缓急的治法。急则治标，缓则治本，具体体现标本在一定条件下可以互相转化。如何掌握其转化规律，应"谨守病机，各司其属"。在论治中，以主要矛盾及矛盾的主要方面厘定标本。譬如，先病为本，后病为标，少阴阳虚寒盛而予四逆汤，是先治标也；而太阳少阴相表里，太阳为标，少阴为本，里阳复而治太阳，是缓则治标也，此时标则转为本。以邪正言，邪在太阳为标，少阴阳虚为本，阳虚势急，先治其本，此本则转为标也。由此可见，仲景辨证灵活，以解决主要矛盾及矛盾的主要方面为宗旨，且随标本转化规律，做到治病求本。

九二、病发热头痛①，脉反沉②，若不差③，身体疼痛④，当救其里⑤，宜四逆汤⑥。

【提要】从脉辨救里证治。

【校疏】①**病发热头痛**：病，动词。发热头痛，乃太阳的证。②**脉反沉**：表证脉浮，今见沉，脉症不符，故曰反。③**若不差**：若，如此，《尚书·大诰》云："尔知宁王若勤哉。"脉沉主里虚，发热头痛为表证，解表则里气益虚，温里则表邪不去，进退维谷，故云如此不瘥。④**身体疼痛**：表证尚在。⑤**当救其里**：里之虚证为急，虽表证尚在，当先救之。如柯韵伯云："脉有余而证不足，则从证；证有余而脉不足，则从脉。"此则后者也。⑥**宜四逆汤**：宋本《伤寒论》无"宜四逆汤"四字，今据成本补入。

【按语】本条与上条同为表里同病，表证虽在，而里之虚寒偏重，区别在于：上条为太阳误下，邪陷少阴，形成太少同病的格局；此则未经误治，素体阳虚，太少两感，二者均属里急，故先治里为首务。

九三、太阳病，先下而不愈①**，因复发汗**②**，以此表里俱虚**③**，其人因致冒**④**，冒家汗出自愈**⑤**。所以然者，汗出表和故也**⑥**。里未和，然后复下之**⑦**。

【提要】太阳病汗下失序致冒。

【校疏】①**太阳病，先下而不愈**：太阳病当汗之，今误下而外邪内陷，故云不愈。②**因复发汗**：太阳病下之不愈，于是又发其汗。③**以此表里俱虚**：以此，因此。《史记·季布栾布列传》云："朱家亦以此名闻当世。"汗下失序，徒伤正气，因此表里俱虚。④**其人因致冒**：冒，指头目昏眩，神志不清，如物蒙帽覆之谓。《素问·玉机真脏论》曰："（春脉）太过则令人善忘，忽忽眩冒而巅疾。"钱天来云："冒者，蒙瞀昏眩，若以物覆冒之状也。其所以冒者，以邪气欲出而未得故也。"表里俱虚，邪不得泄，攻于头目则为冒。⑤**冒家汗出自愈**：冒家，即头目昏冒之病人。汗出为阴阳自调，微邪得以泄，故其冒自愈。⑥**汗出表和故也**：汗出则营卫调和，故向愈。⑦**里未和，然后复下之**：成本"里"前有"得"字。冒随汗愈，表已和；下证已见，里未和。故当下之以和也。

【按语】本条虽汗下失序致表里俱虚，但伤正不甚，仍有自愈之机，与第五八条之阴阳自和者同理。关于冒之鉴别，前贤陈亮师论之甚切，如云："有邪盛而冒者，太阳少阳并病眩冒是也，有虚脱而冒者，少阴病下利止，而时时自冒者是也。此节之冒，不若并病之实，亦不若少阴之危，由表里俱虚，故邪复于表而不散，气郁于里而难伸。但用轻解之法，则汗出而表邪自去矣。"

九四、太阳病未解①**，脉阴阳俱停**②**，必先振栗汗出而解**③**。但阳脉微者，先汗出而解**④**；但阴脉微者，下之而解**⑤**。若欲下之，宜调胃承气汤**⑥**。

【提要】论伤寒战汗而解。

【校疏】①**太阳病未解**：言太阳病，则具发热、恶风寒、头痛、脉浮等证。②**脉阴阳俱停**：停，调也。太阳中风，脉阳浮而阴弱；太阳伤寒，脉阴阳俱紧。今太阳病未解，症未除而脉已调，内蕴向愈之机。③**必先振栗**

汗出而解：振栗，指身体耸动，心内寒栗，不能自持。正气未复，由屈而伸，与邪相争，故振栗。阴阳自和则汗出，脉调在汗出之先，证解在汗出之后，故愈。④**但阳脉微者，先汗出而解**：阳脉，寸脉。微，隐匿，隐藏。《尚书·洪范》："用昏不明，俊民用微，家用不宁。"孔传："治暗贤隐，国家乱。"邪在表属阳，邪遏于表，其脉则微，故汗出而解。⑤**但阴脉微者，下之而解**：阴脉，即尺脉。尺以候里，邪在里属阴。邪伏于里，阴脉应之而微。在里则下之，故下之而解。⑥**若欲下之，宜调胃承气汤**：太阳病未解而有自和之机，表证振栗汗出而解，里微而未和，故宜调胃承气汤以微和之也。

【按语】 本条以成无己解之为详，然缺憾处在于未将"停"与"微"字完全解出，致疑窦丛生，如唐容川说："……惟全书微脉，均无当汗下者，而此处微脉，独言当汗下，理殊难测，或由传写之讹，或则另有深义，尚须阙以待考。"实则此条承上条继论自愈之机。上条论冒家汗出而阴阳和，此则论战汗而阴阳和；上条论冒证，此条论脉停。一主言症，一主言脉，两相参照，经义自明。表和而里未和，然后复下之，其理则一。两条对勘，何疑之有耶？

九五、太阳病，发热汗出者①**，此为荣弱卫强，故使汗出**②**，欲救邪风者**③**，宜桂枝汤。**

【提要】 太阳中风营弱卫强之病理及证治。

【校疏】 ①**太阳病，发热汗出者**：太阳中风证。②**此为荣弱卫强，故使汗出**：阳浮者，热自发；阴弱者，汗自出。阳浮于外与邪相争则卫强，阴弱于内不能内守则营弱，故为发热汗出之机。③**欲救邪风者**：邪风，即风邪。全句谓：想要治疗邪风。

【按语】 本条承前第一二条，具体指出太阳病中风的病机是营弱卫强。卫强，指风寒束表，卫气浮盛于外；营弱，相对卫强而言，实指卫外不固，营不内守，是"阳浮者，热自发；阴弱者，汗自出"的具体说明。如何理解卫强？程郊倩云："然则荣之弱固弱，卫之强亦弱，凡皆邪风为之也。"所论一针见血，疑窦顿消，深得仲景心法。

九六、伤寒五六日，中风①**，往来寒热**②**，胸胁苦满**③**，嘿嘿不欲饮食**④**，心烦喜呕**⑤**，或胸中烦而不呕**⑥**，或渴**⑦**，或腹中痛**⑧**，或胁下痞硬**⑨**，或心下悸，小便不利**⑩**，或不渴，身有微热**⑪**，或咳者⑫，小柴胡汤主之。

【提要】 论小柴胡汤证治。

【校疏】 ①**伤寒五六日，中风**：伤寒或中风五六日，非伤寒之后复中风。②**往来寒热**：寒时不热，热时不寒，恶寒与发热交替出现。邪入半表半里，正邪分争，正胜则热，邪胜则寒。为少阳病特有热型。③**胸胁苦满**：苦，动词，即苦于胸胁满闷。邪犯少阳，经气不利，经循部位不舒。④**嘿嘿不欲饮食**：成本"嘿嘿"作"默默"。嘿（mò 末），抑郁貌。汉代贾谊《新书·匈奴》："帝威不遂，心与嘿嘿。"抑郁，忧闷也。《文选·司马迁〈报任少卿书〉》："是以独抑郁而谁与语。"李善注："抑郁，不通也。"肝胆互为表里，邪客少阳，疏泄不达，情志抑郁，故见嘿嘿。病在胆经，逆在胃口，胃气失和，则不欲饮食。⑤**心烦喜呕**：喜，容易。北魏·贾思勰《齐民要术·涂瓮》："火盛喜破，微则难热。"郁热扰胸则心烦，胆热犯胃则喜呕。⑥**或胸中烦而不呕**：或，有的。郁热扰胸则烦，胆热尚未干胃则不呕。⑦**或渴**：邪热伤津则渴。⑧**或腹中痛**：胆郁邪热，肝失疏泄，横逆犯脾，脾络郁滞，而脾主大腹，则腹为之痛。⑨**或胁下痞硬**：痞硬，即自觉胁下痞塞，按之紧张而有硬感，但按之不痛，亦非石硬。胆经郁热，经气不利，结于胁下，则见胁下痞硬。⑩**或心下悸，小便不利**：邪干少阳手经，三焦疏利失职，水液不行，内停心下则悸，干于水道则小便不利。⑪**或不渴，身有微热**：邪在半表，卫气浮越则见身热；邪在半里，伤津不甚则不渴。⑫**或咳者**：水停心下，上干于肺，肺气不利则咳。

【按语】 本条从"往来寒热"至"心烦喜呕"，揭出小柴胡汤之主证，与第二六三条"口苦、咽干、目眩"三症，加之肝胆本脉应弦，习谓之柴胡八症。本为少阳病，却列于《太阳病篇》，不无奥理，故近贤冉雪峰谓之"太阳病的柴胡证"。太阳病不解，其寒变可及三阴，热变可及少阳、阳明二途。阳明病成因有三，即太阳阳明、少阳阳明、正阳阳明。少阳病成因亦有三：阳明少阳，第二二九条、第二三〇条、第二三一条即是；少阳少阳，第九七条即是；太阳少阳，此条即是。此条首冠"伤寒，中风"，即是太阳传少阳的明证。少阳为枢，外邪藉此枢可入内，阳明里热藉此枢可出外，治疗上亦可藉此枢以转邪。病及枢机，徒表则里弗能除，徒里则表弗得解，故施以和解法，解表和里，透邪外出。又，方有执释"嘿"为静，《医宗金鉴》释"喜"为欢喜之喜，均非。

小柴胡汤方

柴胡半斤　黄芩三两　人参三两　半夏半升（洗）　甘草（炙）　生姜（切）各三两　大枣十二枚（擘）①

上七味，以水一斗二升，煮取六升，去滓，再煎取三升，温服一升，日三服②。若胸中烦而不呕者，去半夏、人参，加栝楼实一枚；若渴者，去半夏，加人参合前成四两半、栝楼根四两；若腹中痛者，去黄芩，加芍药三两；若胁下痞硬者，去大枣，加牡蛎四两；若心下悸、小便不利者，去黄芩，加茯苓四两；若不渴、外有微热者，去人参，加桂枝三两，温覆微汗愈③；若咳者，去人参、大枣、生姜，加五味子半升、干姜二两。

【校疏】①大枣十二枚（擘）：成本作十三枚。②日三服：成本"服"字后有"后加减法"四字。③温服微汗愈：成本"服"字后有"取"字。

九七、血弱气尽，腠理开①，邪气因入，与正气相搏②，结于胁下③，正邪分争，往来寒热④，休作有时⑤，嘿嘿不欲饮食。脏腑相连，其痛必下⑥，邪高痛下，故使呕也⑦。小柴胡汤主之⑧，服柴胡汤已⑨，渴者属阳明⑩，以法治之⑪。

【提要】论小柴胡汤病理及转属阳明的证治。

【校疏】①血弱气尽，腠理开：尽，竭尽。《金匮要略》云："腠者，是三焦通会元真之处，为血气所注；理者，是皮肤脏腑之纹理也。"气血虚弱，营卫失其调和，卫外不固，外邪可藉之以入。②邪气因入，与正气相搏：邪因正虚，外邪乘气血虚弱而侵及人体，正气奋起抗邪。③结于胁下：结，连也。《文选·张衡〈东京赋〉》："结云阁，冠南山。"薛综注："结，连也。"胁下，为少阳所主。邪犯少阳，故连于胁下，而见胸胁苦满。④正邪分争，往来寒热：正胜则热，邪盛则寒也。⑤休作有时：寒则热休，热则寒休，非寒热定时而作。⑥脏腑相连，其痛必下：肝胆表里相连而属木，脾胃表里相连而属土。木以疏土，邪盛则克，克于胃则嘿嘿不欲饮食，克于脾则腹中痛，故云其痛必下。⑦邪高痛下，故使呕也：尤在泾云："邪高，谓病所从来处；痛下，谓病所结处。"胆高胃低，为邪高痛下。病在胆，逆在胃，故为呕也。⑧小柴胡汤主之：小柴胡扶正祛邪，解表和里，故主之。⑨服柴胡汤已：言服小柴胡汤后病不解。⑩渴者属阳明：此渴当为大渴，与前条之口渴虽为一症，但义理天渊。前者为热邪伤津，伴见往来寒热等柴胡汤证；此则仅凭口渴而云阳明病，是以知必伴见阳明经证，切勿以一词而定之。⑪**以法治之**：即随证治之。前贤钱天来云："但云'以法治之'，而不言法者，盖法无定法也。假令无形之热邪在胃，灼其津液，则有白虎汤之法以解之；若津竭胃虚，又有白虎加人参法以救之；若有有形之实邪，则有小承气及调胃承气汤和胃之法；若大实满而潮热谵语、大便硬者，则有大承气攻下之法；若胃气已实而身热未除者，则有大柴胡汤两解之法。若此之类，当随时应变，因证便宜耳。"钱氏之论，铮铮悦耳，实精研仲景者也。

【按语】本条承上条，释少阳病之成因。王肯堂云："血弱气尽至结于胁下，是释胸胁苦满句。正邪分争三句，是释往来寒热句，倒装法也。嘿嘿不欲饮食，兼上文满痛而言。脏腑相连四句，释心烦喜呕也。"王氏之论，可谓要言不烦。《素问·刺法论》云："正气存内，邪不可干，邪之所凑，其气必虚。"邪以正虚，病在表里之间，利其速去，故以参、草、枣以益其气，扶正以达邪，服汤不解，则为少阳阳明矣。

九八、得病六七日①，**脉迟浮弱**②，**恶风寒**③，**手足温**④，**医二三下之**⑤，**不能食**⑥，**而胁下满痛**⑦，**面目及身黄**⑧，**颈项强，小便难者**⑨，**与柴胡汤，后必下重**⑩。**本渴饮水而呕者**⑪，**柴胡不中与也**⑫，**食谷者哕**⑬。

【提要】辨体虚误下致变之柴胡疑似证。

【校疏】①**得病六七日**：太阳病六七日，传变之期。②**脉迟浮弱**：浮为气虚，弱为血虚，今脉迟为寒。③**恶风寒**：表证尚在。④**手足温**：此太阴兼表，第一八七条云："伤寒脉浮而缓，手足自温者，是为系在太阴。"气血素虚，复感风寒，邪入里而表未解，故身不热而手足温。⑤**医二三下之**：二三，犹言再三，多次。即医者反复误下。⑥**不能食**：反复误下，戕伐胃气，胃不磨谷。⑦**而胁下满痛**：误下邪陷，脾虚气滞，故胁下满痛。⑧**面目及身黄**：误下伤脾，损伤中阳，寒湿中阻，致肝胆疏泄不利，胆汁不循常道，则面目及身黄。如第二五九条云："伤寒发汗已，身目为黄。所以然者，以寒湿在里不解故也。"误汗误下，伤阳则一，殊途同归。⑨**小便难者**：误下伤阳，脾失转输，水不下行。⑩**与柴胡汤，后必下重**：后，指肛门。汉代刘向《新序·杂事四》："惠王之后蛭出，故其久病心腹之疾皆愈。"似柴胡证，而实非柴胡证，虚以实治，脾虚益甚，可能出现肛门下重的感觉。⑪**本渴饮水而呕者**：成本作"本渴而饮水呕者"。渴饮水而呕，指水逆证，与柴胡汤之呕而发热，机理迥异畴昔，不可不辨。⑫**柴胡不中与也**：柴胡，指小柴胡汤。全句意为：水逆证之呕，用小柴胡汤是不适合的。⑬**食谷者哕**：水逆证误投小柴胡汤，脾虚益甚，虚而不受，则见食谷则哕之证矣。

【按语】此条辨太阴兼表，误下后出现柴胡疑似证，推阐详尽，示人规矩，若能举一反三，秋毫明察，何疑似之有？唯辨呕一证，成无己释之甚详，如谓："不因饮水而呕者，柴胡汤证。若本因饮而呕者，水停心下也。《金匮要略》曰：先渴却呕者，为水停心下，此属饮家。水饮者，水停而呕。食谷者，物聚而哕。皆非小柴胡汤所宜。二者皆柴胡之戒，不可不识也。"

九九、伤寒四五日①，身热恶风，颈项强②，胁下满，手足温而渴者③，小柴胡汤主之④。

【提要】三阳证具，治从少阳。

【校疏】①**伤寒四五日**：四五日，未到传经之期。②**身热恶风，颈项强**：风寒薄表，营卫不和，为太阳证，但太阳证仅见项强，而未及颈强。考足少阳之脉，起于目锐眦，上抵头角，下耳后，循颈，行手少阳之前；足阳明之脉，下颈，而行于人身之前。可见颈项强一症概三阳。③**手足温而渴者**：渴者属阳明，阳明热盛伤津，则见口渴，与少阳病之或渴不同。四肢禀气于阳明，阳明之热达于四末则手足温。④**小柴胡汤主之**：云"主之"，而不云"可与"，是明确三阳证见，治从少阳，故主和解法。

【按语】三阳见证，治之奈何？仲景一主和解，以太阳可汗，阳明可吐下，而少阳均在禁例，况"身热恶风"类于第九六条之"身有微热"，手足温而渴类于第九六条之"或渴"，故以小柴胡汤主之。又大论"伤寒中风，有柴胡证，但见一证便是，不必悉具"。此三阳证具，治从少阳，正如方有执云"一于和而三善皆得"。

一〇〇、伤寒①，阳脉涩②，阴脉弦③，法当腹中急痛④，先予小建中汤⑤，不差者，小柴胡汤主之⑥。

【提要】论少阳兼里虚寒证，宜先补后和。

【校疏】①伤寒：与前伤寒中风同义，暗含柴胡汤证也。②阳脉涩：阳以浮取言，脉浮取而涩，主气血不足。③阴脉弦：阴，以沉取言。脉沉取而弦，少阳本邪外露，有乘土之兆。④法当腹中急痛：急，剧烈。《汉书·五行志中之下》云："周失之舒，秦失之急。"虽少阳病具，然气血内虚，木邪乘土，以腹痛剧烈为主。⑤先予小建中汤：小建中汤功能调和气血，建中止痛。气血虚弱，以腹痛为主，宜首务之，故先予小建中汤。⑥不差者，小柴胡汤主之：不差，谓小柴胡证不去者，宜与小柴胡汤以和解之。

【按语】本条论少阳兼里虚寒，表现在腹痛一证。少阳本病亦有"或腹中痛"一证，宜予鉴别。此条之"腹中急痛"指腹中疼痛剧烈，况脉阳涩阴弦，气血内虚，土虚木贼可知。气血虚弱，不可不补；腹中急痛，不可不止；少阳邪居，不可不和。但证有缓急，治有先后，少阳本证之"或腹中痛"，病重在少阳，故予原方去黄芩之苦，加芍药以和络缓急止痛；此则重在里虚，非建中不足以调和气血，缓急止痛，俾中气一建，自可鼓邪外出，设柴胡证不除者，复与柴胡汤，何后顾之忧存焉？

小建中汤方

桂枝三两（去皮）　甘草二两（炙）　大枣十二枚（擘）　芍药六两　生姜三两（切）　胶饴一升

上六味，以水七升，煮取三升，去滓，内饴，更上微火消解，温服一升，日三服。呕家不可用建中汤，以甜故也。

一〇一、**伤寒中风**①，**有柴胡证**②，**但见一证便是**③，**不必悉具**④。**凡柴胡汤证而下之**⑤，**若柴胡汤证不罢者**⑥，**复与柴胡汤**⑦，**必蒸蒸而振**⑧，**却发热汗出而解**⑨。

【提要】辨柴胡汤证的预测与使用方法。

【校疏】①伤寒中风：伤寒或中风之后，义同第九六条。②有柴胡证：柴胡证，谓小柴胡汤证。盖汤以证名，证以汤治，既谓柴胡证，自当包括主证及或然证。③但见一证便是：一证，指能揭示少阳病本质的病证。医家论柴胡八症，计往来寒热、胸胁苦满、心烦喜呕、默默不欲饮食、口苦、咽干、脉弦、目眩。见一症而一锤定音而为柴胡证，不失草率之见，故

"一证便是"四字，指度测病势经界趋向，非指用柴胡汤治之也。④**不必悉具**：不必，不一定。悉具，全具备。⑤**凡柴胡汤证而下之**：成本此下析为另条。柴胡汤证为枢机之变，治在和解，下之为误。⑥**若柴胡汤证不罢者**：如果误下后柴胡汤证仍在，说明下不为伤，证不随下变。⑦**复与柴胡汤**：有是证，用是药，柴胡汤证具，自当投之柴胡汤。⑧**必蒸蒸而振**：必，可能。蒸蒸，热气升腾貌。钱天来云："蒸蒸者，热气从内达外，如蒸炊之状也，邪在半里，不易达表，必得气蒸肤润，振战鼓栗，而后发热汗出而解也。"⑨**却发热汗出而解**：却，就。服柴胡汤，正能胜邪，蒸蒸而振，发热始随汗出而除。

【按语】此条"有柴胡证，但见一证便是，不必悉具"，临床医家揣测甚多。汪苓友、钱天来二氏指于往来寒热、胸胁苦满、默默不欲饮食、心烦喜呕、口苦、咽干、目眩中，但见一证便是，而诸或然证则可有可无。郑重光谓，柴胡证以往来寒热为主，此外兼见胸胁硬满等一证便是。而张隐庵则云，小柴胡之主证必见，再兼一或然证便是。真是众说纷纭，莫衷一是。愚意以为，诸贤均注重柴胡汤的证治，而忽略柴胡汤证的预测。联系上下文，"伤寒中风，有柴胡证"指伤寒或中风发展过程中，将形成太阳少阳的病程，兼见少阳见证，借以揭示病势发展趋向，如第五条云："伤寒二三日，阳明少阳证不见者，为不传也。"故文中所指的是传少阳的征象，非指一证见而遽投柴胡汤。纵观大论，如第二二九条之"发潮热……胸胁满不去"、第二三〇条之"胁下硬满，不大便而呕"、第二六六条之"胁下硬满，干呕不能食"、第三七八条之"呕而发热者"，均是非一证而投小柴胡汤的实例。

一〇二、伤寒二三日①，心中悸而烦者②，小建中汤主之③。

【提要】伤寒里虚，心中悸而烦的证治。

【校疏】①**伤寒二三日**：病程尚短，且未经误治，故揣测当有发热、恶寒等表证。②**心中悸而烦者**：里气素虚，复感外邪，正不胜邪，虚者益虚。心阳虚，无所主则悸；心阴虚，神志不宁则烦。③**小建中汤主之**：建中汤保中州、建中气、资化源、调气血，虽伤寒二三日，但以里虚为急，攘外必先安内，里虚复则邪自除，扶正即所以祛邪也。

【按语】伤寒二三日，不以表证为主，而以悸、烦为著。然烦有虚实，且未经汗下，悸、烦同现，里虚可鉴，心阳虚则悸，心阴虚则烦。小建中汤外和营卫，内益气血，表里兼顾，祛邪亦寓于扶正之中矣。

一○三、太阳病，过经十余日①**，反二三下之**②**，后四五日，柴胡证仍在者**③**，先与小柴胡**④**。呕不止**⑤**，心下急**⑥**，郁郁微烦者**⑦**，为未解也**⑧**，与大柴胡汤下之则愈**⑨**。**

【提要】论少阳兼里实之证治。

【校疏】①**太阳病，过经十余日**：过，到达。《金匮要略·肺痿肺痈咳嗽上气病脉证治》："热之所过，血为之凝滞。"《史记·扁鹊仓公列传》："过邯郸，闻贵妇人，即为带下医。"经，指少阳经，即由太阳而少阳。②**反二三下之**：二三，反复多次。太阳、少阳均禁下，现违反常规，多次误下。推测太阳病已入少阳，且有可下之证，方二三下之，然少阳病在，后之"仍"字可证，纵有里实征象，仍不可遽行攻下。③**后四五日，柴胡证仍在者**：后，指下后。下不为伤，虽迭经误下，柴胡证仍在。④**先与小柴胡**：成本"胡"下有"汤"字。先与，亦让人斟酌之意。缘病历太阳、少阳，又反复误下，变局在即，已非小柴胡汤原证，姑以小柴胡汤救误。⑤**呕不止**：服小柴胡汤，呕反加重，乃别有症结，为浊气上逆之证。⑥**心下急**：心下，即胃脘部。急，坚实之谓。《礼记·曲礼上》："急缮其怒，进退有度。"郑玄注："急，犹坚也。"《吕氏春秋·任地》："急者欲缓，缓者欲急。"高诱注："急，谓彊垆刚土也。"陈奇猷校释："土急，盖即土坚实也。"心下急，指胃脘部有拘急、坚实、疼痛或窘迫难耐感。少阳邪气兼入阳明，化燥成实在即。⑦**郁郁微烦者**：郁郁，郁闷不舒貌。《楚辞·九章·哀郢》："惨郁郁而不通兮，蹇侘傺而含慼。"王逸注："中心忧满，虑闭塞也。"少阳误下，邪并阳明，枢机不利则郁郁，邪热内扰则微烦。⑧**为未解也**：由喜呕而呕不止，由苦满而坚急，由默默而郁郁，履霜坚冰，服汤非但未解，且有病增之势，故云未解，可下之机已确。⑨**与大柴胡汤下之则愈**：小柴胡汤不解，愈在大柴胡汤麾下，是以确证少阳而兼里实矣，则呕不止，心下急，郁郁微烦为阳明成实在即，故非下不足以荡实，非和不足以利枢，大柴胡汤表里双兼，故云愈。

【按语】本条论少阳兼里实，为少阳重而里实轻，何以先二三下之而不愈，后复下之而愈耶？且反复误下里证益显？盖少阳主枢，禁汗禁下，观先二三下之，必有里证可知，然少阳重而里实轻，二三误下，里实之邪未随下去，少阳之枢益见滞涩，故见益下益重之局。后下之而愈者，亦非纯下可愈，乃表里双解之功，正如程郊倩云："此则从前误下时，薄及半表里邪，留结于膈之上下使然，膈上之邪，已经小柴胡解去，而膈下之结未去，气无从降，故逆上不已也，用大柴胡汤一破其结，留者去而逆气下行矣，此上病治下之法也。"

大柴胡汤方

柴胡半斤　黄芩三两　芍药三两　半夏半升（洗）　生姜五两（切）　枳实四枚（炙）　大枣十二枚（擘）

上七味，以水一斗二升，煮取六升，去滓，再煎①，温服一升，日三服。一方，加大黄二两。若不加，恐不为大柴胡汤②。

【校疏】①**再煎**：再煎取多少？从后日三服可知取三升。②**恐不为大柴胡汤**：大柴胡汤在《伤寒论》中无大黄，但从方后注可知，应有大黄。陈修园云："此方原有两法，长沙辨而均用之。少阳之枢，并于阳明之阖，故用大黄以调胃。"

一〇四、**伤寒十三日，不解**①，**胸胁满而呕**②，**日晡所发潮热**③。**已而微利**④。**此本柴胡证**⑤，**下之以不得利**⑥，**今反利者，知医以丸药下之**⑦，**此非其治也**⑧。**潮热者，实也**⑨，**先宜服小柴胡汤以解外**⑩，**后以柴胡加芒硝汤主之**⑪。

【提要】论柴胡汤证误下后内有燥实的证治。

【校疏】①**伤寒十三日，不解**：伤寒发于阴，六日愈；发于阳，七日愈。今日过十三而不解，有向里传变之迹象。②**胸胁满而呕**：邪入少阳，枢机不利，胆热犯胃之候，由太阳而少阳也。③**日晡所发潮热**：日晡，申时，即15时至17时。所，不定数词，表示大概的数目。《史记·李将军列传》："广令诸骑曰：'前！'前未到匈奴阵二里所"日晡所发潮热，即傍晚发潮热。为邪渐阳明，腑中燥实结聚。④**已而微利**：已而，旋即，不久。《史记·孝武本纪》："少君曰：'此器齐桓公十年陈于柏寝。'已而案其刻，果齐桓公器。"全句意为：旋即出现轻微下利，为误下伤中所致。⑤**此本柴胡证**：强调证属柴胡汤类证，纵兼里实，不应单纯下之，而应两解事之。⑥**下之以不得利**：下之，犹治之。本柴胡证，与小柴胡汤两解之，则病将解而不致下利。⑦**今反利者，知医以丸药下之**：正治两解，不致下利，而反见下利，借以推知微利之因，乃医以丸药下之所致。⑧**此非其治也**：柴胡证当以柴胡汤类方治之，而以丸药误下，治不如法，致微利之变，故非其治。⑨**潮热者，实也**：少阳未解，浊热又内蕴胃腑，发于日晡，邪气亢盛，故云实也。⑩**先宜服小柴胡汤以解外**：外，指少阳。少阳而兼阳明里实，必少阳重而里实轻，况误下微利之变，更不宜大柴胡汤复下之，故仅宜小柴胡汤以解外。⑪**后以柴胡加芒硝汤主之**：若服小柴胡汤未愈，则以柴胡加芒硝汤和解少阳，兼以泻热润燥。

【按语】此条之理解，应联系上条。上条乃少阳而兼里实，为将实未实之际，故仅见呕不止，心下急郁郁微烦，凭证则知里实已具端倪；此条则里实已成，潮热毕显，所异者医不察之少阳阳明俱病，仅凭潮热而下之，与上条二三下之同误也，故误下后同以小柴胡。所异者，前者不解复与大柴胡，以枳实、芍药、大黄涤除热滞；此则大下后元气已伤，故人参不去，仅加芒硝润燥而已。又，丸药之性，不越寒热二端，以苦寒下之，不解少阳而仅攻阳明之邪，热邪未去而冷疾已生，寒生而外热不除，变见微利，倘以辛热下之，热以热治，虽取快一时，但其燥益甚，病不解而微利在即，均非善治也。

柴胡加芒硝汤方

柴胡二两十六铢　黄芩一两　人参一两　甘草一两（炙）　生姜一两（切）　半夏二十铢（本云五枚，洗）　大枣四枚（擘）　芒硝二两

上八味，以水四升，煮取二升，去滓，内芒硝，更煮微沸，分温再服。不解，更作。

一〇五、**伤寒十三日**①，**过经谵语者，以有热也**②，**当以汤下之**③。**若小便利者，大便当硬**④，**而反下利**⑤，**脉调和者**⑥，**知医以丸药下之，非其治也**⑦。**若自下利者，脉当微厥**⑧，**今反和者，此为内实也**⑨，**调胃承气汤主之**⑩。

【提要】辨太阳阳明误治下利之鉴别与证治。

【校疏】①伤寒十三日：太阳病不解，已临传变之期。②过经谵语者，以有热也：过，到。经，指阳明。太阳病久蕴不解，内传阳明，内热壅盛，

发为谵语，是知谵语为内热之变。③当以汤下之：阳明内热，发为谵语，非下不足以荡实，故当下之，则热实俱去。④若小便利者，大便当硬：阳明燥实，肠中干燥，津液偏渗膀胱，故小便利而大便为硬。⑤而反下利：便应硬，反而见下利，病机与病证相悖。⑥脉调和者：调和，即和谐，指脉沉实与潮热、便硬和谐，而为阳明燥实证也。⑦知医以丸药下之，非其治也：以丸药误攻之，燥实非但不去，益增下利，故非其治也。⑧若自下利者，脉当微厥：如果不因误下而下利，脉应微而非沉实，证见手足厥逆，是太阴下利也。对举太阴下利与阳明燥热误下之下利，判若霄壤。⑨今反和者，此为内实也：和，即上句调和之意。脉症相合，故为内实之确证。⑩调胃承气汤主之：内实燥结，外发潮热，当以大承气汤下之，但先经丸药误攻致微利之变，已不耐峻猛之剂，而宜调胃承气汤除热以和胃也。

【按语】当下而下，何以病不随下去？夫当下应以汤下，误下误在丸攻，盖汤者荡也，苦寒攻下，荡涤燥实，承胃气下行，燥实热邪俱随汤而荡，胃气因之而调和。若以丸药下之，丸者缓也，必下不如法，虽利随药下，但潮热依旧，是知燥实未随药下也，抑或辛热之丸，利虽速下，但迫津下泄而燥实未去，故为误也，况汤以荡之，亦有不知复与之举耶！

一〇六、**太阳病不解**①，**热结膀胱**②，**其人如狂**③，**血自下，下者愈**④。**其外不解者**⑤，**尚未可攻**⑥，**当先解其外**⑦；**外解已**⑧，**但少腹急结者**⑨，**乃可攻之，宜桃核承气汤**⑩。

【提要】论热结膀胱下焦蓄血的证治。

【校疏】①太阳病不解：不解，不从外解，包括未治而不解及已治而不解。②热结膀胱：膀胱乃指下焦，以脏代位之称谓。太阳病不从外解，则从内并，邪热郁结下焦。③其人如狂：如狂，指神志错乱不清，较之发狂为轻。邪郁下焦，热灼血分，热瘀相搏，扰于心则心神不安，证见如狂之变。④血自下，下者愈：热迫血行，热随血泄，正能胜邪之佳兆，故下者自愈也。⑤其外不解者：外指表证，其外不解乃表证未罢。⑥尚未可攻：尚，还。未，不。可攻，指用通瘀泻热法。表证尚在，宜先解表，倘贸然攻之，易致外邪内陷。⑦当先解其外：应当先解表，后攻里。成无己云："《内经》曰：从外之内而盛于内者，先治其外，后调其内，此之谓也。"⑧外解已：表证治疗完毕。⑨但少腹急结者：少腹急结，指少腹部急迫胀满，拘挛疼痛，莫可名状。为瘀热结于下焦，气血凝滞不通。⑩乃可攻之，

宜桃核承气汤：已具瘀热互结之的证，有的放矢，桃核承气汤逐瘀泻热，故宜之。

【按语】蓄血证，血蓄何处？下焦无疑。经文仅言"血自下，下者愈"，血从何下？经文未明，众说纷纭，有谓大便下血，有笼统言下血者。如钱天来云："注家有血蓄膀胱之说，恐尤为不经。愚谓仲景之意，盖以太阳在经之表邪不解，故热邪随经，内入于府，而瘀热结于膀胱，则热在下焦，血受煎迫，故溢入回肠。"钱氏谓热在膀胱，而溢血入回肠，认定大便下血无疑。而程郊倩云："热结膀胱而小便不利者，是气分受邪；小便自利者，是血分受邪。此条不及小便者，以有'血自下'三字也。然小腹急结处，岂有小便自利句。桃核承气汤与五苓散，虽同为太阳犯本之药，而一从前利，一从后攻，气分与血分主治各不同矣。"既为血结膀胱，溲血岂可避免？验之于临床，桃核承气汤服后，固有大便下血者，但少腹急结之溲血及二便不利者，桃核承气汤投之，效若桴鼓。故经言"血自下"，一以概之也，岂可凿分前后耶？

桃核承气汤方

桃仁五十个（去皮尖）　大黄四两　桂枝二两（去皮）　甘草二两（炙）　芒硝二两

上五味，以水七升，煮取二升半[1]，去滓，内芒硝，更[2]上火微沸，下火，先食[3]温服五合，日三服。当微利[4]。

【校疏】①煮取二升半：疑为一升半，从后服一升半可知。②更：再。③先食：食前服。④当微利：可能出现轻微下利。

一○七、**伤寒八九日[1]，下之[2]，胸满烦惊[3]，小便不利[4]，谵语[5]，一身尽重，不可转侧者[6]，柴胡加龙骨牡蛎汤主之[7]。**

【提要】伤寒误下伤正，邪陷少阳的证治。

【校疏】①伤寒八九日：表邪未解，有传里之势。②下之：表当表解，今下之，必度其有传里征象。但不为下证，下之为误。③胸满烦惊：烦惊，指心中烦扰，惊惕不安。伤寒误下，邪陷少阳，枢机不利则胸满；火弥三焦，心气被扰，神不守舍则烦惊。④小便不利：邪陷手少阳，三焦决渎失职，水道不通则小便不利。⑤谵语：伤寒误下，胆火上炎，胃热壅盛，二火相煽，入扰心神则谵语。⑥**一身尽重，不可转侧者**：邪气弥漫三焦，气机不畅，则一身尽重而不可转侧。⑦**柴胡加龙骨牡蛎汤主之**：误下而邪入少阳，非和不解；心神浮越，非镇不安；三焦游热，非清不除。柴胡加龙骨牡蛎汤功擅和解少阳，通阳泄热，重镇安神，故主之。

【按语】 此条论伤寒误下坏病，证情繁复，牵连的地方也多，诚如冉雪峰云："惟此条系散漫无定，不可捉摸，不是三阳合病，亦不是三阳并病，头绪纷繁，颇难着手。"伤寒八九日，已过传变之期，但病证犹在太阳，云"下之"，必有可下的蛛丝马迹，即内传阳明之迹象。唯下不如法，正气内伤，热邪燔灼三焦，枢机不利，而少阳为游部，是以证情繁复，上下内外，无所不到。证杂治亦杂，证变治亦变，以杂应杂，以变应变，无法而法，法中有法，此之谓也。

柴胡加龙骨牡蛎汤方

柴胡四两　龙骨　黄芩　生姜（切）　铅丹　人参　桂枝（去皮）　茯苓各一两半　半夏二合半（洗）　大黄二两　牡蛎一两半（熬）①　大枣六枚（擘）

上十二味，以水八升，煮取四升；内大黄切如棋子②，更煮一两沸，去滓，温服一升③。本云：柴胡汤，今加龙骨等。

【校疏】 ①**牡蛎一两半（熬）**：熬，指用微火烘炒，又称干煎。②**内大黄切如棋子**：棋子，即博棋子，指围棋子，为大黄炮制的规格。③**温服一升**：本汤煎取四升，而温服一升，不云日几服，是仲景示人酌情而定。证象繁复，服药亦当如此，以变应变，权宜法也。

一〇八、伤寒腹满谵语①，寸口脉浮而紧②，此肝乘脾也③，名曰纵④，刺期门⑤。

【提要】 论肝邪乘脾的证治。

【校疏】 ①**伤寒腹满谵语**：陈修园云："《内经》云：'诸腹胀大，皆属于热。'又云：'肝气盛则多言。'是腹满谵语，乃肝旺所发也。旺则侮其所胜，直犯脾土。"②**寸口脉浮而紧**：《伤寒论·辨脉法》云："脉浮而紧者，名曰弦也。"弦为肝脉，脉症相符，属肝邪亢旺。③**此肝乘脾也**：即木旺乘土。④**名曰纵**：成无己云："纵者，言纵任其气，乘其所胜。"纵，与下条横相对。纵横，意为肆意横行，无所顾忌。《后汉书·耿弇传》："诸将擅命于畿内，贵戚纵横于都内。"曰纵曰横，肝邪恣意所为也。⑤**刺期门**：期门乃肝之募穴，刺之可疏肝理脾，调气活血。

【按语】《素问·五运行大论》云："气有余，则制己所胜而侮所不胜；其不及，则己所不胜，侮而乘之，己所胜，轻而侮之。"肝旺则乘脾，为肝木乘土；脾虚则肝乘，为土虚木乘。此条即前者，邪盛而正未虚者则传邪，此条刺期门为泄邪而制传，肝木乘脾之治也；邪盛而正已虚者则受邪，仲景云"见肝之病，知肝传脾，当先实脾"，为土虚木乘之治也。推求脉证，章虚谷辨之颇详，如谓："腹满谵语，阳明之里证也。脉浮而紧，太阳之表脉也。脉证不合，必当求其故矣。此由肝邪犯脾而腹满，必无潮热、手足漐漐汗出等阳明之实证也。其腹虽满，按之必不实痛，大便或亦不坚。当刺期门以泻肝邪，再解伤寒之表邪也。此证辨在几微，盖肝风内炽，即发谵语，不独胃实方有谵语也。如或不解，误认胃实而用下法，木既克土，下之表邪内陷，必死不可救矣。"章氏发微，足资参考。

一〇九、**伤寒发热，啬啬恶寒**①，**大渴欲饮水**②，**其腹必满**③，**自汗出，小便利，其病欲解**④，**此肝乘肺也**⑤，**名曰横**⑥，**刺期门**⑦。

【提要】论肝邪乘肺。

【校疏】①**伤寒发热，啬啬恶寒**：啬啬恶寒，参前第一二条注。发热恶寒，证似太阳，但头不痛，项不强，知其非太阳证，从下文可推知为肝乘肺，肺受邪乘，毛窍闭塞使然。②**大渴欲饮水**：木火刑金，津亏故饮水自救。③**其腹必满**：《素问·至真要大论》云"诸气膹郁，皆属于肺"。肺受肝侮，治节不行则腹满。④**自汗出，小便利，其病欲解**：倒装句，接"刺期门"之后。刺期门以泄肝邪，肺不受侮，玄府通畅，治节得行，水道得通，故自汗出，小便利，为病欲解。⑤**此肝乘肺也**：肝属木，肺属金，金克木，金为木所不胜，是木旺侮金，非金虚木侮。此"乘"当作"侮"讲。⑥**名曰横**：成无己云："横者，言其气横逆，反乘所不胜也。"参上条注④。⑦**刺期门**：刺期门可泄肝邪，肝邪泄则肺不受侮，汗自出，小便利而病愈矣。

【按语】此条肝邪侮肺，治节不行，而见发热、啬啬恶寒，证颇似太阳，但太阳病当有头项强痛，故不可用桂枝；大渴欲饮水，证类阳明，但阳明当有大热而无腹满，故不可用白虎。表里证出于疑似之间，但仔细推敲，自有霄壤之别。期门一刺，肝邪一泄，治节得持，肺气得行，诸证霍然于针后也。

一一〇、**太阳病二日**①，**反躁**②，**反熨其背而大汗出**③，**火热入胃，胃中水竭**④，**躁烦，必发谵语**⑤；**十余日，振栗，自下利者**⑥，**此为欲解也**⑦。**故其汗从腰以下不得汗，欲小便不得**⑧，**反呕欲失溲**⑨，**足下恶风，大便硬**⑩，**小便当数而反不数及不多**⑪；**大便已，头卓然而痛**⑫，**其人足心必热，谷气下流故也**⑬。

【提要】 论太阳病误火坏证及正复欲解的机理。

【校疏】 ①**太阳病二日**：太阳病初期，具太阳病脉证，邪尚在表，未及传变。②**反躁**：邪在表当不见躁，今见躁，故曰"反"。若兼见脉数急，则为传变之候（参第四条）；只见证变而未见脉变，是与第二四条同，为邪郁甚而将热变之候。③**反熨其背而大汗出**：熨，治法之一，指将药物炙热或以砖瓦烧热，外用棉布包裹，放置体表，以散寒邪的一种治法。太阳病而见躁，当刺风池、风府后，予桂枝汤；若内热郁甚，可予辛凉之剂，而不可以热治，故曰"反"。热以热治，迫津外泄，故见大汗出。④**火热入胃，胃中水竭**：火邪迫汗，直耗胃津，胃热津枯。⑤**躁烦，必发谵语**：热盛伤津，胃肠干燥，浊热上扰则躁烦、谵语。⑥**十余日，振栗，自下利者**：津液来复，由屈而伸，与邪相争则振栗，与温病将愈之战汗同。津复肠润，则自下利。⑦**此为欲解也**：津亏而复，津液相成，神乃自生，故度其欲解也。⑧**故其汗从腰以下不得汗，欲小便不得**：火迫误汗，火性炎上，汗发于上，津亏于下，化源乏竭，故腰以下不得汗，小便不得，此论误汗之又一种状况。⑨**反呕欲失溲**：火迫误汗，胃津内伤，胃气上逆则欲呕；津亏于下，气化不及，故欲失溲，与欲小便不得同理。⑩**足下恶风，大便硬**：津伤于下，营阴不敛，故足下恶风；津亏肠燥，则大便硬。⑪**小便当数而反不数及不多**：大便硬，小便当数，为水液偏渗膀胱之脾约证；今小便不数、不多，乃津伤益甚之候，而非脾约证。⑫**大便已，头卓然而痛**：卓然，突然。汉代王充《论衡·命禄》云："逢时遇会，卓然卒至。"大便则气津下行，劳伤正气，清空失濡，清阳不充，上下骤发，故头卓然而痛。⑬**其人足心必热，谷气下流故也**：误汗于上，津亏于下，中气不健，阴火下流，故足心发热。

【按语】 本条从"太阳病二日"至"此为欲解也"，论误火伤津，俟十余日津气来复的过程，顺理成章，文义相贯。后面文字，诸家认为文义舛错，阙疑待考，余以为作叙述误火伤津之又一转归，以大便硬与脾约证相鉴别。头痛、谷气下流更具深意。盖误汗伤津，中气虚馁，脾精不升，谷气下流，为气虚发热，阴火下流之滥觞也。金元时李东垣论甘温除热之候，立论颇精，如谓："脾胃气虚，则下流于肾，阴火得以乘其土位，故脾证始得，则气高而喘，身热而烦……为头痛，为渴，而脉洪。脾胃之气下流，使谷气不得升浮，是春生之令不行，则无阳以护其营卫，则不任风寒，乃生寒热，此皆脾胃之气不足所致也……惟当以辛甘温之剂，补其中而升其阳，甘寒以泻其火则愈矣。经曰：劳补温之，损者益之。又云：温能除大热，大忌苦寒之药损其脾胃。"先贤宏论，足资后人掩卷深思也。

一一一、**太阳病中风**①，**以火劫发汗**②，**邪风被火热**③，**血气流溢，失其常度**④。**两阳相熏灼**⑤，**其身发黄**⑥，**阳盛则欲衄**⑦，**阴虚小便难**⑧，**阴阳俱虚竭，身体则枯燥**⑨，**但头汗出**⑩，**剂颈而还**⑪，**腹满微喘**⑫，**口干咽烂**⑬，**或不大便**⑭，**久则谵语，甚者至哕**⑮，**手足躁扰，捻衣摸床**⑯，**小便利者，其人可治**⑰。

【提要】 火逆致血气流溢病变及预后。

【校疏】 ①**太阳病中风**：概言太阳中风或伤寒。②**以火劫发汗**：方有执云："强夺而取之谓劫。"火劫，指用烧针、熏、熨、灸等火法强迫取汗。③**邪风被火热**：邪风，指太阳病所中风寒。被，加上。《荀子·不苟》："国乱而治之者……去乱而被之以治。"梁起雄释引《广雅·释诂》："被，加也。"火热，即火劫之热。全句意为：邪风加上大热，二邪相合，病从热化。④**血气流溢，失其常度**：常度，固定的规律或法度。汉代东方朔《答客难》："天有常度，地有常形，君子有常行。"此指气血运行的规律。血得热以流，气得热而溢，邪风加火热，迫于气血，气血运行失常。⑤**两阳相熏灼**：两阳，风为阳邪，火邪阳热，故曰两阳熏灼，乃阳热过盛，燔灼蒸腾之谓。⑥**其身发黄**：邪热内伤肝胆，胆汁外溢则身发黄色。⑦**阳盛则欲衄**：阳盛，即阳邪过盛，火毒上蒸，灼伤阳络则衄。⑧**阴虚小便难**：火毒下灼津液，阴液枯竭，无源化溲，故小便难。⑨**阴阳俱虚竭，身体则枯燥**：此"阴阳"，犹言"气血"。热邪伤津，复能耗气，气血俱虚，肌肤失养则身体枯燥。⑩**但头汗出**：热蒸于上，则但头汗出。⑪**剂颈而还**：剂，齐。

还，息止。《文选·鲍照〈舞鹤赋〉》："风去雨还，不可谈悉。"即头汗至颈而止。⑫**腹满微喘**：热聚肠胃则腹满，热伤肺气则微喘。⑬**口干咽烂**：火热炎上，伤津腐肉则口干咽烂。⑭**或不大便**：热壅于肠，腑气不行，则不大便。⑮**久则谵语，甚则至哕**：至，深也。《国语·晋语一》："君以骊姬为夫人，民之疾心固皆至矣。"韦昭注："至，深也。"热壅肠胃，津伤便硬，浊热内扰则谵语，胃气败坏日深则为哕。《素问·宝命全形论》云："病深者，其声哕。"⑯**手足躁扰，捻衣摸床**：火热内盛，扰乱心神，阴阳俱竭，则手足躁扰，捻衣摸床，为临床危候之一。⑰**小便利者，其人可治**：小便利，提示津液虽伤未亡，化源未竭，气化尚行，存得一分津液，便有一分生机，故云"可治"。又，桂林古本《伤寒论》"其人可治"句下，有"宜人参地黄龙骨牡蛎茯苓汤主之"一句，并附方"人参地黄龙骨牡蛎茯苓汤方：人参三两，干地黄半斤，龙骨三两，牡蛎四两，茯苓四两。上五味，以水一斗，煮取三升，分温三服"，可参。

【按语】或谓伤寒重阳气，而温病重津液，此言差矣。一部《伤寒论》，不仅处处以顾护阳气为要，其存津液之心，何尝不昭昭示人。此条"小便利者，其人可治"，示人治热病而勿忘存津液之旨，留得一分津液，便得一分生机，故云"其人可治"。大哉大论，揆方度意，尽在其中矣。

一一二、伤寒脉浮①，医者以火迫劫之②，亡阳③，必惊狂④，卧起不安者⑤，桂枝去芍药加蜀漆牡蛎龙骨救逆汤主之。

【提要】论火劫亡阳之证治。

【校疏】①**伤寒脉浮**：浮脉主表，太阳表证，汗解为妥。②**医者以火迫劫之**：火迫劫，即火劫强使发汗，参上条注②。③**亡阳**：亡，丢失，这里指耗伤。大劫迫汗，汗为心液，汗多则耗伤心阳。④**必惊狂**：惊狂，即惊惕狂乱，精神失常。阳气者，养神则精，今汗多伤阳，心神浮越，神不守舍，故可能发惊狂。⑤**卧起不安者**：成本作"起卧不安"。心中烦乱，坐卧不宁之状，心神浮越使然。

【按语】火迫发汗，从《伤寒论》看，是汉代常用汗法之一，用之不当，汗不如法，误变在即。然同一误汗，变证径庭。大抵素体心阴不足，易耗心阴；素体心阳不振，易损心阳；素体热盛，热变在即，如第一一一条。又以同一多汗亡阳论，误服大青龙致筋惕肉𬌗而用真武汤，以其多汗而肌肤失煦也，用药重在温阳；火迫劫汗而惊狂不安，用桂枝去芍药加蜀漆牡蛎龙骨救逆汤，以其神荡而不守舍也，用药重在安神。由此可见，仲景用方，识在机先，各有千秋，伏其所主，求其所因，岂不了了者轻而得之乎？

桂枝去芍药加蜀漆牡蛎龙骨救逆汤方

桂枝三两（去皮）　甘草二两（炙）　生姜三两（切）　大枣十二枚（擘）　牡蛎五两（熬）　蜀漆三两（洗去腥）　龙骨四两

上七味，以水一斗二升，先煮蜀漆减二升，内诸药，煮取三升，去滓，温服一升。本云：桂枝汤，今去芍药，加蜀漆、牡蛎、龙骨。

一一三、形作伤寒①，其脉不弦紧而弱②。弱者必渴③，被火必谵语④；弱者发热脉浮⑤，解之，当汗出愈。

【提要】论阴虚不可火攻。

【校疏】①形作伤寒：证似伤寒表证，当有发热恶寒证，表证非表。②其脉不弦紧而弱：证属伤寒，脉当见弦紧而浮，今脉弱，可察阴液内虚。③弱者必渴：阴虚液亏，必引水自救，故见渴。④被火必谵语：阴虚内热，被火伤津，二火相并，阴液益虚而内热益炽，扰于心则发谵语。⑤弱者发热脉浮：发热而脉见浮弱，阳浮者热自发，阴弱者汗自出，可酌用桂枝汤。

【按语】此条"渴""解之"最具眼目，读者当识之。脉弱可见诸阴阳气血诸虚证，唯"渴"字一出，一锤定音，阴虚已成的证。倘误用火攻，两火相煽，阴虚风动，轻则谵语，重则瘛疭。若里虚而见表证，当权衡阴阳气血孰虚，方可"解之"。"解之"二字，示人以法，学者当从无字处读出有字来。假若贸然汗之，发表不远热，与火攻无二，不但病不除，变证踵至矣。

一一四、太阳病，以火熏之，不得汗，其人必躁①，到经不解②，必清血，名为火邪③。

【提要】论火邪动血。

【校疏】①不得汗，其人必躁：用火熏之法强使汗出，火邪外攻，表邪内郁，肌腠致密，汗不得出，热无从泄，内热燔灼，躁扰不安。②到经不

解：丹波元简云："到经二字未详。"考"到"字，作去解，《后汉书·吴祐传》云："民有争诉者……或身到闾里，重相和解。"到经，即去经，犹言六七日经尽将去之时，表证尚未解除。③**必清血，名为火邪**：清血，即圊血，便血之谓。不从汗泄，必从血解，热迫血行则清血。因火熏致热，因热致血，故名火邪。

【按语】表当表解，此为正治法。麻黄汤证有邪郁化热，不从汗解，必得衄解之例，缘血汗同源，泄热则一，此条虽邪非久郁，然火熏致变，内热迫血，机理相贯，盖热伤阳络则衄血，热伤阴络则清血，若血出病解，视同红汗，否则即宜清热凉血，以息邪火之患。

一一五、**脉浮热甚**①，**而反灸之，此为实**②。**实以虚治**③，**因火而动，必咽燥吐血**④。

【提要】表热误灸，迫血上行。

【校疏】①**脉浮热甚**：表热实证，宜辛凉解表。②**而反灸之，此为实**：愚意以为此句倒装，"而反灸之"接"此为实"后，实证当用泻法，不当以虚证之灸法，故云"反"。③**实以虚治**：灸法乃针对里气虚寒之法，今施于表热实证，故云实以虚治。④**因火而动，必咽燥吐血**：火攻于外，热炽于内，邪无出路，炎上攻于咽喉，则咽燥吐血。

【按语】观火逆诸条，可知汉时表证用火攻，取法运用甚多。法遗今日，农村尚有表证熏之取汗的古法。若遇外感风寒，则一汗可解；若外感风热，汗则咽燥，甚则吐血、衄血，则直宜清热解毒，其血自止。陈修园谓与大黄泻心汤，甚得仲景心法。

一一六、**微数之脉，慎不可灸**①。**因火为邪，则为烦逆**②，**追虚逐实，血散脉中**③，**火气虽微，内攻有力**④，**焦骨伤筋，血难复也**⑤。**脉浮，宜以汗解**⑥，**用火灸之，邪无从出**⑦，**因火而盛**⑧，**病从腰以下，必重而痹，名火逆也**⑨。**欲自解者，必当先烦，烦乃有汗而解**⑩，**何以知之？脉浮，故知汗出解**⑪。

【提要】论数脉禁灸及脉浮火逆自愈候。

【校疏】①**微数之脉，慎不可灸**：微数，主阴虚火盛，治宜滋阴清热。灸系火热，慎不可予。②**因火为邪，则为烦逆**：火攻寒则正，火攻热则邪，热以热治，二火相攻，烦躁内生。如尤在泾云："烦逆者，内烦而火逆也。"
③**追虚逐实，血散脉中**：误用灸法，耗伤已虚之阴，谓之追虚；助既盛之
火，谓之逐实。散，亡失也。《逸周书·文酌解》："留身散真。"孔晁注：
"散，失也。"《国语·齐语》："其畜散而无育。"韦昭注："散，谓亡失也。"
血散脉中，即脉中血散，因灸而耗伤津血。④**火气虽微，内攻有力**：艾火
虽微，伤阴助火甚速。⑤**焦骨伤筋，血难复也**：焦，干燥。汉代马第伯
《封禅仪记》："稍疲，咽唇焦。"津血既伤，筋骨失却濡养，为焦骨，为伤
筋。时至此局，复与养阴益血，为时已晚，故云"血难复也"。后世温病学
之"救阴不在血，而在津与汗"的论点即出此后。血既难复，则滋阴之举，
首重津汗，否则晚矣。⑥**脉浮，宜以汗解**：此句以后，成本析为另一条。
脉浮，病在表，故宜汗解。⑦**用火灸之，邪无从出**：误火取汗，表邪内
郁，火邪外攻，邪无出路。⑧**因火而盛**：因，由于。表邪因火逆而盛于
里。⑨**病从腰以下，必重而痹，名火逆也**：热沸于上，气伤于下，气伤则
重，血伤则痹，因火灸而变，故名火逆。⑩**欲自解者，必当先烦，烦乃有
汗而解**：戕正不甚，正气有望来复，病可从汗出邪去而解，汗出可测津气
来复，唯于汗出之际而先烦，此烦乃正气抗邪之兆，随烦汗出，诸症平复，
邪因得解。⑪**何以知之？脉浮，故知汗出解**：脉浮，虽火逆之变，所伤不
甚，病仍居表，脉浮可证，故知汗出可解。

【按语】本条前半截论阴虚火旺误灸而致变证，提示阴虚之人，不可以
火热复耗其血，对后世临床施治有重要影响。"火气虽微，内攻在力"更具
临床意义，治求速效，其效也缓；治误生变，其变也速。滋阴尚乏显效，
耗阴立竿见影，临证不可不慎。若病至"焦骨伤筋"，虽华佗、扁鹊无以回
天。后半截论脉浮自解之理，柯韵伯云："欲自解，便寓不可妄治意。诸经
皆有烦，而太阳更甚，故有发烦、反烦、更烦、复烦、内烦等证。盖烦为
阳邪内扰，汗为阳气外发，浮为阳盛之脉。脉浮则阳自内发，故可必其先
烦。见其烦，必当待其有汗，勿遽妄投汤剂也。汗出则阳胜，而寒邪自解
矣。若烦而不得汗，或汗而不解，则审脉定证。麻黄、桂枝、青龙，随所
施而恰当矣。"柯氏之论，深得仲景心法，宜参。

一一七、**烧针令其汗**①，**针处被寒**②，**核起而赤者**③，**必发奔
豚**④，**气从少腹上冲心者**⑤，**灸其核上各一壮**⑥，**与桂枝加桂汤，更
加桂二两也**⑦。

【提要】论烧针后感寒而致奔豚的证治。

【校疏】①**烧针令其汗**：烧针，即火针。用烧针取汗。李时珍云："火针者，《素问》所谓燔针、焠针也。张仲景谓之烧针，川蜀人谓之煨针。其法：麻油满盏，以灯草二七茎点灯，将针频涂麻油，灯上烧令通赤，用之。"②**针处被寒**：被，遭受。《后汉书·逸民传·逢萌》云："吏被伤流血，奔而还。"火针之针孔较大，针后感受风寒侵袭。③**核起而赤者**：核，针处肿起状。寒侵于表，火邪不散，寒胜则浮，热胜则肿，故核起而赤。④**必发奔豚**：必，可能，非必然之意。奔豚，《难经·五十六难》云："肾之积，名曰奔豚，发于少腹，上至心下，若豚状，或上或下无时。"⑤**气从少腹上冲心者**：心，即胸部。烧针令汗，心阳伤于上，针处被寒，寒水动于下，下焦寒气乘虚上逆，故发奔豚。⑥**灸其核上各一壮**：一壮，即一炷艾火。针外被寒，故灸红肿核上各一壮，以散寒邪。⑦**与桂枝加桂汤，更加桂二两也**：桂枝加桂汤上温心阳，下降冲逆，故宜予之。

【按语】本条论太阳伤寒，火逆而复感寒邪之证。太阳伤寒，烧针令汗，旧寒随汗而除，核起而赤，新寒随针而至，一句"针处被寒"，别开生面，其寓意重在感寒，不在针与不针。验之于临床，针处被寒发者鲜，形寒就冷发者多。仲景紧扣病机，以病说病，寓意深刻可见，学者不可泥于句下，一叶以障目，自然一反而三省也。

桂枝加桂汤方

桂枝五两（去皮） 芍药三两 生姜三两（切） 甘草二两（炙） 大枣十二枚（擘）

上五味，以水七升，煮取三升，去滓，温服一升。本云：桂枝汤，今加桂满五两。所以加桂者，以能泄奔豚气也。

一一八、**火逆下之**①**，因烧针烦躁者**②**，桂枝甘草龙骨牡蛎汤主之**③。

【提要】火逆误下，复用烧针而烦躁的证治。

【校疏】①**火逆下之**：吴谦云："火逆者，谓凡火劫取汗致逆者也。"参第一一六条。火逆之证，阳盛阴虚，误为里实而下之，雪上加霜，阴阳俱虚竭。②**因烧针烦躁者**：火逆迫汗伤阳，误用攻下伤阴，下之不愈，复加烧针取汗，益迫其已虚之阳，心阳受损，心神浮越，则见烦躁。③**桂枝甘草龙骨牡蛎汤主之**：桂、甘温通心阳，龙、牡潜镇心神，方证合拍，故为主方。

【按语】本条宜与前第六四条合参，二者有轻重之别。第六四条误在汗多，此则一而再，再而三，二误尚引日，三误损心阳。二者虽成因路歧，然损及心阳，归宿则一。所微异者，前者发汗过多，损其心阳，以"心下悸，欲得按"为主证，治重温通心阳；此则火疗致误，损伤心阳而心神浮越，以"烦躁"为主证，病情较重，治疗以温通心阳、潜镇安神，佐用龙骨、牡蛎。

桂枝甘草龙骨牡蛎汤方

桂枝一两（去皮） 甘草二两（炙） 牡蛎二两（熬） 龙骨二两

上四味，以水五升，煮取二升半，去滓，温服八合，日三服。

一一九、太阳伤寒者①，加温针②，必惊也③。

【提要】太阳伤寒误用温针之变证。

【校疏】①**太阳伤寒者**：太阳伤寒，风寒蔽表，治宜辛温解表，用麻、桂之属。②**加温针**：温针，参第一六条注。温针迫汗，火逆之机，伤阴耗阳，误变在即。③**必惊也**：心阴受损，心阳耗伤，心气内动，心神浮越，故"必惊"。陈修园云："太阳伤寒者，若在经脉，当用针刺；若在表在肌，则宜发汗，宜解肌，不宜针刺矣。若加温针，伤其经脉，则经脉之神气外浮，故必惊也。"

【按语】以上十条论火逆变证。盖上古治病多用针灸，其时气候寒冷，以热治寒，温以灸焫。延及当今农村，亦不问寒热，温熏取汗之法尚存。然火法施之既多，火逆变证亦多。谓熨其背、火劫发汗、火迫劫之、被火、以火熏之、脉微数而用灸、烧针令汗、火逆烧针、温针等，不一而足，皆以表证误用火攻，因火为邪，因邪致逆，伤阳耗阴，变证蜂起。仲景明言："火气虽微，内攻有力。"可知火法的运用，其去病也缓，致病也速。今时虽火法运用不多，但姜桂乌附、荆防羌独之类，一以辛温燥烈而致逆，一以过汗而亡阳损阴，以药逆之者不鲜矣，殊途同归，证候雷同。阅古以鉴今，治之以法，岂于医林无补哉？

一二〇、太阳病，当恶寒发热，今自汗出，反不恶寒发热①，关上脉细数者，以医吐之过也②。一二日吐之者，腹中饥，口不能食③；三四日吐之者，不喜糜粥，欲食冷食，朝食暮吐④，以医吐之所致也，此为小逆⑤。

【提要】 论太阳病误吐中虚的证治。

【校疏】 ①**今自汗出，反不恶寒发热**：太阳伤寒，恶寒、发热而无汗；太阳中风，恶风、发热而汗出。现仅见自汗，不见恶风寒，可知表证已解。②**关上脉细数者，以医吐之过也**：关以候脾胃，细为血虚，数为有热。从脉可揣知，乃因以吐解表，表解中伤，故云医吐之过。③**一二日吐之者，腹中饥，口不能食**：一二日吐之，邪势尚浅，吐后表解，胃气伤而脾气未伤，故腹中饥，口不能食。④**三四日吐之者，不喜糜粥，欲食冷食，朝食暮吐**：三四日邪入已深，吐之脾胃俱伤，脾虚不运，胃津不足，故不喜糜粥。热客胃中，则欲食冷食。脾虚不运，则朝食暮吐。⑤**以医吐之所致也，此为小逆**：虽误吐致脾胃一时受伤，但表证得解，损中不甚，故其逆也小。

【按语】 吐法为祛邪法之一，用之不当，极易戕伤脾胃。古时以吐法解表，今时虽临床鲜用之解表，但施涌吐者尚存。要在误吐致变，表邪已解，而正气无内陷之虞，其逆也小。经云：气和而生，津液相成，神乃自生。张子和曾作《汗吐下三法赅尽治病诠》一文，将吐法推而广之，神而施之，如橐驼种树，所在全活。然中下天资，虽欲效法而不可得，恐病不除而反损中气也。

一二一、太阳病吐之①，但太阳病当恶寒②，今反不恶寒，不欲近衣③，此为吐之内烦也④。

【提要】 论太阳病误吐而内热生烦。

【校疏】 ①**太阳病吐之**：太阳病当汗之。吐之，乃古之治法，极易致变。②**但太阳病当恶寒**：但，只是。风寒外袭，有一分恶寒，便有一分表证。③**今反不恶寒，不欲近衣**：不恶寒，表证随吐而去；不欲近衣，误吐致客热内生。④**此为吐之内烦也**：误吐伤津，津伤生热，热则内烦。

【按语】 误吐取汗，虽表证已去，而内烦踵至。上条言一二日吐之者仅见腹中饥、口不能食，虽伤不甚；三四日吐之者不喜糜粥，欲食冷食，食冷者，津伤胃燥也；由食冷而内烦，可想必五六日吐之，由津伤而生内热，可测知烦由热成，非上条之小逆可比。故《医宗金鉴》云："吐后内热生烦，是为气液已伤之虚烦，非未经汗下之实烦也。以上之法，皆不可施，惟宜用竹叶石膏汤，于益气生津中，清热宁烦可也。"

一二二、病人脉数，数为热，当消谷引食①，而反吐者②，此以发汗，令阳气微，膈气虚，脉乃数也③。数为客热④，不能消谷，以胃中虚冷，故吐也⑤。

【提要】 汗及客热，胃中虚冷致吐的脉证。

【校疏】 ①**病人脉数，数为热，当消谷引食**：脉数主热，热则磨谷，故消谷善饥而引食。②**而反吐者**：按脉当引食，今见吐，故云"反"。③**此以发汗，令阳气微，膈气虚，脉乃数也**：此以，是以，因此。《墨子·修身》："慧者心辨而不繁说，多力而不伐功，此以名誉扬天下。"令，使。乃，于是。因发汗使在表之阳气虚微，膈间之中气不足，脉于是见数，可见此数乃虚数也。④**数为客热**：尤在泾云："浮热不能消谷，为虚冷之气逼而上浮，如客之寄，不久则散，故曰客热。"⑤**不能消谷，以胃中虚冷，故吐也**：汗后伤阳，胃中虚冷，非唯消谷无能，且不能内谷，故吐也。

【按语】 此条与上两条相较，上两条乃误吐致变，此则误汗致吐，同一吐证，一见于汗前，一发于汗后。发于汗前者，因吐取汗，胃燥津伤，治以益气生津养胃，宜竹叶石膏汤之属；见于汗后者，汗多伤阳，胃中虚冷，治以温中散寒和胃，理中汤加砂仁、半夏之属。一寒一热，泾渭分明，学者当细心玩味，方能心领神会，以窥堂室之奥理。

一二三、太阳病，过经十余日①，心下温温欲吐②，而胸中痛③，大便反溏，腹微满④，郁郁微烦⑤，先此时自极吐下者⑥，与调胃承气汤⑦。若不尔者，不可与⑧。但欲呕，胸中痛，微溏者，此非柴胡汤证⑨，以呕，故知极吐下也⑩。

【提要】 论吐下致变及调胃承气汤与大柴胡汤之鉴别运用。

【校疏】 ①**太阳病，过经十余日**：表证已去曰过经，虽表证已去，而十余日其病不解。②**心下温温欲吐**：温（wò 卧）温，作"嗢嗢"解，反胃欲呕的声音。如吴谦云："温温，当是嗢嗢。嗢嗢者，乃吐饮之状也，当改之。"一说与"愠愠"同，如丹波元简云："盖温温，与愠愠同。《素问·玉机真脏论》：'背痛愠愠。'马氏注：'愠愠，不舒畅也。'"盖前者以声响名，后者以感觉言，二者皆通。唯柯韵伯解为温热之温，似不可遵。误吐伤中，彻心中无奈，而温温欲吐也。③**而胸中痛**：而，强调胸中痛甚。吐极气逆，气机不畅。④**大便反溏，腹微满**：误下致热邪郁阻肠胃，热迫津下则便溏，气机壅滞则腹微满。⑤**郁郁微烦**：吐下伤中，胃燥化热，热扰胸中则郁郁微烦。⑥**先此时自极吐下者**：先此时，即病证出现之前。自，用也。《尚书·皋陶谟》："天秩有礼，自我五礼有庸哉。"孔传："自，用也。"极，程度副词，尤甚，最，过度。《史记·高祖本纪》："高祖曰：丰，吾所生长，极不忘耳。"极吐下，即过度吐下。妄用吐下，徒伤中气，非特病不除，且变证四起矣。⑦**与调胃承气汤**：温温欲吐，郁郁微烦，腹满便溏，乃胃肠燥热作祟。然既吐下在前，不可复与峻猛，宜调胃承气汤微和胃气。⑧**若不尔者，不可与**：不尔，不如此。《管子·海王》："不尔而成事者，天下无有。"如果非吐下而致上述诸症，不可妄投调胃承气汤。因便溏、腹满不经误下而见，是为脾胃虚寒，病系太阴。不经吐下而温温欲吐、郁郁微烦，为邪传少阳，枢机不利。二证皆非调胃承气汤所宜，故须严格鉴别。⑨**但欲呕，胸中痛，微溏者，此非柴胡汤证**：欲呕得自极吐下，而非喜呕；胸中痛得自吐极，而非胸胁苦满；复见微溏，热壅肠胃，证出误治，故非柴胡汤证。⑩**以呕，故知极吐下也**：大吐大下，戕伤中气，故呕，少阳病之呕为病胆逆胃，是以知极吐下也。

【按语】太阳病过经十余日，表证已去而病不除，既见胃脘烦闷不畅，温温欲呕，郁郁微烦，与少阳病之心烦喜呕相类，然少阳病不见腹满便溏，且非吐下而成，故非邪入少阳。又腹微满，心中烦闷，与阳明病相类，但阳明病不该便溏而胸中痛，故云"反溏"，从"先此时自极吐下者，与调胃承气汤"来看，乃大吐大下，损伤津液，胃燥化热，邪郁胃肠，故与调胃承气汤泻热润燥和胃，以期邪去正复，且谆谆告诫"若不尔者，不可与"，即不经极吐下，其温温欲吐，郁郁微烦，胸中痛，腹满便溏为第一○三条之大柴胡汤证，或疑似于"但见一证便是"之小柴胡汤，所以不可贸然投调胃承气汤。诚如柯韵伯云"若未经吐下，是病气分，而不在胃，则呕不止，而郁郁微烦者，当属之大柴胡矣"。

一二四、**太阳病六七日**①**，表证仍在，脉微而沉**②**，反不结胸**③**，其人发狂者，以热在下焦**④**，少腹当硬满**⑤**，小便自利者，下血乃愈**⑥**，所以然者，以太阳随经，瘀热在里故也**⑦**，抵当汤**

主之⑧。

【提要】 辨瘀热互结之蓄血重证。

【校疏】 ①**太阳病六七日**：为表邪入里之期。②**表证仍在，脉微而沉**：表证，脉当浮，今脉微而沉。微，乃稍微之意。而，表递进，犹并且。即脉微沉。虽表证尚在，但凭脉不浮而微沉，则知邪已入里矣。③**反不结胸**：结胸为痰水实邪结于胸胁脘腹的病证，证见胸胁及心下硬满疼痛。今邪虽内陷，而不在上焦，证非结胸。④**其人发狂者，以热在下焦**：热与血瘀结于下焦，上扰心神，故见发狂。⑤**少腹当硬满**：当，有也。晋代陆机《拟古诗·拟青青陵上柏》："人生当几何，譬彼浊水澜。"瘀热结于少腹，血气阻滞，气机不畅，故见少腹硬满。⑥**小便自利者，下血乃愈**：小便自利，病在血分为血蓄，治当下，故下血乃愈。⑦**以太阳随经，瘀热在里故也**：随，循，顺着。孙星衍疏《尚书·禹贡》："《淮南·修务训》'随山刊木'，高诱注：'随，循也。'循，意近行。"因太阳表邪循经内侵，瘀热结于下焦，故见少腹硬满，其人发狂。⑧**抵当汤主之**：此句当接"下血乃愈"句下。"抵当"二字，诸伤寒注家见解不一。如柯韵伯云："名之曰抵当者，直抵其当攻之所也。"方有执云："抵，至也……至当不易之正治也。"王晋三云："抵当者，至当也。"山田正珍云："按《尔雅·释虫》曰：蛭蟜，至掌。《名医别录》亦云：水蛭一名至掌。"先秦时"至掌"，古音为"抵当"，方以水蛭为君，故名之。

【按语】 本条当与第一〇六条合参，二者证情有轻重之别，治疗有先后之差。前者蓄血证轻，其人如狂，少腹急结，且有"血自下，下者愈"之机转，且先解其外，若血不自下者，则用桃核承气汤以活血通下；此条为蓄血重证，其人发狂，少腹硬满，瘀已成形，无自下血之机转，非峻下不除，故用抵当汤破血峻下，虽表证仍在，而里证病势深重，急治其里。正如柯韵伯云："下其血而气自舒，攻其里而表自解矣。"

抵当汤方

水蛭（熬） 虻虫各三十个（去翅足，熬） 桃仁二十个（去皮尖） 大黄三两（酒洗）

上四味，以水五升，煮取三升，去滓，温服一升。不下①，更服②。

【校疏】①不下：指服抵当汤应见下血，不下，为药力不达。②更服：更，再，斟酌之意。盖药性峻烈，不可孟浪，必俟不效而后方予之。

一二五、**太阳病，身黄**①，**脉沉结**②，**少腹硬**③，**小便不利者，为无血也**④；**小便自利**⑤，**其人如狂者，血证谛也**⑥，**抵当汤主之**⑦。

【提要】从小便利与不利辨下焦蓄血证。

【校疏】①**太阳病，身黄**：起于太阳病，而见身发黄色，为病已入里。②**脉沉结**：脉沉主里，结主邪结在内。③**少腹硬**：邪结下焦，气机不畅。④**小便不利者，为无血也**：小便不利者，为水结下焦之蓄水证，则身黄因湿出无路，湿热熏蒸肝胆所致。脉沉结为下焦水蓄之脉，少腹硬乃下焦水结之形，气化不行则小便不利，证非血结下焦，故为无血，即非蓄血证。⑤**小便自利**：邪结血分，气化尚行。⑥**血证谛也**：谛（dì 第），确凿之意。血热相瘀，停蓄下焦，上熏肝胆则身黄，脉沉结为血蓄下焦之脉，少腹硬为血蓄下焦之形，病在血分确凿。⑦**抵当汤主之**：热瘀发黄，为蓄血重证，故宜抵当汤峻下瘀血，血自下，下者愈，此条又补出蓄血重证之又一表现——身黄。

【按语】本条承上条重申蓄血与蓄水之鉴别，提出了二者的又一共同表现，即身发黄色。柯韵伯云："太阳病发黄与狂，有气血之分，小便不利而发黄者，病在气分，麻黄连翘赤小豆汤症也。若小便自利而发狂者，病在血分，抵当汤证也。湿热留于皮肤而发黄，卫气不行之故也。燥血结于膀胱而发黄，营气不敷之故也，沉为在里，凡下后热入之证，如结胸发黄蓄血，其脉必沉，或紧、或微、或结，在乎受病之轻重，而不可以因症分也。水结、血结，俱是膀胱病，故皆少腹硬满，小便不利是水结，小便自利是血结，如字，助语词，若以如字实讲，与蓄血发狂分轻重，则谬矣。"柯氏以如字作虚词讲，以区别于桃核承气汤之如狂，似可不必，缘发黄、脉沉结、少腹硬而小便利，足证蓄血重证如此，非抵当汤峻下不可当，岂桃核承气汤之如狂、少腹满可下之乎？

一二六、**伤寒有热**①，**少腹满，应小便不利**②，**今反利者，为有血也**③，**当下之**④，**不可余药，宜抵当丸**⑤。

【提要】辨蓄血证之缓攻法。

【校疏】①伤寒有热：有热，即第一二四条"表证仍在"之互词。②少腹满，应小便不利：若水蓄下焦则气化不行，而见小便不利及少腹满。③今反利者，为有血也：小便自利，病非水蓄下焦，而为血蓄下焦，热瘀互结也。④当下之：瘀血内结，自应下之。不言攻之者，非桃核承气汤所能当之也。⑤不可余药，宜抵当丸：不可余药，谓不可用他药，只宜抵当丸。另谓煮丸汤滓，一并服下，不可剩余药滓。二者皆通。

【按语】抵当丸即抵当汤之丸剂，汤者荡也，丸者缓也，荡剂丸制，重剂而缓图，可知其所主证候当在桃核承气汤与抵当汤之间。具体地论，蓄血重证病深且急，其人发狂，少腹硬满者，宜抵当汤；蓄血尚轻，其人如狂，少腹急结者，宜桃核承气汤。且桃核承气汤有自解之机，此证介乎二者之间，恐桃核承气汤药力不达，抵当汤峻下太过，在文词上亦斟酌再三，桃核承气汤云"攻之"，抵当汤云"下之"，此则云"宜之"，虽叙证平淡，然"不可余药"一句，足以振聋发聩。证如抵当，而病势尚缓，故宜抵当丸主之也，仲景遣方用药精如此，不可不细察之也。

抵当丸方①

水蛭二十个（熬） 虻虫二十个（去翅足，熬） 桃仁二十五个（去皮尖） 大黄三两

上四味，捣分四丸，以水一升煮一丸，取七合服之。晬时当下血②，若不下者，更服③。

【校疏】①抵当丸方：以量较之，抵当汤每次服水蛭、虻虫各 10 个，桃仁 7 个，大黄 1 两；而抵当丸每次服水蛭、虻虫各 5 个，桃仁 6 个，大黄 18 铢。②晬时当下血：成无己云："晬时，周时也。"舒驰远云："晬时者，同十二时也。"③更服：再服。

一二七、太阳病，小便利者①，以饮水多，必心下悸②，小便少者，必苦里急也③。

【提要】从小便利否辨蓄水部位。

【校疏】①太阳病，小便利者：太阳病而见小便利，水未结下焦，气化尚行。②以饮水多，必心下悸：饮水多，水蓄心下，水动于中则为悸。③小

便少者，必苦里急也：小便少，则水蓄下焦，气化不行则少腹里急胀满，而苦里急也。

【按语】此上三条，论蓄血之小便利。本条重申蓄水证由于水蓄部位不同，亦可小便自利，说明在水蓄下焦时，小便利与不利是与蓄血证鉴别的一个要点。张隐庵云："此言小便利不利不同于血证也。太阳病小便利者，有以饮水多，夫饮水多，心下必悸矣。小便不利而少者，有以气不化，气不化必苦里急也，其不同于血证者如此。"论中虽未明方治，然病机所及，水停中焦者，宜用茯苓甘草汤；水停下焦者，宜用五苓散。

辨太阳病脉证并治下

一二八、问曰①：病有结胸，有脏结，其状如何？答曰：按之痛②，寸脉浮③，关脉沉④，名曰结胸也。

【提要】辨结胸脉证。

【校疏】①问曰：问曰，自设自问。结胸与脏结，俱系误下而来，且有类似的硬满症，故予鉴别。②按之痛：水饮、邪热互结胸部，多及于腹，属阳属实，故从胸至腹按之则痛，为有形邪结之征。③寸脉浮：必浮而有力，寸以候上，浮为有热，说明胸中邪实。④关脉沉：关以候中，沉主饮结，说明饮结心下。

【按语】结者，邪结也；胸者，胸膈也。结胸谓有形之邪凝结胸膈也，为以胸脘部疼痛为主症的一种病证。表证误下，热邪内陷，与有形痰水凝结胸膈之间，其证属实，故按之疼痛，甚则拒按。阳邪居胸，寸脉应之而浮，水邪凝结于中，关脉为之沉，一浮一沉，阳中有阴，为水热互结之候。

一二九、何谓脏结？答曰：如结胸状①，饮食如故②，时时下利③，寸脉浮④，关脉小细沉紧⑤，名曰脏结。舌上白胎滑者，难治⑥。

【提要】辨脏结脉证。

【校疏】①如结胸状：脏结之证，证类结胸，即有心下满甚或连及少腹疼痛，为邪结在脏，属阴属虚。②饮食如故：邪结在脏，胃无实邪壅滞，故饮食如故。③时时下利：时时，经常。阳虚中寒，脾气不升，运化无力，则见时时下利。④寸脉浮：必浮而无力。寸以候上，主阳虚于上。⑤关脉小细沉紧：关以候中，脉细主虚，脉沉主里，脉紧主寒，合主邪结于脏，寒实于里。⑥**舌上白胎滑者，难治**：胎，同苔。舌上白苔滑，主里阳虚衰，气寒津凝。因邪结深重，攻补两难，故云难治。

【按语】 结者，邪结也，脏结谓有形之邪结于内脏也。汪苓友云："脏结证，其人胃中本无食，下之太过，则脏虚邪入，冷积于肠，所以状如结胸，按之不痛，能饮食，时下利，舌上胎滑，此非真寒证，乃过下之误也。"素体虚寒，复经误下，里气先虚，气寒津凝，攻补两难，进退维谷，为预后不良之证。又，《医宗金鉴》云："按此条'舌上白胎滑者难治'句，前人旧注皆单指脏结而言，未见明晰，误人不少。盖舌胎白滑，即结胸证具，亦是假实；舌胎干黄，虽脏结证具，每伏真热。脏结阴邪，白滑为顺，尚可温散；结胸阳邪，见此为逆，不堪攻下，故为难治。"临床结胸证，舌见白苔滑者实属不少，《医宗金鉴》从临床观察出发，灼见非凡，临证宜仔细体察，方不致流入随文误途。

一三〇、**脏结无阳证**①，**不往来寒热**②，**其人反静**③，**舌上胎滑者**④，**不可攻也**⑤。

【提要】 论脏结属性及治禁。

【校疏】 ①**脏结无阳证**：成本将此条与上条合为一条。邪结在脏，气寒津凝，属虚属寒，并无发热脉浮等太阳表证，故云"无阳证"。②**不往来寒热**：往来寒热乃少阳热型。不往来寒热，是无少阳病之半表半里证。③**其人反静**：邪结于里，应见烦躁。今不躁反静，说明无阳明之里热证。④**舌上胎滑者**：乃脏虚寒凝，阳衰而津液不化之兆。⑤**不可攻也**：正虚邪实。攻邪则正气不支，自无攻下之理。

【按语】 "脏结无阳证"，一语道出脏结特征，既无太阳病之发热脉浮，又无少阳病之往来寒热，复不见病入阳明之烦躁而反静，三阳热证皆无，纯属里虚寒证，勾出其独阴无阳的本质。"舌上胎滑"更说明阳气虚衰，寒湿凝结，切不可贸然攻下，尤大忌妄投寒药。柯韵伯云："结胸是阳邪下陷，当有阳证见于下，故脉虽沉紧，有可攻之理。脏结是积渐凝结而为阴，五脏之阳已竭也，外无烦躁潮热之阳，舌无黄黑芒刺之胎，虽有硬满之证，慎不可攻，理中、四逆辈温之，尚有可生之义。"温里扶正，乃脏结治法。

一三一、**病发于阳而反下之**①，**热入因作结胸**②；**病发于阴而反下之，因作痞也**③。**所以成结胸者，以下之太早故也**④。**结胸者，**

项亦强⑤，如柔痉状⑥，下之则和⑦，宜大陷胸丸⑧。

【提要】 辨结胸与痞证的成因及大陷胸丸之证治。

【校疏】 ①**病发于阳而反下之**：第七条云"病有发热恶寒者，发于阳也"，邪在三阳，太阳当汗之，少阳当和之，阳明当清之，贸然施下，是为误治，故云"反"。②**热入因作结胸**：因，因此。三阳邪盛，误下则邪气内陷，与痰水有形之物相搏，结于胸膈，遂成结胸之证。③**病发于阴而反下之，因作痞也**：第七条云"无热恶寒者，发于阴也"，无热恶寒，病系三阴，阳气不足，内无痰饮实邪，不当攻下，故云"反"。若误下则戕伤脾胃之气，升降失常，气机滞塞，遂成痞证。痞者，痞塞不通之谓。④**所以成结胸者，以下之太早故也**：所以，由果探因。表当表解，结胸之成因，是因为表未解之前误下的缘故。⑤**结胸者，项亦强**：结有大小，邪有高下，水热互结于上，邪阻于津，失却濡润，致经脉不利而成项强。⑥**如柔痉状**：柔痉，是项背发强、角弓反张而汗出的一种病证。邪结偏高，能仰不能俯，故曰"如柔痉状"。⑦**下之则和**：和，平和，痊愈。水热互结，结于胸膈，治当攻下，水热一去，则津液敷布，项强转柔，故"下之则和"。⑧**宜大陷胸丸**：邪偏上者宜缓，邪偏下者宜速，本证邪偏于上，"下之则和"，宜和而不宜荡，故宜丸不宜汤。

【按语】 表证误下而成结胸、痞证，固属常见，而不因误下而成者，亦复不少。仲景以下为例，阐述病机，临床之际，当以脉症为凭，不可刻舟以求剑，食古而不化，刻求误下与否。"病发于阳而反下之"，表热因下入内，邪自外入，正气未虚；"病发于阴而反下之"，病发于里，无外邪入内，正气已虚。一虚一实，正是阴阳所指。钱天来谓"发于阳者，邪在阳经""发于阴者，邪在阴经"。张隐庵云："病发于阳者，发于太阳也；病发于阴者，发于少阴也。"舒弛远云："病发于阳，为风伤卫；病发于阴，为寒伤营。"柯韵伯云："阳者指外而言，形躯是也；阴者指内而言，胸中心下是也。"诸家各陈己见，争讼不休，难怪周禹载发出"其发阴发阳，一千年来，未有能知之者"的感叹。但细绎原文，验之于临床，一言以蔽之，曰阴阳者，虚实也，何疑窦之有哉！

大陷胸丸方

大黄半斤　葶苈子半升（熬）①　硝芒半升　杏仁半升（去皮，熬黑）

上四味，捣筛二味，内杏仁、芒硝合研如脂，和散，取如弹丸一枚；别捣甘遂末一钱匕②，白蜜二合，水二升，煮取一升，温，顿服之。一宿③乃下；如不下，更服，取下为效。禁如药法④。

【校疏】 ①葶苈子半升（熬）：熬，即炒。葶苈炒法，隔纸，炒令色变。②钱匕：古代量取药末的器具。《备急千金要方》卷一载："钱匕者，以大钱上全抄之；若云半钱匕者，则是一钱抄取一边尔，并用五铢钱也。"③一宿（xiǔ朽）：即一夜。④**禁如药法**：禁，禁止，避忌。意谓禁生冷、黏滑、五辛、肉腥、恶臭等物，以利药行。

一三二、结胸证，其脉浮大者①，不可下②，下之则死③。

【提要】 结胸脉见浮大而虚禁下。

【校疏】 ①**结胸证，其脉浮大者**：结胸当寸脉浮、关脉沉，今见浮而大，必浮大无力，为正气已虚；若浮大有力，为表证未解。②**不可下**：脉浮大有力者，表证未解，自当解表；脉浮大无力者，正气已虚，下之则益伤正气，邪气胶结难解，故不可下。③**下之则死**：表未解而下之，表邪内陷，其病益深；正虚邪实下之，虚者更虚，实者更实，必虚脱而死。

【按语】 方有执云："此示人凭脉不凭证之要旨，戒人勿孟浪之意。夫结胸之为阳邪内陷，法固当下，下必待实。浮为在表，大则为虚，浮虚相搏，则表犹有未尽入，而里未全实可知，下则尚虚之里气必脱，未尽之表邪皆陷，祸可立至。"此条示人治疗结胸要注意掌握脉证分寸，切勿过早攻下，而陷胸汤的使用，必俟里实已成，表邪已去，方可施用。

一三三、结胸证悉具①，烦躁者亦死②。

【提要】 结胸极危候。

【校疏】 ①**结胸证悉具**：悉，全；悉具即主证全具，指心下痛、按之石硬、项强如柔痉状、或不大便、舌上燥而渴、日晡小有潮热、从心下至少腹硬满而痛不可近等症状完全具备。张隐庵云："结胸证息悉者，在外之如柔痉状，在内之膈内拒痛，外内之证悉具也。"②**烦躁者亦死**：亦，承上条而言。尤在泾云："伤寒邪欲入而烦躁者，正气与邪争也，邪既结而烦躁者，正气不胜而将欲散乱也。"结胸证悉具，邪结已深，更见烦躁，为正不胜邪，真气将散之危候，预后不良，故曰死。

【按语】结胸证悉具，表明邪结已深，复见烦躁，病至极候，攻之则正气不及，不攻则邪实难去，进退两难，故预后多不良。本条较之第一三二条孟浪下之，乃同一结局。盖前者失于轻率，后者疏于拘谨。经云"谨守病机，各司其属，有者求之，无者求之……必先五胜"，方能"疏其血气，令其调达，而致和平"。否则察失其机，治失其时，焉有不死之理？

一三四、**太阳病，脉浮而动数**①，**浮则为风**②，**数则为热**③，**动则为痛**④，**数则为虚**⑤。**头痛发热**⑥，**微盗汗出**⑦，**而反恶寒者，表未解也**⑧。**医反下之**⑨，**动数变迟**⑩，**膈内拒痛**⑪，**胃中空虚**⑫，**客气动膈**⑬，**短气躁烦，心中懊恼**⑭，**阳气内陷**⑮，**心下因硬，则为结胸，大陷胸汤主之**⑯。**若不结胸**⑰，**但头汗出，余处无汗，剂颈而还**⑱，**小便不利，身必发黄**⑲。

【提要】辨太阳误下成结胸及发黄。

【校疏】①**太阳病，脉浮而动数**：太阳病，脉见浮数，其病在表。②**浮则为风**：浮脉主风邪外袭。③**数则为热**：数脉主热。④**动则为痛**：风热袭表，营卫不调，变见身体疼痛。⑤**数则为虚**：虚，虚邪。数脉主热，故谓虚邪，高士宗云："四时不正之气，皆谓之虚邪贼风。"⑥**头痛发热**：体表受邪则头痛发热。⑦**微盗汗出**：微，略也。《汉书·翟方进传》："乃令小冠杜子夏往观其意，微自解说。"微盗汗出，即略有盗汗。营卫不和，热迫津泄则微盗汗出。⑧**而反恶寒者，表未解也**：盗汗出而热自内蒸，不应恶寒，故曰"反"。然表邪蔽表，营卫不和则恶寒，故表未解也。⑨**医反下之**：表当表解，纵有里证，宜表里双解。今下之，易致邪气内陷，故云"反"。⑩**动数变迟**：误下而迟，下必伤正可知，脉见迟而无力，为里虚之脉。⑪**膈内拒痛**：方有执云："膈，心胸之间也；拒，格拒也。言邪气入膈，膈气与邪气相格拒而为痛也。"考"拒"字，当作伸展讲。如《韩非子·扬权》："数披其木，无使木枝外拒，木枝外拒，将逼主处。"陈奇猷集释："犹言勿使木之枝向外拒出。"结胸之痛，伸展则痛，呼吸则甚，故云拒痛。表邪内陷，结于胸膈不利则拒痛。⑫**胃中空虚**：误下伤中，中气因虚。⑬**客气动膈**：《灵枢·小针解》："客者，邪气也。"动，行动，这里作侵犯讲。客气动膈言邪气因虚内陷，结于胸膈。⑭**短气躁烦，心中懊恼**：短气，指呼吸短促，不能接续，不同于气短。气短者，其来也缓；短气者，其发也急。邪阻胸膈，气机不畅，肺气不利则短气；邪扰胸中，轻则懊恼，重则躁烦。⑮**阳气内陷**：表邪、热邪属阳，水饮属阴，故阳气指邪气，热入与饮相结，故云"阳气内陷"。⑯**心下因硬，则为结胸，大陷胸汤主之**：邪热与痰水互结胸膈，连于心下，邪结有形，故硬满而痛，结胸主证已备，故以大陷胸汤泻热逐水。⑰**若不结胸**：误下而不见结胸证，为又一转归。⑱**但头汗出，余处无汗，剂颈而还**：但，只，仅仅。余，其他。而还，而止。表邪因误下内陷，热入中焦与湿热相结，熏蒸于上，则见仅头汗出，湿邪郁遏不得外泄则余处无汗，齐颈而止。⑲**小便不利，身必发黄**：湿热不得下行则小便不利，湿热外出无路，必内伤脾胃，熏蒸肝胆，泛于肌肤则身黄，为湿热发黄之证。

【按语】本条所论结胸成因及表现，惟妙惟肖，将结胸之脉因证治和盘托出，痛快淋漓。其脉浮头痛、发热盗汗正是结胸证初起之候，表述形象生动。此时里证已具端倪，若辨证不精，极易误作表证而汗之；至拒痛已现，复误作里证而下之，益伤正气。整个结胸证跃然纸上，"膈内拒痛，胃中空虚，客气动膈，短气躁烦，心中懊侬，阳气内陷，心下因硬"，活生生一幅临床画卷。若纸上谈病，临证不勤，啮文论经，侈谈衍文，实难体会病证描绘之精当若斯。仲景虽以误下论结胸，从中可体察，结胸证固可误下而致，但不经误下，而在其发生发展过程中可表现出类似误下之征象，不可不细心辨析，这正是结胸证临床表现的特殊之处，即临床辨证的着眼处。明乎此，则伏其所主，而先其所因备矣，对于结胸的辨治有重要的临床意义。

大陷胸汤方

大黄六两（去皮）　芒硝一升　甘遂一钱匕

上三味，以水六升，先煮大黄，取二升，去滓，内芒硝，煮一两沸，内甘遂末，温服一升。**得快利，止后服。**

一三五、**伤寒六七日**①，**结胸热实**②，**脉沉而紧**③，**心下痛，按之石硬者**④，**大陷胸汤主之**⑤。

【提要】论水热互结之大陷胸汤证。

【校疏】①**伤寒六七日**：已至传变之期，表证未罢。②**结胸热实**：结胸言病状，已具其证；热实讲病性，里证已成。热水互结，属热属实。③**脉沉而紧**：沉以候里，主病水；紧以映实，主病痛，为结胸热实之脉。④**心**

下痛，按之石硬者：石硬，言按之坚硬紧张之感。水热互结心下膈间，阻滞不通，则心下痛，有形邪结较甚则按之石硬。⑤**大陷胸汤主之**：水热互结较甚，治当清热逐水破结，故当用大陷胸汤。

【按语】经云"病发于阳而反下之，热入因作结胸"，误下固可成结胸，不经误下而成结胸，本条即是。形成结胸有其特定的病理基础，有外邪之侵及，有内邪之潜伏，二者相合，其机始发，其病乃成，即《内经》所谓"因加而发"也。这个病理基础，概括而言就是"病发于阳"。程郊倩云："结胸一证，虽曰阳邪陷入，然'阴阳'二字从虚实、寒热上区别，非从中风、伤寒上区别。表热盛实，转入胃府，则为阳明证；表热盛实，不转入胃府，而陷入于膈，则为结胸证，故不必误下始成也。伤寒六七日，有竟成结胸者，以热已成实而填塞在胸也。脉沉紧，心下痛，按之石硬，知邪热聚于此一处矣。不因下而成结胸者，必其人胸有燥邪，以失汗而表邪合之遂成里实，此处之紧脉以痛得之，不作寒断。"程氏之论，切中肯綮，非登堂入室者不可得之也。

一三六、伤寒十余日①，热结在里②，复往来寒热者③，与大柴胡汤④，但结胸⑤，无大热者⑥，此为水结在胸胁也⑦，但头微汗出者⑧，大陷胸汤主之。

【提要】论大陷胸汤与大柴胡汤之辨证。

【校疏】①**伤寒十余日**：表证传里之期。②**热结在里**：表热除而里热盛，热结在里，非胸膈之间也。里热内结，必见发热、大便不通、舌苔黄燥、小便短赤等热证。③**复往来寒热者**：少阳之邪犹存。阳明里热尚在，少阳之热复至，为阳明少阳并病。④**与大柴胡汤**：大柴胡汤两解少阳阳明之邪，以方测证，当有呕逆，心下痞满而痛，胸胁满闷等证。⑤**但结胸**：申明无其他证候相连，只具结胸证候，如心下疼痛，按之石硬，以区别于"热结在里"之大柴胡汤证。⑥**无大热者**：邪热入里结于胸膈间，表热不甚之谓。既别于少阳病之往来寒热，又别于阳明病之蒸蒸发热。⑦**此为水结在胸胁也**：水热互结，重申病位在胸胁。⑧**但头微汗出者**：水热互结胸胁，郁蒸于上则头微汗出，湿热不得泄越则周身无汗，此为水热互结之结胸特征之一。

【按语】此条论结胸有类大柴胡汤证的迹象。黄竹斋云："菀热入里，在肠胃则结于糟粕，在胸胁则结于水饮，各随其所在而为病耳。"大率素体肠胃积食者，邪入则结肠胃；素体水饮内蓄者，邪入则与饮结，因加而病，不可不察。反之，热邪燥津，传导失司而糟粕内结；而表邪入内，气化失司则水饮停蓄，前者成热结之变，后者为饮结之病，亦不可不明也。

又按： 前论结胸，俱言结于胸膈，此则云"水结在胸胁"，一个"胁"字的出现，并不偶然，正是欲阐明结胸证与大柴胡汤证的纠葛之处。盖以部位言，上则为胸，外则为胁，胸下为膈。邪结胸膈，未尝不及于胁者；邪居少阳，未尝不及于胸者，这是病位上的疑似之处。少阳病往来寒热；结胸初起亦可见往来寒热，这是热型上的疑似之处。少阳病胸胁苦满、郁郁微烦；结胸则胸胁不适、心中懊侬而躁烦，这是症状上的疑似之处。唯短气、膈内拒痛，或心下痛、按之石硬、但头汗出，为结胸证所独具，也正是结胸辨证的重要眼目，临证当细心体察，甄别疑窦，方不致张冠李戴，误辨误治。

一三七、太阳病，重发汗而复下之①，不大便五六日②，舌上燥而渴③，日晡所小有潮热④，从心下至少腹硬满而痛不可近者⑤，大陷胸汤主之。

【提要】 辨阳明腑实与结胸证。

【校疏】 ①**太阳病，重发汗而复下之：** 太阳病发汗为正治法，但汗之不愈，又重发汗；又不愈，而复施下法，可测有可下之征。但病不随汗下解，徒伤里气而已。②**不大便五六日：** 重汗复下，津伤胃燥，腑气不通。③**舌上燥而渴：** 汗下伤津，里热已成。④**日晡所小有潮热：** 日晡，即申酉时。所，犹"时"。《墨子·节用上》："其欲蚤处家者，有所二十年处家；其欲晚处家者，有所四十年处家。"王念孙《读书杂志·墨子二》："所，犹时也。"日晡所，即日晡时。潮热，身热按时而发，或按时增高，如潮水之有信者。方有执云："小有，言微觉有也。"小有潮热，即潮热不甚。水热互结，病及阳明，故发潮热。⑤**从心下至少腹硬满而痛不可近：** 痛不可近，即疼痛特甚，触之更甚。水热互结，弥漫大腹，泛溢上下，气机阻滞，则从心下至少腹硬满，病属实邪内结，故痛不可近。

【按语】 本条所述病证与阳明腑实证颇为相似，但认真分析，实有区别。伤寒发汗为正治，竟不解而重汗，重汗不解而下之，三施汗下，必有所据。盖结胸有因误下而成者，有不因误下而成者，从临床角度看，若其证未显，反见汗下指征，汗下未必为误，抑或不汗不下，其病亦成，不过待时而已。但汗下可耗伤津液，加速病势发展，促其证显。

从病机上看，重发汗而复下之，邪热内陷，津伤化燥者，则属阳明；热与水结者，则成结胸。从病位上看，阳明实热在肠胃，结胸实热在胸膈。从证候上看，如小有潮热，则不似阳明病潮热之甚；从心下至少腹硬满而痛不可近，则又比阳明病的绕脐痛范围为大，两相对比，其意更明。如果本条与第一三一条大陷胸丸证相较，则结胸有类太阳项亦强之证；与第一三六条相较，则结胸又有类似少阳阳明并病；本条之潮热、舌上燥而渴、不大便、从心下至少腹硬满而痛不可近，则又有类阳明腑实内结之证。从上到下，数证相较，反复对比，层层剥笋，甄别异同，则机从心发，病从证别，茅塞顿开，故动则有成，犹鬼神幽赞，反复研习，内中三昧始得。

一三八、小结胸病①，正在心下②，按之则痛③，脉浮滑者④，小陷胸汤主之⑤。

【提要】论小结胸之治法。

【校疏】①**小结胸病**：本病较之大结胸，症状轻，范围小，邪结浅，为别于大结胸，故言其小。既云结胸，则具结胸征象，证见心下硬满，按之则痛。②**正在心下**：心下，即胃脘部。正在心下，说明病位局限心下，范围不大。③**按之则痛**：有形邪结，故按之则痛，邪结未深，故不按则不痛。④**脉浮滑者**：浮主阳热之邪，其结也浅；滑主痰热之结，其聚未深；合主痰热互结，其病轻浅。⑤**小陷胸汤主之**：小陷胸汤功擅清热涤痰开结，小制其剂，与大陷胸汤相较，其力为缓。此用黄连清热于中，彼用大黄泻热破结导下；此用半夏辛开化痰，彼用甘遂峻逐水饮；此用瓜蒌清热涤痰而兼润滑导下，彼用芒硝软坚润下破积。邪有微甚，方有大小，证有浅深，药有缓峻，故主小陷胸汤。

【按语】小结胸病，较之大结胸病为小，多由表邪入里，或表证误下，邪热内陷，与心下痰浊相结而成，以方测证，当有舌质红、舌苔黄腻等候。前贤张兼善辨之最详，如云："从心下至少腹石硬而痛不可近者，大结胸也；正在心下未及胸胁，按之痛未至石硬，小结胸也，形证之分如此。盖大结胸者，是水结在胸腹，故其脉沉紧；小结胸者，是痰结于心下，故其脉浮滑。水结宜下，故用甘遂、葶、杏、硝、黄等；痰结宜消，故用括蒌、半夏等。"张氏之论，分析明确，对比清楚，唯"未及胸胁"句不妥，小结胸病验之于临床，不按亦痛，不过其痛不甚，多及胸胁，而为胸膈不利，否则难冠名之结胸也。

小陷胸汤方

黄连一两　半夏半升（洗）栝蒌实大者一枚

上三味，以水六升，先煮栝蒌，取三升，去滓，内诸药，煮取二升，去滓，分温三服。

一三九、太阳病二三日，不能卧，但欲起，心下必结①，脉微弱者②，此本有寒分也③。反下之④，若利止，必作结胸⑤；未止者，四日复下之，此作协热利也⑥。

【提要】辨太阳病误下致结胸及协热利。

【校疏】①**不能卧，但欲起，心下必结**：不能平卧，只欲起，即卧起不安。由卧起不安，揣测可能乃心下有邪结聚使然。②**脉微弱者**：邪结于里，脉当沉实，今见脉微弱，可知素体阳气不足。③**此本有寒分也**：寒分，指水饮之邪。成无己云："心下结满，有水分，有寒分，有气分，今脉微弱，知本有寒分。"素体阳气不足，水停心下，故云本有寒分。④**反下之**：表邪尚在，寒饮内结，非可下之证，故云"反"。⑤**若利止，必作结胸**：误下使表邪内陷，下利则水饮趋下；利止，水饮不去，与表邪相结胸膈，则可能为结胸。⑥**未止者，四日复下之，此作协热利也**：协，联合。《左传·桓公六年》："彼则惧而协以谋我。"利下未止，再行攻下，必损伤脾胃，表邪未解而里虚下利，谓之协热利。误下与表邪相合，故云协热。

【按语】利止则作结胸，利未止则作协热利，善哉斯言。前已论及，结胸成因，有其基础，外有邪陷，内有水饮，二者相结，其病乃成，利止则饮邪不去，已具结胸祸根，不可不察。伤寒二三日，表邪未解而卧起不安，必内生懊侬，当予栀子豉汤清其邪热。但邪结于里，脉必沉实，今其脉微弱，可测本有寒分，俨然外感风寒，内停水饮，当与小青龙汤温化寒饮，而心下满结，误作里实而下之，表邪入内与饮相结则为结胸，这是一种转归。倘若一见下利，心下痞硬，复施下法，戕伐脾胃，外热内寒，相协而下利，则作协热利也，似可以桂枝人参汤主之矣。

一四○、太阳病下之，其脉促，不结胸者，此为欲解也①；脉浮者，必结胸②；脉紧者，必咽痛③；脉弦者，必两胁拘急④；脉细数者，头痛未止⑤；脉沉紧者，必欲呕⑥；脉沉滑者，协热利⑦；脉浮滑者，必下血⑧。

【提要】 以脉论证。

【校疏】 ①**太阳病下之，其脉促，不结胸者，此为欲解也**：第二一条云："太阳病，下之后，脉促，胸满者，桂枝去芍药汤主之。"下后脉促，同一机理，为正气抗邪，虽下，正不为伤，邪不内陷，故不结胸而为欲解也。②**脉浮者，必结胸**：必，可能，下同。脉浮则阳邪在表，若为结胸，其结也浅，当为小结胸。③**脉紧者，必咽痛**：脉紧主寒，下后见脉紧咽痛，必误下伤阳，阴寒内盛，虚阳上越则咽痛，非实热咽痛。④**脉弦者，必两胁拘急**：下后脉弦，邪入少阳，经枢不利，则两胁拘急。⑤**脉细数者，头痛未止**：下后脉细数，细则为虚，数则为热，阴虚内热，虚阳上越，故头痛绵绵未止。⑥**脉沉紧者，必欲呕**：下后脉由浮而沉紧，沉主里，紧主寒，下后阳虚于下，饮逆于上，故呕。⑦**脉沉滑者，协热利**：沉主里，滑主痰湿，下后脉见沉滑，表邪内陷，水趋于下，故作协热利。⑧**脉浮滑者，必下血**：下后脉浮滑，表邪内陷，热迫血分而下血。

【按语】《医宗金鉴》："病在太阳，误下，为变不同者，皆因人之藏气不一，各从所入而化，故不同也。"太阳病，汗解为大法，假汗不如法，亦致变证丛生，何况误下，致表邪内陷，益伤里气，变证蜂起，本条举脉例证，旨在说明下后变证。舍脉从证，舍证从脉，都是临床辨证方法，《伤寒论》中亦有不少体现，要之，能揭示疾病本质的征象，即为辨证所本。一般说来，则应四诊合参，如程郊倩云："据脉见证，各著一必字，见势所必然，考其源头，总在太阳病下之而来。故虽有已成坏病、未成坏病之分，但宜以活法治之，不得据脉治脉，据证治证也。"诚大匠灼见也。

一四一、**病在阳，应以汗解之①，反以冷水潠之②，若灌之，其热被劫不得去③，弥更益烦④，肉上粟起⑤，意欲饮水，反不渴者⑥，服文蛤散⑦。若不差者，与五苓散⑧。寒实结胸⑨，无热证者⑩，与三物小陷胸汤，白散亦可服⑪。**

【提要】 表证误用潠灌之变证及寒实结胸之治法。

【校疏】 ①**病在阳，应以汗解之**：阳，指太阳。太阳病，汗解为正法。

②**反以冷水潠之**：潠（sùn），喷也。《后汉书·方术列传上·郭宪》："忽回向东北，含酒三潠。"李贤注："潠，喷也。"古代用冷水喷淋体表以退热的一种物理降温疗法，类于今天之冷水擦、用冰袋敷以退高热的办法，虽可一时降温，但易致热遏。③**其热被劫不得去**：劫，强取。太阳病，证见发热，反以冷水喷淋、灌洗，表热被遏，羁留不去。④**弥更益烦**：弥，更加。弥更即更甚。益，增加，《易经·谦卦》："天道亏盈而益谦。"冷水去热而热更甚，故云弥更；表热被遏而烦内生，故云益烦。⑤**肉上粟起**：外寒内热，遏于肌肤，则肉上粟起，俗称鸡皮疙瘩。⑥**意欲饮水，反不渴者**：方有执云："意欲得水而不渴者，邪热虽甚，反为水寒所制也。"内热起而不甚，故见欲饮而不渴。⑦**服文蛤散**：文蛤散，即一味文蛤，为海蛤之有纹理者。《本草纲目》云："咸平无毒，能止烦渴，利小便。"一味文蛤于病无补，历代《伤寒论》注家以《金匮要略》文蛤汤为是。文蛤汤清热解毒，方证合拍。《金匮要略》云："吐后，渴欲得水而贪饮者，文蛤汤主之。兼主微风，脉紧，头痛。"宜遵，文蛤汤方：文蛤五两，麻黄、甘草、生姜各三两，石膏五两，杏仁五十个，大枣十二枚。上七味，以水六升，煮取二升，温服一升。汗利，即愈。⑧**若不差者，与五苓散**：服文蛤汤不愈，水停不化而见口渴、小便不利、发热为蓄水证，当以五苓散解表化气利水。⑨**寒实结胸**：寒邪与痰饮结于胸膈成实，证见胸脘疼痛、咳喘气逆、大便秘结等。⑩**无热证者**：即无口渴、舌燥、心烦懊侬、日晡潮热等症。⑪**与三物小陷胸汤，白散亦可服**：考《金匮玉函经》《千金翼方》均无"陷胸汤"及"亦可服"六字，全句作"与三物小白散"。三物小白散温逐水寒，除痰破结，用治寒实结胸。

【按语】冷水潠灌为古代的一种治法，或为表证而设，或为表热而设，验之于临床，揣测当为后者。盖身热不解用寒以治热，其遗风即今之物理降温法，虽可一时取效，但易致表热郁遏，营卫不和，水气停滞。治疗当考虑解决水停的问题，以文蛤汤、五苓散出入为治。大率不渴者服文蛤汤，渴者服五苓散，以此为辨。

对"寒实结胸，无热证者，与三物小陷胸汤，白散亦可服"一节，多数注家认为"陷胸汤""亦可服"六字系衍文，主张删去。余意以为删去六字，固通顺易解，但失去结胸在衍化过程中出入变化的端倪，将活证视同板病。上文"益更烦"便是内热的征象，虽寒水外露而其热不减，此则仅云"寒实"，安得无热乎？按"寒实"二字，寒者，水饮也；实者，实热也。热饮结胸，不与小陷胸者与何？试问"无热证者"何讲？余曰，无热证，表热已入内成结，表无热而里有热，寒热错杂，正是眼目。麻杏石甘汤之"无大热"句，焉得不清大热乎？

又问"白散亦可服"作何讲？余曰"可服"二字最具分量，示人斟酌之意。结胸虽属阳证误下而成，然体之寒热，治之当否，饮食调摄，决定了寒热转化的条件。寒可化热，热可化寒，寒热错杂，寒热孰多孰少，寒热之孰进孰退，各有所本。这"可服"二字，正是甄别结胸寒热的关键。病变，治亦变。以变应变，正是辨证施治活的体现，何衍文之有哉？

文蛤散方
文蛤五两

上一味，为散。以沸汤和一方寸匕服，汤用五合①。

身热皮粟不解，欲引衣自复者，若以水潠之洗之，益令热劫不得去，当汗而不汗则烦，假令汗出已腹中痛②，与芍药三两如上法。

【校疏】①汤用五合：多数伤寒注家以文蛤散作文蛤汤解，其实文蛤散的讲究处在服汤耳。观冷水潠之一证，虽肉上粟起，但其证不重，以滚汤和文蛤，一以利水，一以充卫，水去则其寒自解，卫实则饮从气化，不治而为治也。②假令汗出已腹中痛：此句更说明此证有自愈之机，临床饮热水以愈表证，不乏其例，亦为文蛤散之佐证。唯汗出腹痛，类桂枝加芍药汤，但为证尚轻，故以单味芍药以和腠络则俞。

三物小白散方①
桔梗三分　巴豆一分（去皮心，熬黑，研如脂）　贝母三分

上三味，为散。内巴豆更于臼中杵之，以白饮和服。强人半钱匕，羸者减之②。病在膈上必吐，在膈下必利。不利，进热粥一杯；利过不止，进冷粥一杯③。

【校注】①三物小白散方：由三药组成，药呈白色，故名。②羸者减之：羸者，体质瘦弱者。③进冷粥一杯：汪苓友云："不利进热粥，利不止进冷粥，以热能助药力，冷能解药力也。但今人病结胸，挟食者多，不敢进粥，每以沸汤，并凉饮代之。"

一四二、太阳与少阳并病①，头项强痛，或眩冒②，时如结胸，心下痞硬者③，当刺大椎第一间④、肺俞、肝俞，慎不可发汗⑤，发汗则谵语，脉弦⑥，五日谵语不止，当刺期门⑦。

【提要】 太阳少阳并病之刺法。

【校疏】 ①**太阳与少阳并病**：太阳病未罢，又见少阳证，二经病证有先后之分，为太阳少阳并病。②**或眩冒**：邪入少阳，胆火循经上干清空，则见眩冒。③**时如结胸，心下痞硬**：时如，有时像。两经归并，未定何经。如结胸而实非结胸，乃邪郁少阳，经气不利，而见胸胁痞满，心下痞硬，时有疼痛，状如结胸，时轻时重。④**当刺大椎第一间**：大椎指第 7 颈椎棘突，第一间指大椎穴，大椎穴主寒热、咳嗽、头痛项强拘急等症。⑤**慎不可发汗**：太阳可汗，少阳禁汗，太阳轻而少阳重，发汗则伤津助火，故宜慎之。⑥**发汗则谵语，脉弦**：发汗则伤津助火，木火内扰于胃则发谵语；脉弦为少阳主脉，第二六五条云"少阳不可发汗，发汗则谵语，此属胃"。⑦**五日谵语不止，当刺期门**：成本"五日"作"五六日"。五日谵语未止，说明木火尚炽，邪仍居少阳，当刺期门以泻木火，安中和胃，火降则谵语自止。期门，肝之募穴，主热入血室、胸胁疼痛、呕吐酸水等症。

【按语】 病在脏腑，汤药为胜；病在经脉，针刺为先。其"慎不可发汗"，乃告诫太阳少阳并病以汤剂发汗为禁忌，非但发汗，下亦为禁（参后第一七一条），故施针刺法。柯韵伯云："脉弦属少阳，头项强痛属太阳。眩冒、结胸、心下痞，则两阳皆有之证。两阳并病，阳气重可知，然是经脉之为眚，汗吐下之法，非少阳所宜。若不明刺法，不足以言巧。督主诸阳，刺大椎以泄阳气。肺主气，肝主血，肺肝二俞，皆主太阳，调其血气，则头项强痛可除，脉之弦者可和，眩冒可清，结胸痞硬等症可不至矣。若发汗是犯少阳，胆液虚，必转属胃而谵语。此谵语虽因胃实，而两阳之证未罢，亦非下法可施也。土欲实，木当平之，必肝气清而水土治，故刺期门而三阳自和。"柯氏之论，平允中肯，宜参。

一四三、妇人中风，发热恶寒①，经水适来②，得之七八日，热除而脉迟身凉③，胸胁下满如结胸状④，谵语者⑤，此为热入血室也⑥，当刺期门⑦，随其实而取之⑧。

【提要】 论热入血室的刺法。

【校疏】①**妇人中风，发热恶寒**：妇人病起于表。②**经水适来**：经水，即月经。适，正好，恰巧。《魏书·傅永传》："适上南岸，贼军亦及。"表病加身，经水恰至。③**得之七八日，热除而脉迟身凉**：表证、经行相伴七八日。七八日当表证传变之期，余血未尽，热已入里。热除，言表证已去。脉迟，为热瘀阻于脉道。身凉，为热已入里。④**胸胁下满如结胸状**：言状如结胸，而实非结胸。经水行而气血虚馁，邪气乘之，阻于血室，而肝主藏血，血室为瘀血所阻，则肝脉经气不利，故胸胁下满。⑤**谵语者**：血分瘀热，上扰神明则发谵语。⑥**此为热入血室也**：血室，血所藏之处，厥阴肝经统之。热入血室系病机概念，专指上述病证及成因。⑦**当刺期门**：期门乃肝之募穴，刺之可泄邪热。热去则血室得清，诸症可愈。⑧**随其实而取之**：随，依据，按照。《商君书·禁使》："赏随功，罚随罪。"实，邪气实，指热与血结。取之，言治疗，即根据热入血室的不同表现而治之，体现了辨证施治的思想，具有重要的临床意义。

【按语】热入血室一证，自仲景首论以降，临床悉遵之以治，然血室为何？众说纷纭，莫衷一是。有谓冲脉者，如成无己、方有执；有谓肝经者，如柯韵伯；有谓子宫者，如张景岳。余以为，热入血室，既指具体病证，更重要的是一个病机概念。其发生有两个重要条件，即一为感受外邪，一为与经水有关，这两个条件缺一不可，共同构成其病理基础。无外邪之侵入（外因），或无经水之适来适断（内因），热入血室便成无本之木，无从谈起。盖女子以肝为先天，经水之盈亏，常表示气血之多少，正气之强弱。邪气内陷，各随其所在而为病。内因是变化的基础，外因是变化的条件，外因通过内因而起作用。女子既以肝为先天，这个内因即为厥阴经，胞宫、冲脉与厥阴经一脉贯之。再者，刺期门以泄邪热，更从治疗上证明了这一观点。

又按：热入血室，医家谓之血结胸，因其"状如结胸"，即症状相似。但是，结胸证与经水无关，表现为心下痛，按之石硬，甚或从心下至少腹硬满而痛不可近，日晡所小有潮热，脉沉紧；而热入血室则热除而脉迟身凉，胸胁下满而谵语，迫暮即发，有时间性，以此为别，不可不知。

一四四、妇人中风七八日①**，续得寒热，发作有时**②**，经水适断者，此为热入血室**③**，其血必结，故使如疟状，发作有时**④**，小柴胡汤主之**⑤**。**

【提要】论热入血室之证治。

【校疏】①妇人中风七八日：中风七八日，已临传里之期。②续得寒热，发作有时：续得，言恶寒已罢，表证已去，而寒热又作，且发作有时。③经水适断者，此为热入血室：断者，中断也，言断而不言完，必有所阻。外邪至传里之期，经水逢适断之时，内外合邪，遂为热入血室证。④其血必结，故使如疟状，发作有时：其血必结，补出经水适断的原因，发热之初经水适至，既病之后，经水适断，邪热相干，乘虚内陷血分，与血相结，正邪分争，则往来寒热，正胜则热，邪盛则寒，故发作有时而如疟状。⑤小柴胡汤主之：经水行而气血亏，寒热作而内热盛，小柴胡汤和解枢机，扶正祛邪，邪去则寒热自止。

【按语】此条承上条，补出热入血室之寒热如疟状。热入血室系病机概念，前已述及，而其形成的两个条件，即表证未除，经水恰行，缺一不可。假令感邪较轻，正气未虚，二者虽备，亦有不发病者，此即《灵枢·百病始生》所谓"风雨寒热，不得虚，邪不能独伤人"。病起于外邪，必辨寒热。太阳病发热恶寒同见；少阳病往来寒热，发无定时；疟疾则先寒战而后壮热，定时而发；热入血室之往来寒热，发作有时，故云如疟状，不发则脉迟身凉，以此为别。

一四五、妇人伤寒，发热①。经水适来②，昼日明了③，暮则谵语，如见鬼状④，此为热入血室，无犯胃气及上二焦，必自愈⑤。

【提要】三论热入血室。

【校疏】①妇人伤寒，发热：妇人伤寒，必发热恶寒，重申发热，可知发热重而恶寒轻，已近传里之期。②经水适来：热将传里而经水适至，热血相抟，其血必结。③昼日明了：昼日，即白天。明了，明白，清楚。《后汉书·方术列传下》："鲁女生数说显宗时事，甚明了。"这里指神志清楚。热与血结，血属阴而气属阳，夜属阴而昼属阳，热入血分，与气无涉，故昼日神志清楚、明了。④暮则谵语，如见鬼状：如见鬼状，形容神魂飞荡，梦寐纷纭之状。入暮血热蒸腾，上扰心神则谵语，心神烦乱则如见鬼状。⑤无犯胃气及上二焦，必自愈：无犯，言治疗禁忌。无犯胃气，内无实邪，不可攻下；无犯上焦，表证已除，不可发汗；无犯中焦，内无痰热，不可涌吐。必自愈，其义有二：轻者邪浅，正能胜邪，待日可愈；重者或刺期门，或服小柴胡汤，祛邪外出，顺势而愈。

【按语】以上三条，合论热入血室证。证列结胸之后，且状如结胸，学者当仔细玩味，其意自明。第一四三条言其胸胁下满而状如结胸，谵语，热除而脉迟身凉，治刺期门；第一四四条言其寒热如疟，发作有时，治用小柴胡；第一四五条言其昼日明了，暮则谵语如见鬼状，治无犯胃气及上二焦。合而观之，其表现为三个方面：其一，由外感而来，可见寒热往来，或热除而脉迟身凉；其二，邪入血分，扰于神明，出现神志异常症状，如谵语、如见鬼状等神志不清证候；其三，热入血室，经脉不利，见胸胁下满如结胸状。三种表现或轻或重，错综出现，要在"发作有时"。

这"有时"指何时？第一四五条明确指迫暮之时，验之于临床，热入血室之证，暮则发，昼则了，有明显的时间性。钱天来云："热入血室之见证，颇有不同，无一定之式，未可执泥以生疑贰也。但不揣愚昧，意谓仲景氏但曰小柴胡汤主之，而汤中应量加血药，如牛膝、桃仁、丹皮之类。其脉迟身凉者，或少加姜桂，及酒制大黄少许，取效尤速，所谓随其实而泻之也。若不应用补者，人参亦当去取，尤未可执方以为治也。古人立法，但与人以规矩而已，学者临证消息可也，所谓书不尽言，言不尽意，其是之谓乎？"钱氏之论，切中肯綮，颇有同感，兹举一例以说明之。早年余曾治一妇，曾易数医，而病弗能除。该妇三月前于回家途中娩一婴，嗣后即病寒热，昼日明了，迫暮即发，神志不清，呼之不应，必至半夜方止，缠绵三月有余。医者谓非经行，不作热入血室，余力排众议，予小柴胡汤加人参、赤芍、牡蛎、炒酸枣仁，五剂而愈。

一四六、伤寒六七日，发热，微恶寒，支节烦疼①，微呕②，心下支结③，外证未去者④，柴胡桂枝汤主之⑤。

【提要】太阳兼少阳证治。

【校疏】①**支节烦疼**：支，同肢。肢节，即关节。烦，困乏，疲劳。曹植《洛神赋》："日既西倾，车殆马烦。"烦疼，即困痛。表邪郁遏关节，营卫运行不畅，故肢节烦疼。②**微呕**：邪入少阳，胆热犯胃，病在胆，逆在胃，胃气上逆则呕。③**心下支结**：心下即胃中。支结，自感有物支撑结聚。邪入少阳，经气郁滞，则见心下支结，为胸胁满之轻者。④**外证未去者**：指上面发热、微恶寒、肢节烦疼之太阳表证尚在。⑤**柴胡桂枝汤主之**：成本"柴胡"下有"加"字。伤寒邪在太阳复干少阳，太阳少阳证候俱轻，故以小柴胡汤、桂枝汤各半而投，一则调和营卫，以散太阳表邪；一则和解枢机，而祛少阳之邪。《医宗金鉴》云："不名桂枝柴胡汤者，以太阳外证虽未去，而病机已见于少阳里也。故以柴胡冠桂枝之上，意在解少阳为主，而散太阳为兼也。"

【按语】本条论太阳兼少阳证治。病在太阳，一汗可解；病在少阳，禁用汗法，若发汗则里热益甚，易致谵语之变。本条若单独和解少阳，则太阳不解，易致表邪内陷。要在两"微"字，太阳病微，少阳病亦微，虽两经同病，其邪尚微，故用桂枝汤不犯少阳之禁汗，用小柴胡不犯太阳之邪陷。如柯韵伯云："表证微，故取桂枝之半；内证微，故取柴胡之半。此因内外俱虚，故以此轻剂和解之也。"

柴胡桂枝汤方

桂枝一两半（去皮） 芍药一两半 黄芩一两半 人参一两半 甘草一两（炙） 半夏二合半（洗） 大枣六枚（擘） 生姜一两半（切） 柴胡四两

上九味，以水七升，煮取三升，去滓，温服一升。本云：人参汤，作如桂枝法，加半夏、柴胡、黄芩；复如柴胡法，今用人参，作半剂。

一四七、伤寒五六日，已发汗而复下之，胸胁满微结①，小便不利②，渴而不呕③，但头汗出④，往来寒热，心烦者，此为未解也⑤，柴胡桂枝干姜汤主之⑥。

【提要】论少阳兼水饮内结的证治。

【校疏】①胸胁满微结：结者，结聚、壅滞也。汪苓友云："微结者，言其邪不甚，未入于腑，正当表里之间也。"胸胁为少阳经循之地，误下邪陷，结于少阳，故胸胁满。②小便不利：邪干手少阳，三焦失其决渎之职；邪干足太阳，膀胱失其气化之能，故小便不利。③渴而不呕：邪干手少阳，水饮内停，气不化津，津不上承则口渴，未及胃腑故不呕。④但头汗出：邪干少阳，枢机不利，阳气郁于上则头汗出。如唐容川云："阳遏于内，不能四散，但能上冒，为头汗出。"⑤心烦者，此为未解也：邪入少阳，胆火内炽，扰于心则烦。太阳已罢，少阳邪盛，故云未解也。⑥柴胡桂枝干姜汤主之：证属少阳邪郁，水饮内停，柴胡桂枝干姜汤和解少阳，兼化水饮，故主之。

【按语】太阳病，外邪干表，一汗可解，已发汗而复下之，必汗之不解，且有可下之里证。汗之不解的原因，正是复施下法的依据。汗之不解，下之亦不解，病至此，汗之不误，下之亦不误，唯病未完全显露耳！何为误，何为不误，介乎误与不误之间，实难辨其误与不误。仲景大论，凡属误治，南辕而北辙，均加一"反"字，若不加"反"字，则属随证治之之例。随证治之，治随证出，焉得云误乎？

此条若病居太阳，何至复施下法而贻误之？一汗解之，岂不快哉？要在汗之不解，必有内邪纠葛，这内邪便是素体水饮内蓄，至表邪加身，汗下两施，遂病枢机不利，水饮内停益甚也。假若不施汗下，其病亦可自结，如结胸之因误下，不误下亦可成结胸，同一理也。临证须唯证是辨，明察秋毫，治不失机，辨不失因，步步为营，方不致误也。

柴胡桂枝干姜汤方

柴胡半斤　桂枝三两（去皮）　干姜二两　栝楼根四两　黄芩三两　牡蛎二两（熬）　甘草二两（炙）

上七味，以水一斗二升，煮取六升，去滓，再煎取三升，温服一升，日三服。初服微烦，复服，汗出便愈。

一四八、**伤寒五六日，头汗出**①**，微恶寒，手足冷**②**，心下满**③**，口不欲食，大便硬**④**，脉细者**⑤**，此为阳微结，必有表，复有里也**⑥**。脉沉亦在里也**⑦**。汗出为阳微**⑧**。假令纯阴结**⑨**，不得复有外证，悉入在里**⑩**，此为半在里半在外也**⑪**。脉虽沉紧，不得为少阴病**⑫**，所以然者，阴不得有汗**⑬**，今头汗出，故知非少阴也**⑭**，可与小柴胡汤**⑮**。设不了了者**⑯**，得屎而解**⑰**。

【提要】辨阳微结与纯阴结之脉证。

【校疏】①**伤寒五六日，头汗出**：表证未发汗而见头汗出，为内有郁热，熏蒸于上。②**微恶寒，手足冷**：表证未解则微恶寒，自暗合发热；阳气被郁不达四末则手足冷。③**心下满**：邪结胸胁，气机不畅。④**口不欲食，大便硬**：肠胃积热，胃气失和。⑤**脉细者**：下言脉沉，必细而沉，阳郁于里，气血运行不畅，脉道不利。⑥**此为阳微结，必有表，复有里也**：阳微结与阳明燥实相对而言，热结尚轻，表里证具，其邪不甚，故称阳微结，总由阳邪微结，枢机不利，气血运行不畅所致，故表里证具。⑦**脉沉亦在里也**：上言脉细，必沉而细，脉沉主里，阳邪内结，脉应之而沉。⑧**汗出为阳微**：阳邪微结，郁蒸于上则汗出。⑨**假令纯阴结**：假令，假如。纯阴结，指阴寒凝结，大便燥结，阳气虚衰，不能为胃行其津液的一种病证。⑩**不得复有外证，悉入在里**：外证，即表证。悉，全。纯阴结，病证纯属里而无表证，故悉入在里也。⑪**此为半在里半在外也**：指阳微结之"必有表，复有里也"。⑫**脉虽沉紧，不得为少阴病**：此补出阳微结之脉沉紧而细，由阳邪郁遏，脉道不利所致，与少阴病之脉沉细为阳气虚衰、阴寒内盛，相去天渊，故不得为少阴病。⑬**阴不得有汗**：阴寒证以阴盛阳衰，无源作汗，故不得有汗，故阴证一般无汗，假使汗出，则为大汗亡阳之变，必伴见虚阳外越之危候，与阳微结大相径庭。⑭**今头汗出，故知非少阴也**：阳微结之头汗，为热郁而上蒸，与少阴病之阳亡汗出自别霄壤。⑮**可与小柴胡汤**：指阳微结用小柴胡汤。病在表，复有里，少阳枢机不利，解表则里热益炽，清里则表邪内陷，故宜小柴胡汤，功可双兼。"可与"，示人斟酌之意。⑯**设不了了者**：不了了，犹言病不去，即服小柴胡汤，其病尚未全除。⑰**得屎而解**：其义有二，一者服小柴胡汤后，枢机得利，上焦得通，津液得下，胃气得和，腑气得行，郁热得泄，其病可愈。二者，服药不愈，内热尚结，非小柴胡汤和解枢机可致，当攻下腑实，施承气汤辈，其热自泄而愈。

【按语】本条辨阳微结、纯阴结之脉证，二证颇多疑似之处，但病机所及，相去水火。自"伤寒五六日"至"必有表复有里也"言阳微结之脉证，自"脉沉亦在里也"至"故知非少阴也"辨阳微结与纯阴结的区别，自"可与小柴胡汤"至"得屎而解"申述阳微结之治法。成无己云："伤寒五六日，邪当传里之时，头汗出，微恶寒者，表仍未解也。手足冷，心下满，口不欲食，大便硬，脉细者，邪结于里也。大便硬为阳结，此邪热虽传于里，然以外带表邪，则热结犹浅，故曰阳微结。脉沉虽为在里，若纯阴结，则更无头汗恶寒之表证。诸阴脉皆至颈胸中而还，不上循头，今头汗出，知非少阴也，与小柴胡汤，以除半表半里之邪。服汤已，外证罢，而不了了者，为里热未除，与汤取其微利，则愈，故云得屎而解。"成氏之说，持论中肯，说理明确，宜参。

一四九、伤寒五六日，呕而发热者，柴胡汤证具①**，而以他药**

下之②，柴胡证仍在者，复与柴胡汤。此虽已下之，不为逆，必蒸蒸而振，却发热汗出而解③。若心下满而硬痛者，此为结胸也④，大陷胸汤主之⑤。但满而不痛者，此为痞⑥，柴胡不中与之⑦，宜半夏泻心汤⑧。

【提要】 辨柴胡汤证、陷胸、痞证的证治。

【校疏】 ①**呕而发热者，柴胡汤证具**：邪入少阳则发热，胆热犯胃则见呕，第三七八条云"呕而发热者，小柴胡汤主之"，故见呕而发热，为小柴胡汤证具。②**而以他药下之**：少阳病禁下，柴胡证有胸胁满闷而发热，易认为阳明热盛而下之，下之为误。③**却发热汗出而解**：却，副词，就。前之发热，为正邪分争而无汗；此发热为正气鼓邪外出而伴汗出，故解。④**若心下满而硬痛者，此为结胸也**：少阳病胸胁苦满，若下之，少阳邪热内陷，水热互结胸膈，故为大结胸证，即"病发于阳而反下之，热入因作结胸也"。⑤**大陷胸汤主之**：云主之，当有大陷胸汤其他见证。如脉沉紧、或不大便、日晡所小有潮热等证。⑥**但满而不痛者，此为痞**：误下伤中，脾胃升降失常，气机痞塞，满而不痛，为痞证。⑦**柴胡不中与之**：证非柴胡汤证，方非适宜，故不当予。⑧**宜半夏泻心汤**：半夏泻心汤和中降逆消痞，故宜之。

【按语】 本条辨小柴胡汤证、大结胸证、痞证之特点。同一下法，证出三歧，三证合论，对比发明，寓意深刻。柴胡汤证因邪犯少阳，枢机不利，病位主要在胸胁，亦可涉及心下，证候以胸胁苦满为主；结胸证乃热与水结而成，病位在心下，亦可波及胸胁，以心下硬满疼痛为特征；呕利痞则因寒热阻结于中，病位在心下，按之濡，心下痞满而不痛，是其证候特点，三证皆由太阳证误下。由于体质不同，内邪兼夹相异，转归亦不同，盖伤寒初期，以发汗为大法，内无干系，则一汗可解，若素体少阳郁热，则邪并少阳，素体胃肠结热，则邪并阳明；下法亦然，素体水饮内停则随下结胸，身体脾胃气虚则随下成痞，即邪之内陷，亦随其所在而为病也，因加而发，不可不知，不察内外，不先其因，非但误之为误，不误亦为误也。

半夏泻心汤方
半夏半升（洗） 黄芩 干姜 人参 甘草（炙）各三两 黄连一两 大枣十二枚（擘）
上七味，以水一斗，煮取六升，去滓，再煎取三升，温服一升，日三服。

一五〇、太阳少阳并病，而反下之①，成结胸②，心下硬，下利不止③，水浆不下④，其人心烦⑤。

【提要】太阳少阳并病误下成结胸。

【校疏】①**而反下之**：太阳少阳并病之不宜汤药者，当刺大椎、肺俞、肝俞；宜汤药者，则用柴胡桂枝汤。禁用下法，故云"反"。②**成结胸**：误下邪陷，水热互结，故成结胸。③**下利不止**：误下太过，脾伤于中，阴竭于下，则下利不止。④**水浆不下**：误下伤中，脾胃气虚，邪逆于上则水浆不下。⑤**其人心烦**：误下邪入，气结于中，虚热扰于心则烦。第一三三条云："结胸证悉具，烦躁者亦死。"邪盛正衰，真气散乱，预后不良。

【按语】太阳病宜汗而忌下，少阳病宜和而禁下，太阳少阳并病，本应和解少阳，兼以表散，用柴胡桂枝汤，或刺大椎、肺俞、肝俞。今误施下法，阳邪乘虚内陷，非但结胸热实，下之太过而其利不止，阴将竭于下，伤脾伐胃而水浆不入，胃败于上；邪热燥极而烦自内生，真气将散，正虚邪实，集于一身，上中下焦，结而俱病，其为不治之证，岌岌乎殆哉！急投峻补，以冀挽危倾于一旦，庶可生机再现，否则南山可移，命不可复矣。

一五一、脉浮而紧①，而复下之②，紧反入里，则作痞③，按之自濡④，但气痞耳⑤。

【提要】辨痞证成因。

【校疏】①**脉浮而紧**：脉浮紧，为伤寒之脉，发汗为正法。②**而复下之**：复，《金匮玉函经》作"反"。表证误下，表邪随下内陷。③**紧反入里则作痞**：紧，指表寒之邪。误下里虚，脾胃伤在先，寒邪陷在后，故云"紧反入里"。正虚邪陷，气机不畅，升降失常，痞塞不通，故作痞证。④**按之自濡**：濡，柔软的感觉。按之柔软无物，没有抵抗感，为无形之邪相阻。⑤**但气痞耳**：无形邪结，气滞而痞塞，如气之相充，按之则濡，不按而痞，故云"气痞"。

【按语】尤在泾云："此申言所以成痞之故。浮而紧者，伤寒之脉，所谓病发于阴也。紧反入里者，寒邪因下而内陷，与热入因作结胸同意，但结胸心下硬满而痛，痞则按之濡而不硬不痛。所以然者，阳邪内陷，止于胃中，与水谷相结则成结胸；阴邪内陷，止于胃外，与气液相结则为痞。是以结胸为实，而按之硬痛；痞病为虚，而按之自濡耳。"尤氏之说，对比甚精，唯阳邪内陷止于胃中，阴邪内陷止于胃外，似觉牵强。结胸之结，未必止于胃中；痞证之痞，未必痞塞胃外，学者自当明辨耳。

一五二、太阳中风，下利呕逆①，表解者，乃可攻之②，其人漐漐汗出，发作有时③，头痛④，心下痞硬满⑤，引胁下痛⑥，干呕⑦，短气⑧，汗出不恶寒者，此表解里未和也⑨，十枣汤主之⑩。

【提要】论水停胸胁的证治。

【校疏】①**下利呕逆**：太阳中风，内有伏饮，新感引动伏邪，水逆于胃则呕，水趋于下则利。②**表解者，乃可攻之**：外感内饮，先解表，后攻饮。如《金匮要略·脏腑经络先后病脉证》："夫病痼疾加以卒病，当先治其卒病，后乃治其痼疾也。"③**其人漐漐汗出，发作有时**：水饮内伏，外走肌肤，则漐漐汗出；正邪分争则发作有时。④**头痛**：饮邪上逆，蒙蔽清阳则头痛。⑤**心下痞硬满**：饮停胸胁，气机不畅，升降失常，则心下痞硬满。⑥**引胁下痛**：饮结胸胁，气机不利，故引胁下痛。⑦**干呕**：饮溢于胃，胃失和降，胃气上逆则干呕。⑧**短气**：水饮迫肺，肺气不利则短气。⑨**汗出不恶寒者，此表解里未和也**：有一分恶寒，便有一分表证。不恶寒则表已解，汗自出则里未和也。⑩**十枣汤主之**：十枣汤攻逐水饮，确认表解，方可攻之。

【按语】太阳中风，水饮内停，相加而发，治当先表后里。《医宗金鉴》云："伤寒表未解，水停心下，呕逆者，是寒束于外，水气不得宣越也，宜小青龙汤汗而散之……此皆表未解不可攻里之饮证也。至如十枣汤，与下篇之桂枝去芍药加白术茯苓汤二方，皆治饮家有表里证者。十枣汤，治头痛、发热、汗出、不恶寒之表已解而有痞硬满痛之里未和，故专主攻里也。桂枝去芍药加白术茯苓汤，治头痛、发热、无汗之表未解而兼有心下满微痛之里不和，故不主攻里，当先解表也。然其心下硬满痛之微甚，亦有别矣。"盖桂枝去芍药加茯苓白术汤证，其饮将结而未结，表解则里自和；而十枣汤证素积水饮，非表解而里自可和，故须先解表，后专以攻饮也。轻重缓急，主次分明，不可不察。

又按：太阳本寒标热，至其变，不从热化即从水化。热化则从其热，水化则从其水，此条即是。水饮内结胸胁，泛溢四旁，从上到下，从里到外，靡不相干，是可知饮之为害深矣。既在论结胸、痞证之后，自当与结胸、痞证鉴别。盖以病机言，结胸乃水热互结；痞证为正虚邪陷、气机痞塞；此证则水停胸胁、泛溢四旁。以症状言，结胸证见心下痞硬满而痛不可近，甚则下连少腹，日晡所小有潮热，舌上燥渴；痞证见心下痞满而不痛，按之濡；此证则心下痞硬满，痛引胁下，而汗出、头痛、干呕、短气、不恶寒、发作有时等症，为其独具者。

十枣汤方

芫花（熬） 甘遂 大戟

上三味，等分，各别捣为散，以水一升半，先煮大枣（肥者十枚），取八合，去滓，内药末。强人服一钱匕，羸人服半钱①，温服之，平旦服②。若下后病不除者，明日更服，加半钱③，得快下利后，糜粥自养④。

【校疏】①**羸人服半钱**：半钱，半钱匕。②**平旦服**：平旦，清晨。清晨空腹，汤药无碍而达下。③**明日更服加半钱**：明日，次日。半钱，同①。则羸人所服剂量共为一钱匕。④**糜粥自养**：利下则饮去，但亦伤正气，借谷气以补养正气。

一五三、太阳病，医发汗①，遂发热恶寒②，因复下之，心下痞③，表里俱虚④，阴阳气并竭⑤，无阳则阴独⑥，复加烧针，因胸烦⑦，面色青黄⑧，肤瞤者，难治⑨；今色微黄⑩，手足温者，易愈⑪。

【提要】痞证汗下烧针之变证及预后。

【校疏】①**太阳病，医发汗**：太阳病发汗为正法。②**遂发热恶寒**：遂，延续也。《篇海类编·人事部·辵》："遂，继也。"颜师古注《汉书·外戚传·卫后》："遂，犹延也。"发热恶寒应随汗而解，今虽发汗，发热恶寒仍然延续，乃发汗不如法，表证尚在。③**因复下之，心下痞**：因汗未解，又施下法，汗伤表阳在先，下虚里气在后，表邪内陷，结于心下，正虚邪实，痞塞不通，为心下痞。④**表里俱虚**：汗以致表虚，下以致里虚，故云表里俱虚。⑤**阴阳气并竭**：竭，衰竭，耗伤。《左传·庄公十年》："一鼓作气，再而衰，三而竭。"汗以伤阳在先，下以伐阴在后，故阴阳气俱受耗伤而并竭也。⑥**无阳则阴独**："病发于阳而反下之，热入因作结胸；病发于阴而反下之，因作痞也"。误下未成结胸，故云"无阳"；误下成痞，故云"阴独"。⑦**复加烧针，因胸烦**：阴阳俱虚，复治以烧针，耗阴助热，邪热扰于胸中则胸烦。⑧**面色青黄**：即第六条之"若被火者，微发黄色……若火熏之"，为烧针致变之色。《素问·脉要精微论》云："青欲如苍璧之泽，不欲如蓝；黄欲如罗裹雄黄，不欲如黄土。"色青者伤肝，色黄者伤脾。⑨**肤瞤者，难治**：瞤，掣动，即肌肉不自主地跳动。《素问·气交变大论》："筋骨繇复，肌肉瞤酸。"阴虚失其濡润，阳虚失其温煦，则肤瞤。阴阳俱虚竭，真脏色外现，故云难治。⑩**今色微黄**：色微黄，烧针致变不甚，胃气犹存。⑪**手足温者，易愈**：四肢者，诸阳之本。手足温，则阳气虽伤而不甚，阳生则阴长，故手足温者易愈。

【按语】程郊倩云："病在太阳，未有不发热恶寒者。今因发汗始见，则未汗之先，已属阳虚，较之脏结无阳证，不往来寒热者，依稀相似。"程氏认为，本条发热恶寒，于发汗后始见，于理弗通。首冠太阳病，则具发热恶寒，不为太阳病，何以汗之？其关键在一"遂"字，不作副词"于是"讲，而作动词"延续"讲。程氏疏于诂训，所释牵强费解。若作"延续"讲，文理皆通，即发汗后，发热恶寒仍然延续，发热恶寒在，则表证未去。如此则无复有疑也。

一五四、心下痞①，按之濡②，其脉关上浮者③，大黄黄连泻心汤主之④。

【提要】论热痞的证治。

【校疏】①**心下痞**：无形邪热聚于心下，气机痞塞，则胃脘部感痞塞不通。②**按之濡**：自觉痞塞，而按之柔软。③**其脉关上浮者**：关以候中，浮乃阳热之脉。关上浮，说明中焦有热，热遏气机则痞塞不通。④**大黄黄连泻心汤主之**：大黄黄连泻心汤泄热消痞。既为热痞，当见舌红苔黄、口舌干、心烦口渴、大便不爽诸热证。

【按语】本条以一脉一症辨热痞，构思精巧，颇能提纲挈领，实要言不烦也。热痞一证，多伴热象，且位居心下，按之柔软。如万密斋云："心下濡者，正气尚强，邪气未实，但气为邪所结，自觉不异于常时耳。故用大黄攻去邪气，不使留于心下以为正气之贼。观半夏泻心汤与大黄黄连泻心汤，而痞之虚实别也。"客热留中属实，然正气尚强，邪气未实，故制方之宗旨，尤妙在麻沸汤绞渍取汁，轻清适中，恰到好处，法度森严，义理昭彰。施之临床，桴鼓之效，妙不可言。曾治一王姓男子，患慢性胃炎，口舌干，心下痞，按之濡。投之大黄黄连泻心汤，十余年间，一方到底，分量未更，屡犯屡服，屡服屡效，深信古之人诚不我欺也。

大黄黄连泻心汤方①
大黄二两　黄连一两
上二味，以麻沸汤②**二升渍之**③**，须臾，绞去滓，分温再服。**

【校疏】①**大黄黄连泻心汤方**：宋代林亿云：“……看详大黄黄连泻心汤，诸本皆二味，又后附子泻心汤，用大黄、黄连、黄芩、附子，恐是前方中亦有黄芩，后但加附子也。故后云，附子泻心汤，本云：加附子也。”又《千金翼方》注：“此方本有黄芩。”《金匮要略·惊悸吐衄下血胸满瘀血病脉证并治》之泻心汤，即大黄二两，黄连、黄芩各一两。②**麻沸汤**：又名百沸汤，太和汤。汪苓友云：“麻沸汤者，熟汤也。汤将熟时，其面沸泡如麻，以故云麻。”贾思勰《齐民要术》云：“以青蒿、韭白各一行，作麻沸汤浇之，便成。”石声汉注：“即刚刚有极小的气泡冒上的开水。”盖取其轻扬之性，气薄而泄虚热也。③**二升渍之**：渍，浸泡。《礼记·内则》：“渍取牛肉，必新杀者。”

一五五、心下痞①**，而复恶寒汗出者**②**，附子泻心汤主之**③**。**

【提要】论热痞兼表阳虚之证治。

【校疏】①**心下痞**：文承上条，故“心下痞”亦属热痞。②**而复恶寒汗出者**：而，表转折。痞前有恶寒，下之邪陷，表证已除，则恶寒已去。复恶寒，言表证恶寒去而阳虚恶寒至。卫阳不足，温煦失职则恶寒；开合失司，肌表不固则汗出。③**附子泻心汤主之**：痞热于中，阳虚于表，温阳则有助热之弊，泄热则有伐阳之虞，附子泻心汤功可双兼，故主之。

【按语】徐灵胎云：“此条不过二语，而妙理无穷。伤寒大下后复发汗，心下痞、恶寒者，表未解也条，发汗之后恶寒则用桂枝，此条汗出恶寒则用附子，盖发汗之后，汗已止而犹恶寒，乃表邪未尽，故先用桂枝以去表邪；此恶寒而仍汗出，则亡阳在即，故加入附子以回阳气。又彼先后分二方，此并为一方者，盖彼有表复有里，此则只有里病，故有分有合也。”尤在泾云：“按此证，邪热有余而正阳不足，设治邪而遗正，则恶寒益甚，若补阳而遗热，则痞满愈增。此方寒热补泻并投互治，诚不得已之苦心，然使无法以制之，鲜不混而无功矣。方以麻沸汤渍寒药，别煮附子取汁，合和与服，则寒热异其气，生熟异其性，药虽同行，而功则各奏，乃先圣之妙用也。"二贤所论，理方奥义无余蕴也，读之如啖甘饴，无复他言也哉。

附子泻心汤方

大黄二两　黄连一两　黄芩一两　附子一枚（炮，去皮，破，别煮取汁）

上四味，切三味，以麻沸汤二升渍之，须臾，绞去滓，内附子汁。分温再服。

一五六、本以下之，故心下痞①，与泻心汤②；痞不解③，其人渴而口燥烦④，小便不利者⑤，五苓散主之⑥。一方云：忍之一日乃愈⑦。

【提要】论水痞之证治。

【校疏】①**本以下之，故心下痞**：本，推究，推原。《管子·正世》："必先观国政，料事务……本治乱之所生，知得失之所在。"推究痞之因，由下而成。②**与泻心汤**：热痞，予大黄黄连泻心汤；呕利痞，予半夏泻心汤；热痞而表阳虚，予附子泻心汤。③**痞不解**：泻心汤非其治，故不解。④**其人渴而口燥烦**：烦，频繁。《礼记·乐记》："土敝则草木不长，水烦则鱼鳖不大。"渴必饮水，饮后仍口燥频繁，说明水蓄于下，气化失司，津液不能上承。⑤**小便不利者**：水蓄膀胱，不能气化而失调于下，故小便不利。⑥**五苓散主之**：五苓散化气行水，气化则津能上承，水能下行，小便得利，口燥得解，故主之。⑦**一方云忍之一日乃愈**：成本无此九字。渴而欲饮，乃水饮不化，忍而不饮，内饮得化，故可待日而愈。

【按语】本条论水痞，水停于内，故服泻心汤不愈。未服泻心汤，其证不显，仅见痞证；既服泻心汤，痞不解更增渴而口燥烦，小便不利，何也？盖不服泻心汤，水虽蓄而不甚，津尚能上承；已服泻心汤，开结荡热益虚，于水无补，益增气化不行，水停气阻，津不上承下调，故见渴而口燥烦，小便不利。服五苓散，化气行水，气行则水行，痞由水成，水化则痞自解矣。又忍渴不饮，既可防新饮之重聚，复可促旧饮之气化，不特对治水痞有益，对治杂病之湿聚者，亦具重要的临床意义。

一五七、伤寒汗出，解之后^①，胃中不和^②，心下痞硬^③，干噫食臭^④，胁下有水气^⑤，腹中雷鸣^⑥，下利者^⑦，生姜泻心汤主之^⑧。

【提要】论胃中不和、水饮食滞不化致痞的证治。

【校疏】①**伤寒汗出，解之后**：伤寒，汗出而解乃表证已去。②**胃中不和**：素体中阳不足，或过汗伤中，表证虽解，但里为之伤，脾胃已虚而失其和降。③**心下痞硬**：有别于结胸之硬痛。④**干噫食臭**：噫（ài嗳），指饱食或积食后，胃里的气体从嘴里出来并发出声音。《礼记·内则》："在父母姑舅之所……升降出入揖游，不敢哕噫……"孙希旦集解："噫，饱食气。"臭（xiù秀），指气味。《诗经·大雅·文王》："上天之载，无声无臭。"食臭，指嗳气中有腐馊气味。《金匮要略·五脏风寒积聚病脉证并治》云："上焦受中焦气未和，不能消谷，故能噫耳。"胃虚食滞，腐熟失职而上逆，则干嗳食臭。⑤**胁下有水气**：脾虚失运则水蓄不行。陈修园云："水不化而横流，故为胁下有水气。"⑥**腹中雷鸣**：即肠鸣辘辘之甚者。脾虚失职，转输不及，升降失司，水阻气机则腹中肠鸣。⑦**下利者**：脾胃虚弱，升降失常，水谷下趋则下利。⑧**生姜泻心汤主之**：较之半夏泻心汤，生姜增为四两，减干姜一两，重在宣散水气。

【按语】本条之痞，非自下后，而自汗后，汗后下后，里虚一也，里虚则邪乘之，正虚邪结，故使痞耳，不独下之为痞也。方有执云："解，谓大邪退散也。胃为中土，温润则和；不和者，汗后亡津液，邪乍退散，正未全复而尚弱也。痞硬，伏饮抟膈也。噫，饱食息也，食臭气也。平人过饱伤食，则噫食臭。病患初瘥，脾胃尚弱，化输未强，虽无过饱，犹之过饱而然也。水气，亦谓饮也。雷鸣者，脾为阴，胃为阳，阴阳不和，薄动之声也。下利者，惟阴阳之不和，则水谷不厘清，所以杂进而走注也。"方氏说理，细致清晰，足资参考。

生姜泻心汤方

生姜四两（切）　甘草三两（炙）　人参三两　干姜一两　黄芩三两　半夏半升（洗）　黄连一两　大枣十二枚（擘）

上八味，以水一斗，煮取六升，去滓，再煎取三升^①，温服一升，日三服。附子泻心汤^②，本云：加附子，半夏泻心汤、甘草泻心汤，同体别名耳。生姜泻心汤，本云：理中人参黄芩汤，去桂术加黄连，并泻肝法。

【校疏】①**再煎取三升**：即二次浓缩。②**附子泻心汤**：附子泻心汤以下，成本无。

一五八、**伤寒中风**①，**医反下之，其人下利日数十行**②，**谷不化**③，**腹中雷鸣，心下痞硬而满**④，**干呕，心烦不得安**⑤。**医见心下痞，谓病不尽**⑥，**复下之，其痞益甚**⑦，**此非结热**⑧，**但以胃中虚**⑨，**客气上逆，故使硬也**⑩。**甘草泻心汤主之**。

【提要】论误下痞利俱甚之证治。

【校疏】①**伤寒中风**：伤寒或中风，其病在表。②**其人下利日数十行**：行，量词，指遍数。误下伤中，寒热不和，水谷下趋，则下利日数十行。③**谷不化**：完谷不化，即泻下不消化食物。邪陷中虚，寒热相结，腐熟无能则谷不化。④**心下痞硬而满**：误下伤中，邪气内陷，寒热错杂，气机痞塞，故见心下痞硬而满。而，强调满之甚。故为虚痞。⑤**干呕，心烦不得安**：邪陷中虚，胃气上逆则干呕；邪扰胸中则心烦不得安。⑥**医见心下痞，谓病不尽**：痞由下至，且硬而满。尽，终止。《易经·序卦》："物不可以终尽。"病不尽，犹病尚在。心下痞硬而满，误为水热互结，有复下之机。⑦**复下之，其痞益甚**：益，更。一误而痞，再误更甚，重伤脾胃，升降失司，痞结更甚，则呕、利亦随之剧也。⑧**此非结热**：结热，即热结。虽痞结益甚，却非实热内结。⑨**但以胃中虚**：一误再误，胃虚已甚。⑩**客气上逆，故使硬也**：客气，即邪气，指内陷之邪，因虚而甚，为病则逆。正益虚而邪益甚，故使痞硬也。

【按语】伤寒中风，病发于阳；误下伤中，痞成自阴。上条发汗而痞硬，痞成于发汗之后，不下而里虚，是故里虚为成痞之数；此条一下而痞，不特痞硬，更增中满，是知未下之前，其中气已不实也，故一误则痞硬满，再误而痞益甚。所以同下一法，由于体质差异，禀赋之强弱，有葛根芩连汤证、桂枝人参汤证、甘草泻心汤证之异。其中，甘草泻心汤证又独以心下痞硬满，而易误作水热互结之结胸，若不加详察，致有复下之害，则脾胃益虚，寒热错杂，气机痞塞，升降失常，火炎于上则干呕、心烦不得安，水注于下则日下利数十行。此时散结消痞已觉不力，而和胃补虚是所首务，遣甘草泻心汤，以甘草缓中补虚，调和胃气，庶几利止痞消，呕停烦除矣。

又按：上论五泻心汤，均为治痞要方，然同中有异，异中有同，前贤成恭溥注之最详，谨录之以备览焉："五泻心汤，名异同，而其用各有妙义，其所以泻心下之痞则一也。大黄黄连泻心汤，病君火之亢盛者，此直折之法也，妙在渍服不煎，使其轻而速行，不欲其浓而损正，又或君火内亢，标阳外脱者，即于此方加附子以固阳，黄芩清肃内外，此寒热合治之法也。其三泻心不用大黄者，皆协中胃之虚证也。阴阳不和，则以半夏为君；中胃不宣，则以生姜为君；急不留物，则以甘草为君；圆以转之，辛以宣之，甘以缓之，各有妙义存焉。其用人参者，欲其佐以成功也；去人参者，不欲以分其力也。渍汁者，欲以速其用也。重煎者，借以留其气也，亦莫不由妙义存乎其间者。半夏泻心汤，补柴胡之不中与也，然仍不离转枢达外之法，观方中以黄连易柴胡，以干姜易生姜，义可知矣。附子泻心汤，补大黄黄连之不逮也。盖泻心者不能固阳，清里者不能攘外，加附子、黄芩，义可见矣。生姜泻心，补半夏泻心之所不逮也。盖心下痞，而又见干噫食臭，不加生姜，病必不除，故用干姜而又重用生姜也。甘草泻心之下利最甚，独不用参，而借重甘草其义最深。阅伤寒全书，凡心烦不得安者不用参，客气上逆者不用参，所以然者，客邪胜，用之恐反助邪也，重用甘草以安胃止利，于此方独见之噫平常之品，知所用则神妙如斯，良相之用人可想矣。"

甘草泻心汤方

甘草四两（炙） 黄芩三两 半夏半升（洗） 大枣十二枚（擘） 黄连一两 干姜三两

上六味，以水一斗，煮取六升，去滓，再煎取三升，温服一升，日三服。

臣亿等谨按，上生姜泻心汤法，本云理中人参黄芩汤，今详泻心以疗痞，痞气因发阴而生，是半夏、生姜、甘草泻心三方，皆本于理中也。其方必各有人参，今甘草泻心中无者，脱落之也，又按，《千金》并《外台秘要》治伤寒䘌食，用此方，皆有人参，知脱落无疑。

一五九、伤寒，服汤药，下利不止[①]，心下痞硬[②]。服泻心汤已[③]，复以他药下之，利不止[④]，医以理中与之，利益甚[⑤]。理中者，理中焦，此利在下焦[⑥]，赤石脂禹余粮汤主之[⑦]。复不止者，当利其小便[⑧]。

【提要】辨误下致痞而下利不止的治法。

【校疏】①**伤寒，服汤药，下利不止**：伤寒当以汗解，服汤药而下利不止，必为汤药所误下也。尤在泾云："汤药，亦下药也。"②**心下痞硬**：误下伤中，升降无权，气机痞塞，则心下痞硬矣。③**服泻心汤已**：已，完毕，非病已。泻心汤泻心下之痞，服泻心汤后，痞、利未止。④**复以他药下之，利不止**：服泻心汤未效，乃改用下法，其利益甚。虚虚而戕中，浊阴下趋则利不止。⑤**医以理中与之，利益甚**：下利不止，误为中寒，投理中汤，药俱滑脱而下，其利益甚。⑥**理中者，理中焦，此利在下焦**：理中汤主中焦虚寒，而二次误下，浊阴下趋，滑脱不禁，病属下焦，非理中汤温运可效。⑦**赤石脂禹余粮汤主之**：屡经误下，元气受伤，脾肾阳虚，固摄无权，滑脱不禁，非此汤不足以奏功。⑧**复不止者，当利其小便**：固涩不效，乃清浊不分，水液偏渗大肠，治当利小便以分清别浊，湿去则利止，大便遂实也。

【按语】《素问·六元正纪大论》云"发表不远热，攻里不远寒"，汤药下之，一以表邪内陷，一以寒凉伤中，故而痞、利俱现。本以泻心汤泻心下之痞，然庸医知其然而不知其所以然，药证相符，须待时而愈，不识机变，鸣金而复击鼓，改弦而复易辙，二下之，犯虚虚之戒，致滑脱不禁。复与理中汤之温运，治下焦之滑脱，方不对证，如枘纳凿，劳而无功，故与赤石脂禹余粮汤固脱止利，庶可收功。复不效，则利小便。观其一利而数方，层层入微，丝丝入扣，竭尽辨证施治之能事，尤其利小便以实大便法，为后世治泄泻别开一法门，意义深邃，影响久远。

赤石脂禹余粮汤方
赤石脂①一斤（碎）　**太一禹余粮**②一斤（碎）
上二味，以水六升，煮取二升，去滓，分温三服。

【校疏】①**赤石脂**：李时珍云："取赤石脂之重涩，入下焦血分而固脱。"②**太一禹余粮**：陈藏器云："太一者，道之宗源。太者大也，一者道也。大道之师，即理化神君，禹之师也。师尝服之，故有太一之名。"李时珍云："禹余粮，手、足阳明血分重剂也。其性涩，故主下焦前后诸病。"又云："禹余粮、太一余粮、石中黄水，性味功用皆同，但入药有精粗之等尔。故服食家以黄水为上，太一次之，禹余粮又次之。"

一六〇、**伤寒吐下后**①，**发汗**②，**虚烦，脉甚微**③；**八九日心下痞硬**④，**胁下痛**⑤，**气上冲咽喉**⑥，**眩冒**⑦。**经脉动惕者**⑧，**久而成痿**⑨。

【提要】痞久成痿。

【校疏】①**伤寒吐下后**：伤寒当汗解，施吐下，是为误治，且吐下之后，定无完气。②**发汗**：虽吐下伤正，但表证仍在，乃发其汗。吐下之后，当扶正解表，否则正气益虚。③**虚烦，脉甚微**：《医宗金鉴》云："未经汗吐下之烦，多属热，谓之热烦；已经吐下之烦，多属虚，谓之虚烦。"吐下复汗，津气内伤，正虚邪扰则虚烦；三攻而损阳，阳虚鼓动无力则脉见甚微。④**八九日心下痞硬**：八九日为正气来复之时，本当病愈，今见心下痞硬，为阳虚不复而益虚，水饮无制而上犯，逆于心下则气机痞塞，为心下痞硬。⑤**胁下痛**：饮留胁下，经脉不利则胁下痛。⑥**气上冲咽喉**：阳虚于上，饮动于下，饮邪上逆，则觉气上冲咽喉。⑦**眩冒**：清阳不升，饮蒙清窍则眩冒。⑧**经脉动惕者**：惕，当为"瞤"之误，参第三八条注⑧。吐下复汗，阳气内虚。"阳气者，精则养神，柔则养筋"，阳虚不能温养筋脉肌肉，反受水寒之邪浸渍，则经脉动惕也。⑨**久而成痿**：痿，指肢体软弱失养，活动不便，非内科之痿病。阴阳气血不足，肌体失养则痿。

【按语】汗吐下，皆祛邪之法，用之不当，损正在即，然所损者与体质状况大有干系。本条与第七六条相较，同施汗吐下，而见虚烦：彼则体质尚实，热扰而烦，故以栀子豉汤；此则身体亏虚，阳虚而烦，故脉甚微。与第六七条相较，同为伤寒而误施吐下，津气受损，俱以阳虚为甚，阳虚而饮失其制，水气上逆。在证候表现上，彼则心下逆满，气上冲胸，起则头眩；此则心下痞硬，气上冲咽喉，不起亦眩冒，不能自已。彼则虑发汗而动经，身为振振摇，脉见沉紧，阳虚不甚；此则已发汗而经脉动惕，脉甚微，阳虚较重，二者有轻重之别。且后者尚见胁下痛，虚烦，又有久而成痿之虞。故前者用苓桂术甘汤温阳健脾、利水降冲；后者虽未出方治，揣度其理，可以苓桂术甘汤加人参、附子，以温阳、健脾、益气，降已逆之饮，养资生之气，或可免成痿之途。

一六一、**伤寒发汗**①，**若吐若下**②，**解后**③，**心下痞硬**④，**噫气不除者**⑤，**旋覆代赭汤主之**⑥。

【提要】伤寒汗吐下后致痞而噫气不除之治法。

【校疏】①**伤寒发汗**：伤寒为病在表，发汗为正治法。②**若吐若下**：汗不解而施吐下，揣知当有吐下征象，乃施之。③**解后**：汗吐下后，表证已解。④**心下痞硬**：吐下伤中，腐熟无权，运化失常，痰饮内生，阻于心下，逆于胃脘，气机痞塞，则心下痞硬。⑤**噫气不除者**：此条之噫气，即呃逆，俗称打嗝。中虚饮阻，胃气上逆则呃逆。不除者，一则呃逆频作，连绵不断，可知胃逆之甚；二则虽呃逆而痞硬不减，逆者自逆，痞者自痞；三则或服泻心汤，其呃逆不除，泻心者，泻寒热错杂之痞，此属饮逆于中，故噫、痞不除。⑥**旋覆代赭汤主之**：成本"赭"下有"石"字。中虚饮阻，气机痞塞，胃气不和，肝气上逆，土虚而木遂乘之。旋覆代赭汤和脾胃、消痰饮、降冲逆，方证合拍，药机相符，故主之。

【按语】邪在表当汗解，邪在胸膈当吐解，邪居肠胃则宜下解，汗不解复施吐下，必内有伏邪相干，虽吐下表去，邪已内陷，正虚邪阻，气机痞塞，则心下痞硬，胃气挟饮上逆，噫气为之不除。与生姜泻心汤相较，彼为胃气虚弱，食滞不化，而且水趋大肠，不仅干噫食臭，还见肠鸣下利，用生姜泻心汤以和胃消痞；此则胃虚痰阻而虚气上逆，但无饮食停滞，故虽噫气不除而无食臭肠鸣下利，用旋覆花、代赭石、生姜降气而蠲痰饮。

又按：第一三一条论"病发于阳而反下之，热入因作结胸；病发于阴而反下之，因作痞也"，揭结胸与痞之病机。此条以下，详辨结胸与痞之证治。一波三澜，反复推阐，对比详明，胪列入微：有热邪阻气成痞而用大黄黄连泻心汤者；有饮停胸胁而用十枣汤峻攻者；有热阻气机而表阳虚用附子泻心汤者；有痞用烧针而致变发黄，手足温而自愈者；有水蓄下焦而痞用五苓散者；有少阳误下，痞硬下利而用半夏泻心汤者；有胃虚饮停，干噫食臭而下利用生姜泻心汤者；有反复误下，胃气重虚，客气上逆而用甘草泻心汤者；有因误下下利而滑脱不禁之痞用赤石脂禹余粮汤者；有汗吐下伤阳动经之痞久而成痿者；有胃虚饮阻，噫气不除而用旋覆代赭汤者。真可谓琳琅满目，洋洋大观也。若能精研细读，留心体察，其中三昧，跃然心头，则痞证之脉因证治及五泻心汤之运用，无余蕴矣。

旋覆代赭汤方

旋覆花三两　人参二两　生姜五两　代赭一两　甘草三两（炙）　半夏半升（洗）　大枣十二枚（擘）

上七味，以水一斗，煮取六升，去滓，再煎取三升，温服一升，日三服。

一六二、下后①，不可更行桂枝汤②。若汗出而喘③，无大热者④，可与麻黄杏子甘草石膏汤⑤。

【提要】 下后热邪迫肺作喘之证治。

【校疏】 ①下后：伤寒未解，误用攻下。②**不可更行桂鼓汤**：更（gēng 庚），调换。行，使用。《周礼·天官·庖人》："凡用禽兽，春行羔豚。"贾公彦疏："言行者，义与用同。"更行，即更用。下后邪热壅肺，桂枝汤乃辛甘之药，王叔和云"桂枝下咽，阳盛则毙"，故不可更用桂枝汤。方有执云："不可更用桂枝汤，则是已经用过，所以禁止也。"方氏将"更"作"更（gèng）"讲，得出已经用过桂枝汤的结论。其实，桂枝汤之运用，前已明了，服桂枝汤不解固然用桂枝汤，然服麻黄汤不解，亦用桂枝汤。其他如下之、下利清谷、复发汗之心下痞、脉浮不愈，均用桂枝汤。故下之前，未必使用过桂枝汤。③**若汗出而喘**：误下邪陷，热壅于肺，热迫津蒸则汗出，气逆不得宣降则喘。④**无大热者**：无，助词，用于句首无义，参第六三条注④。误下邪陷，热邪壅肺，其热之大，迫津外泄而汗，迫肺失宣而喘。苟非大热，曷得喘、汗并发耶？⑤**可与麻黄杏子甘草石膏汤**：麻杏甘石汤清热宣肺，热清则汗止，肺宣则喘息。

【按语】 本条证治同前第六三条，宜互参。所异者，前条发于汗后，此条发于下后，虽汗、下之因各异，然邪并肺中则一，故其治法亦同。盖下后成痞，虚于中也；下后喘汗，热壅肺也。邪热壅肺，表邪不从外解而从内并，表寒入内而从热化，虚处为容邪之处，素体肺热亦为外邪所趋之所，内外相合，因加而发，以致肺气壅遏，不得宣通，外寒郁而化热，邪热因内外相合遂大。大热之盛，迫肺而喘，迫津而汗，故以麻黄辛温宣肺定喘，石膏甘寒直清里热，杏仁苦温降气平喘，甘草甘平和中缓急，合而共奏宣肺平喘泄热之功。

一六三、太阳病，外证未除①，而数下之②，遂协热而利。利下不止③，心下痞硬④，表里不解者⑤，桂枝人参汤主之⑥。

【提要】 痞而协热下利的治法。

【校疏】①**外证未除**：外证，即表证。外证未除，即表证未解。②**而数下之**：而，却，表转折。数（shuò 硕），屡次。数下之，即屡施下法。表当表解，今迭施下法，雪上加霜，误治之极。③**遂协热而利，利下不止**：遂，因。协，联合，参第一三九条注⑦。而，并且。程郊倩云："太阳病外证未除而数下之，表热不去而里虚作利，是曰协热。"攻里不远寒，下之，寒气内凝，表热内陷，相协而下利。数下之，里寒益盛，脾气下陷，清阳不升，故利下不止。④**心下痞硬**：数下伤中，气机痞塞，故心下痞硬。⑤**表里不解者**：外证未除为表不解，痞而下利为里不解，二证俱在，故云表里不解。⑥**桂枝人参汤主之**：本方即理中汤加桂枝而成。理中汤温中散寒，燮理阴阳，消痞而止利以解内；桂枝辛温通阳，实卫以解外。二者相合，内外遂平矣。

【按语】本条虽云表里不解，但表轻而里重，由数下之重虚其里而成。表邪将陷而未全陷，故治重温里，解表则一味桂枝当之，此其别于理中汤者也。此条心下痞硬，利下不止，由误下而来。如黄元御云："利而不止，清阳既陷，则浊阴上逆，填于胃口，而心下痞硬。缘中气虚败，不能分理阴阳，升降倒行，清浊易位，是里证不解而外热不退，是表证亦不解。表里不解，当内外兼医。"此别于甘草泻心汤者也。协热下利，第三四条桂枝汤证一下而成，表不解而邪内陷，喘而汗出，表热轻而里热重，表里俱热。此条由外证未除而数下而成，里虚寒凝而表邪尚存，痞利俱见，表不解而里虚寒甚，表热而里寒，此其别于葛根芩连汤者也。第一五九条屡经误下、误治而心下痞硬，下利不止，元气已伤，脾肾阳衰，固摄无权，势成滑脱不禁，病属下焦，故予理中汤无效。此则虽屡下之，中焦虚寒，较之脾肾阳虚之滑脱不禁为轻，病属中焦而兼表证。二者病程有长短之异，病位有中下之分，此其别于赤石脂禹余粮汤者也。若能详加辨析，细心体察，则五证之区别，一目了然矣。

桂枝人参汤方
**桂枝四两（别切）　甘草四两（炙）　白术三两　人参三两
干姜三两**

上五味，以水九升，先煮四味，取五升，内桂更煮，取三升①，去滓，温服一升，日再夜一服②。

【校疏】①**内桂更煮，取三升**：桂枝后入，取其轻扬气锐，通阳以解表。②日再夜一服：再，二次。全句意即日服二次，夜服一次。

一六四、伤寒大下后①**，复发汗**②**，心下痞**③**，恶寒者，表未解也**④**，不可攻痞，当先解表**⑤**，表解乃可攻痞**⑥**。解表，宜桂枝汤**⑦**；攻痞，宜大黄黄连泻心汤**⑧**。**

【提要】论痞证兼表先后治法。

【校疏】①**伤寒大下后**：伤寒表不解，宜先解表，今下为误。第九〇条云："本发汗而复下之，此为逆也。"②**复发汗**：下后表证不解，又发其汗，汗下失序，徒伤里气。③**心下痞**：汗下伤中，邪热内陷，滞塞中焦，而成心下热痞。④**恶寒者，表未解也**：有一分恶寒，便有一分表证。今虽汗、下失序，恶寒仍在，故为表未解也。⑤**不可攻痞，当先解表**：表里同病，先表后里，故不可攻里，宜先解表。尤在泾云："恐痞虽解而表邪复入里为患也，况痞亦未必能解耶。"⑥**表解乃可攻痞**：表未解而妄用清下治痞，则未陷之邪将全陷矣，痞益甚而表益郁也。先解表则邪从外解，后攻痞，则痞自内消，因势利导，利邪之速去也。⑦**解表，宜桂枝汤**：汗下之后，正气已耗，虽有表证，不可投峻汗之方，故宜桂枝汤。《医宗金鉴》云："解表宜桂枝汤者，以其为已下、已汗之表也。"⑧**攻痞，宜大黄黄连泻心汤**：表邪化热入里为热痞，故宜大黄黄连泻心汤。

【按语】本条论述先表后里的治疗原则。表里同病若里气不虚，则当先表后里，此条即是；若里虚且急则当先里后表，如第九一条即是；里虚而表不甚则宜表里同治，第一六三条即是。孰先孰后，据证而定。否则差之毫厘，谬之千里矣。本条与第一五五条相较，同见热痞而恶寒，但同中有异，第一五五条恶寒而汗出，为表阳虚，故用附子泻心汤扶阳固表而泄热消痞；本条恶寒而不出汗，为表证未解，故宜桂枝汤解表，而后用大黄黄连泻心汤攻痞。与桂枝人参汤相较，同为表里同病，桂枝人参汤表未解而里虚寒作痞，且利下不止，表轻而里重，故治重于里，仅一味桂枝主表；此则表未解而里热作痞，无下利，表重而里轻，非一味桂枝能主表，而宜桂枝汤，表解乃用大黄黄连泻心汤治痞，一寒一热，自别霄壤。

一六五、伤寒发热①**，汗出不解**②**，心中痞硬**③**，呕吐而下利者**④**，大柴胡汤主之**⑤**。**

【提要】论大柴胡汤之证治。

【校疏】①**伤寒发热**：伤寒发热，只云发热而未言恶寒，可知发热重而恶寒轻，病在表，宜汗解。②**汗出不解**：表而汗之，汗出其热不解，寒已成热，可知病已内传入里。③**心中痞硬**：成本"中"作"下"。发热不解，邪入少阳，枢机不利，气机阻滞，痞塞于中，则心中痞硬。④**呕吐而下利者**：病在胆，逆在胃。胆热犯胃则呕吐；热趋于下则协热下利。⑤**大柴胡汤主之**：《医宗金鉴》云："少阳阳明两急，心中热结成痞，以大柴胡汤外解少阳发热未尽之表，内攻阳明成实痞硬之里也。"

【按语】本条虽论大柴胡汤证，但接痞利证治之后，发人深思，其心中痞硬，协热而利，表里不解，酷似桂枝人参汤证，但相去天渊，判若水火，一寒一热，唯恐后人不识，反复论证，仔细推敲，不可不喟然而叹也。桂枝人参汤为数下而心中痞硬，脾胃气虚，客气上逆而痞硬；此条则热邪入里，结于少阳，为热结而痞硬，此病机之别也。桂枝人参汤里虚而下利，为寒利，恶寒而表不解，数下而利不止，无呕吐，以下利为主；此则里热而下利，为热利，发热而表已解，未下而利不甚，有呕吐，且以呕吐为主，此症状之别也。故一温里寒而解太阳之表，一清里热而解少阳之半表半里。

一六六、病如桂枝证①，**头不痛，项不强**②，**寸脉微浮**③，**胸中痞硬**④，**气上冲咽喉不得息者**⑤，**此为胸有寒也**⑥，**当吐之，宜瓜蒂散**⑦。

【提要】论瓜蒂散之证治。

【校疏】①**病如桂枝证**：指有发热、恶寒、汗出，类似太阳中风证。②**头不痛，项不强**：无头痛项强，病非在表，而有别于桂枝证。③**寸脉微浮**：微浮，指微见浮脉。寸以候上，浮有上越之势，非桂枝汤证之三部俱浮。④**胸中痞硬**：痰饮阻滞胸膈，气机不畅，则为痞硬。⑤**气上冲喉咽不得息者**：成本"喉咽"作"咽喉"。一呼一吸谓之息，不得息，谓呼吸受阻，鼻息不能出入。痰随气逆，则气上冲咽喉；痰阻气道，则呼吸受阻而不得息也。⑥**此为胸有寒也**：喻嘉言云："寒者，痰也。"胸有寒，即胸有痰饮。痰饮阻于胸中，结于胸膈，郁遏胸阳，卫气失敷则恶寒、发热、汗出。⑦**当吐之，宜瓜蒂散**：《素问·阴阳应象大论》云："其高者，因而越之。"痰饮阻于胸膈，当涌吐之。瓜蒂味极苦，赤小豆味酸，共奏酸苦涌泄之功，更以淡豆豉轻清宣泄，载药上行，故宜之。

【按语】尤在泾云："此痰饮类伤寒证，寒为寒饮，非寒邪也。《活人》云，痰饮之为病，能令人憎寒发热，状类伤寒，但头不痛、项不强为异，正此之谓。脉浮者，病在膈间，而非客邪，故不盛而微也。胸有寒饮，足以阻清阳而碍肺气，故胸中痞硬，气上冲咽喉，不得息也。经曰，其高者因而越之。《千金》云'气浮上部，顿塞心胸，胸中满者，吐之则愈'，瓜蒂散能吐胸中与邪相结之饮也。"痰饮在中，可燥可化；在下，可利可下；在胸膈，则只有吐之一途。吐法虽为祛邪而设，但极易耗伤正气，不可不慎。加之瓜蒂之苦，涌泄迅速，其势之大，其力之峻，无与比拟，如柯韵伯云"为吐剂中第一品"。峻利之药，祛邪速，伤正亦速，过吐恐伤胃气，故体虚及失血之人用须慎重，不可孟浪，否则祸不旋踵。

瓜蒂散方

瓜蒂一分（熬黄） 赤小豆一分

上二味，各别捣筛，为散已①，合治之②，取一钱匕，以香豉一合，用热汤七合，煮作稀糜③，去滓，取汁和散，温，顿服之。不吐者，少少加，得快吐，乃止④。诸亡血虚家，不可与瓜蒂散。

【校疏】①为散已：即捣为散。②合治之：治，为也。《诗经·邶风·绿衣》云："绿兮丝兮，女所治兮。"合治，即和合为之。③煮作稀糜：糜，粥。稀糜，即将香豉煮若稀粥。④乃止：一以止药，即停药；二以病止，吐则痰饮去，痰饮去则病止。

一六七、病胁下素有痞①，连在脐旁，痛引少腹②，入阴筋者③，此名脏结，死④。

【提要】脏结之痞与危候。

【校疏】①病胁下素有痞：病，动词，指患病。素，见在。《礼记·中庸》："君子素其位而行，不愿乎其外。"朱熹集注："素，犹见在也。"胁下，为肝所主。肝气不疏，气血郁滞，结于胁下，气机痞塞，则见痞焉。②连在脐旁，痛引少腹：连，牵连。胁下为厥阴所主，脐旁为太阴所主，少腹为少阴所主。由胁下而脐旁，病及三阴，邪已深伏，由痞而痛，气滞寒凝，则痛引少腹。③入阴筋者：入，进入，由外至内。阴筋，即阴茎。痞痛较甚，阴阳脉气不和，阴寒之邪凝结阴部，诸寒收引，则为入阴筋者。

④**此名脏结，死**：阴寒结于三阴之脏，阳虚寒盛，病势危笃，预后不良，故云死。程知云："痞连脐旁，脾脏结也；痛引少腹，肾脏结也；自胁入阴筋，肝脏结也。三阴之脏俱结矣，故主死。"

【按语】柯韵伯云："脏结有如结胸者，亦有如痞状者，素有痞而在胁下，与下后而心下痞不同矣。脐为立命之原，脐旁者，天枢之位，气交之际，阳明脉之所合，少阳脉之所出，肝脾肾三脏之阴凝结于此，所以痛引小腹入阴筋也。此阴常在，绝不见阳，阳气先绝，阴气继绝，故死。少腹者，厥阴之部，两阴交尽之处，阴筋者，宗筋也，今人多有阴筋上冲小腹而痛死者，名曰疝气，即是此类。然痛止便苏者，《金匮》所云'入脏即死，入腑则愈'也，治之以茴香、吴萸等味而痊者，亦可明脏结之治法矣。"

一六八、伤寒若吐若下后①，**七八日不解**②，**热结在里**③，**表里俱热**④，**时时恶风**⑤，**大渴**⑥，**舌上干燥而烦**⑦，**欲饮水数升者**⑧，**白虎加人参汤主之**⑨。

【提要】吐下后表里俱热之证治。

【校疏】①**伤寒若吐若下后**：成本"伤寒"下有"病"字。伤寒当表汗，妄施吐下，徒耗津液。②**七八日不解**：七八日已至传变之时，不从表解，必从内并。③**热结在里**：吐下伤津，津伤化燥，外邪内攻，病从热化，结于阳明。尤在泾云："阳明经为表，而腑为里，故曰热结在里。"④**表里俱热**：邪入阳明，热蒸肌肤而大热为表热，非太阳病之表热，内结阳明之燥热为里热，邪热充斥内外，故表里俱热。⑤**时时恶风**：里热太盛，迫津外泄，汗出肌疏，气阴两伤，不胜风寒则时时恶风。⑥**大渴**：阳明热盛，津液耗伤，饮水自救则口大渴。⑦**舌上干燥而烦**：阳明主津液所生病，燥热内灼，津亏不能上承则舌上干燥，燥热内扰心神则心烦。⑧**欲饮水数升者**：数升，约词，喻饮水之多。燥热内灼，津液耗伤，思饮充液，则欲饮水也。⑨**白虎加人参汤主之**：燥热极盛，津液耗伤，非入白虎加人参汤清热生津益气，不足以安攘，故主之也。

【按语】伤寒不汗而吐下，虽为治之误，但其内热已具，不可不察，如无内邪，安得舍表而求之吐下乎？况素体内寒，吐下易成痞证；素体内热，吐下伤津，病从热化，而入阳明，这便是原有内邪之明证。所以同一吐下，而有寒热之异。饮邪之逆，结胸之结，痞证之痞，此条三误而成实，"实则阳明"，此之谓也。

又按：本条之"不解""表里"为理解之难点。七八日不解，是表未解，还是里未解？柯韵伯认为是表不解，并认为恶风为太阳表证未罢，表里俱热为两阳并病。但多数医家认为，表已入里，阳明热盛，表里俱热之表，为热结在里而蒸于外之热，非表证之发热，恶风乃汗出肌疏之故。如钱天来云："大渴，舌上干燥而烦，欲饮水数升，则里热甚于表热矣，谓之表热者，乃热邪已结于里，非尚有表邪也。因里热太甚，其气腾达于外，故表间亦热，即《阳明篇》所谓蒸蒸发热，自内达外之热也。"钱氏之注，具有代表性，宜参。

一六九、伤寒，无大热①，口燥渴②，心烦③，背微恶寒者④，白虎加人参汤主之⑤。

【提要】 伤寒无大热、口燥渴的证治。

【校疏】 ①**伤寒，无大热**：邪已入里，表热不甚。②**口燥渴**：阳明热盛，邪热伤津则口燥渴。③**心烦**：热盛津伤，心神被扰则烦。④**背微恶寒者**：阳明热盛，迫津外泄，汗出肌疏，表气不固则背微恶寒。《医宗金鉴》云："口燥渴心烦，知热已入阳明也，虽有背微恶寒一证，似乎少阴，但少阴证口中和，今口燥渴，是口中不和也。"⑤**白虎加人参汤主之**：阳明经热盛，气津两伤，徒清热不足以复已伤之津气，故须白虎加人参汤也。

【按语】 陆渊雷云："白虎汤本表里壮热，汗出不恶寒，反恶热，然因皮肤尽量蒸散之故，其肌表之热，有时反不如麻黄汤、大青龙证之盛。此条与麻杏石甘条，皆云无大热，盖谓肌表之热不甚壮，非谓病之性质无大热也。故身热汗出烦渴，脉洪大浮滑，不恶寒，反恶热者，白虎之正证……所以然者，汗出肌疏，且体温与气温相差过远，故时或洒然而寒，与太阳之恶寒自异也。此条所云，乃不完具之白虎证。"陆氏所论甚精，非精研大论者不可得之也。

又按：本条"无大热"，历来为争论焦点之一。仲景论"无大热"，论中凡数见，愚以为"无"为助词，"无大热"即"大热"，第六三条已明了也。若当"有无"之"无"讲，何见麻杏甘石汤之喘汗？此条之燥渴心烦从何而至？第一三六条之结胸从何结起？故为大热也。或解为无大热之在表，有大热之在里，牵强至极。阳明热盛，燥热充斥，一派热象，明明表里俱热，有无从何区别？或问第六一条亦云"无大热"，当从何解？答曰：第六一条云"身无大热"，自与"脉沉微""不呕不渴"相伴，为阳浮于外之假热，与实热证之"无大热"判若天壤，焉得同日而语哉？

一七〇、伤寒，脉浮，发热无汗，其表不解①，不可与白虎汤②；渴欲饮水无表证者③，白虎加人参汤主之④。

【提要】论白虎汤之禁忌。

【校疏】①**发热无汗，其表不解**：伤寒脉浮，发热无汗，恶寒自在其中。表证表脉，无呕无烦无渴，故其表不解，绝无传变迹象。②**不可与白虎汤**：表当表解，因势利导，利邪速去，虽发热之盛，但不可以白虎汤直清里热，否则表邪不除，徒伤中阳，变证蜂起矣。③**渴欲饮水无表证者**：渴欲饮水，可测里热已盛；无表证，邪已入里。④**白虎汤加人参汤主之**：渴欲饮水，燥热伤津之明证，不唯热盛，津气已伤也，故用白虎加人参汤，一以清热，一以复已伤津气。

【按语】本条为白虎汤禁例，宜作二截读。自"伤寒脉浮"至"不可与白虎汤"为一截，其"发热无汗"，最具辨证意义。其热非里热，乃寒郁肌表之热；其无汗而非汗出，要在"其表不解"，不可与白虎汤。假若大青龙汤、五苓散之渴而发热，亦宜先表后里。

后半截论其表已解，而渴欲饮水，明示津气已伤，而无表证，方可用白虎加人参汤。夫燥热伤津最速，津伤则气伤，复津须益气，是以白虎加人参汤熔于一炉矣，难怪吴鞠通发出"但愿天下后世用白虎者，皆加人参也"之感叹，诚百炼之金，五车之言也。古今相鉴，理出一端，非临证之至勤者，不能悟此真谛也。

一七一、太阳少阳并病，心下硬，颈项强而眩者，当刺大椎、肺俞、肝俞①，慎勿下之②。

【提要】论太阳少阳并病可刺不可下。

【校疏】①**当刺大椎、肺俞、肝俞**：刺大椎、肺俞以泄太阳之邪，因督脉总督诸阳，肺与皮毛相合，故刺二穴可解太阳之邪；刺肝俞以泄少阳之邪，肝胆相表里，泻肝即泻胆也。②**慎勿下之**：太阳之邪在表，下之则内陷；少阳之邪在半表半里，下之则结胸，故宜慎之。

【按语】邪居太阳，一汗可解；邪居少阳，和之可解。今太少并病，解太阳之邪，犯少阳之禁；和少阳之邪，犯太阳之禁，药之不治求诸针，故当刺之。太少并病，举凡三论：第一四二条论误汗徒伤津液、化燥化热，继则热扰而谵语，明示禁汗；第一五〇条说明太少并病，下之则正虚邪实而成结胸，发为心下硬、下利不止、水浆不入、心烦；本条则再次明示禁下。至此，太少并病禁汗、禁下已成明训，药所不为，针之所宜，故当刺之也。

一七二、太阳与少阳合病，自下利者^①，与黄芩汤^②；若呕者^③，黄芩加半夏生姜汤主之^④。

【提要】论太阳少阳合病，下利或呕的证治。

【校疏】①**自下利者**：少阳火郁，邪热内迫阳明，下趋大肠则自下利。②**与黄芩汤**：黄芩汤清热止利，可揣知为太少合病。虽太阳之发热恶寒证见，但以少阳邪郁、自下利为主。少阳之利，自具口苦、肛门灼热、泻下黏秽、下利不爽，甚或里急后重、腹痛等症。③**若呕者**：邪郁少阳，病在胆，逆在胃，胃气上逆则呕。④**黄芩加半夏生姜汤主之**：邪郁少阳，清以黄芩汤；胆热犯胃，加小半夏汤和胃止呕也。

【按语】本条论太阳少阳合病，太阳轻而少阳重，少阳本火而标阳，故从本气之火以概其标。邪郁少阳，火化在即，当具胸胁苦满、口苦、咽干诸症，化火之兆也。内迫阳明，上则为呕，下则为利，或呕重利轻，或利重呕轻，或呕、利并发，临证当具只眼，不可呕、利割裂，胶柱鼓瑟，否则有失经旨也。大论合病下利者凡三见，往往呕、利并发，如太阳与阳明合病下利者，用葛根汤，若呕者加半夏；少阳与阳明合病，呕吐而下利者用大柴胡汤，姜、夏自在其中；本条太阳与少阳合病而下利，用黄芩汤，呕加生姜、半夏。由此可证，呕、利往往或轻或重相伴，治利随病而其方不同，治呕则姜、夏同施。其对合病下利辨证精细如此，正是辨证论治的具体体现。

黄芩汤方
黄芩三两　芍药二两　甘草二两（炙）　大枣十二枚（擘）
上四味，以水一斗，煮取三升，去滓，温服一升，日再、夜一服。

黄芩加半夏生姜汤方
黄芩三两　芍药二两　甘草二两（炙）　大枣十二枚（擘）

半夏半升（洗） 生姜一两半（一方三两、切）

上六味，以水一斗，煮取三升，去滓，温服一升，日再、夜一服。

一七三、伤寒，胸中有热①，胃中有邪气②，腹中痛③，欲呕吐者④，黄连汤主之⑤。

【提要】 辨上热下寒腹痛呕吐之证治。

【校疏】 ①**伤寒，胸中有热**：言伤寒者，邪从表来。胸中，泛指胃脘及胸膈。胸中有热，系病机概念，指邪热偏着上部。②**胃中有邪气**：胃中，泛指腹中。邪气，指寒邪。胃中有邪气，亦系病机概念，指寒邪偏着下部。如此则上热下寒，即胸热腹寒，胃失和降之格局成。③**腹中痛**：寒中于腹，脾气受损，寒凝气滞，经脉不和，则腹中痛。④**欲呕吐者**：上热下寒，胃失和降，胃气上逆，则欲呕吐。⑤**黄连汤主之**：《素问·举痛论》云："寒气客于肠胃，厥逆上出，故痛而呕也。"阳不得降而胸热欲呕，阴不得升而下寒腹痛，为升降失常。黄连汤清上温下，寒热并用，如此则阴升阳降，呕、痛遂平矣。

【按语】 既云伤寒，病从表来，必表证不解而施下，热陷胸中而寒伤中阳，是以上热下寒也。病从表证来，方从和解立，与半夏泻心汤相较，一为寒热错杂而痞于中，一为上热下寒而相格，二方皆从柴胡汤衍化而来，用柴胡法，而不用柴胡汤方，以桂枝易柴胡，以黄连易黄芩，以干姜易生姜，寒者自温，热者自清。诚如柯韵伯云："用黄连泻心胸之热，姜桂去胃中之寒，甘枣缓腹中之痛，半夏除呕，人参补虚，虽无寒热往来于外，而有寒热相搏于中，所以寒热并用，攻补兼施，仍不离少阳和解之治法耳。此证在太阴、少阳之间，此方兼泻心、理中之剂。"细心玩味，甘饴自在其中也。

黄连汤方
黄连三两　甘草三两（炙）　干姜三两　桂枝三两（去皮）
人参二两　半夏半升（洗）　大枣十二枚（擘）
上七味，以水一斗，煮取六升，去滓，温服，昼三、夜二。

一七四、伤寒八九日①，**风湿相搏**②，**身体疼烦**③，**不能自转侧**④，**不呕不渴**⑤，**脉浮虚而涩者**⑥，**桂枝附子汤主之**⑦。**若其人大便硬，小便自利者**⑧，**去桂加白术汤主之**⑨。

【提要】 论风湿相搏之证治。

【校疏】 ①**伤寒八九日**：表邪不解，已过传变之期。②**风湿相搏**：相搏，格斗。《谷梁传·僖公元年》云："屏左右而相搏。"这里指风湿相搏而侵袭。③**身体疼烦**：疼烦，因疼而烦，身体疼痛而心烦不宁也。风寒湿痹于肌表，营卫不周，气血运行不畅，故身体疼烦。④**不能自转侧**：自转侧，即身转动。风寒湿痹于肌表，气血运行不畅，经脉不利，湿性重着，故不能自转侧。⑤**不呕不渴**：不呕者，邪未及少阳；不渴者，邪未及阳明。纵风寒湿侵及，病仍居表而未传变也。⑥**脉浮虚而涩者**：风寒湿袭表，则脉应之而浮；风性疏泄，肌腠不密而汗出，脉道不充则为虚；寒湿凝滞，气血不畅则脉涩。⑦**桂枝附子汤主之**：桂枝附子汤温经助阳，祛风除湿，故当主之。⑧**若其人大便硬，小便自利者**：《金匮要略》云："湿痹之候，小便不利，大便反快。"今大便硬，小便自利，说明风邪已去，湿气犹存，湿困太阴，脾失健运，津液不行大肠，则大便硬，偏渗膀胱，则小便利。⑨**去桂加白术汤主之**：小便已利，阳气已通，故去桂；津液不行而大便硬，故加白术以健脾滋液，津润则便通。

【按语】 陈修园云："此节宜分两截看，'风湿相搏'至'桂枝附子汤主之'作一截，言风湿相搏于外也；'若其人'至'去桂加白术汤主之'又作一截，言风湿相搏于内也。要知此节桂枝附子汤是从外祛邪之表剂，去桂加白术汤是从内撤邪之里剂。"从内撤邪，邪即内湿也。后世临床用白术通大便，源于仲景也。白术一味，古人誉其"味重金浆，芳逾玉液，百邪外御，五脏内充"，盖言其功之广。王好古则称："在气主气，在血生血，无汗则发，有汗则止，与黄芪同功。"张元素称其功有九，如云"温中一也，去脾胃中湿二也，除胃中热三也，强脾胃进饮食四也，和胃生津液五也，止肌热六也，治四肢困倦嗜卧、目不能闭、不思饮食七也，止渴八也，安胎九也"。但止泻用白术，人人皆能操之，而便硬用白术，人每不识。殊不知白术既能燥湿实脾，复能缓脾生津，津润则便畅。盖脾为太阴之脏，藏精气而不泻，多脂多液，且主运化，斡中州而燮升降，为胃行其津液，重在生化，生生不息，源源化出。故凡脾脏本虚，胃强脾弱，耗伤脾阴，或湿困脾土，皆使脾气不得敷布，散精功能失调，转输不能而脾阴亏损，则便硬肠燥，治当补益脾阴。但滋阴之剂可补其津液，不能助其生化，而白术一味，功可双兼，诚良药哉！

桂枝附子汤方

桂枝四两（去皮） 附子三枚（炮，去皮，破） 生姜三两（切） 大枣十二枚（擘） 甘草二两（炙）

上五味，以水六升，煮取二升，去滓，分温三服。

去桂加白术汤方

附子三枚（炮，去皮，破） 白术四两 生姜三两（切） 甘草二两（炙） 大枣十二枚（擘）

上五味，以水六升，煮取二升，去滓，分温三服。初一服，其人身如痹①，半日许复服之，三服都尽，其人如冒状②，勿怪。此以附子、术并走皮内，逐水气未得除，故使之耳，法当加桂四两。此本一方两法：以大便硬、小便自利，去桂也；以大便不硬、小便不利，当加桂。附子三枚，恐多也。虚弱家③及产妇，宜减服之。

【校疏】①其人身如痹：附子有毒，服之温阳，与术同用，并逐寒湿。初服时，觉口舌麻，继则身痹不仁，故如痹状。②其人如冒状：如冒状，指服附子后，头昏眩，神志呆钝之状。古人云"药弗瞑眩，厥疾弗瘳"，是之谓也。③虚弱家：素体虚弱之人。

一七五、风湿相搏①，骨节疼烦②，掣痛不得屈伸③，近之则痛剧④，汗出短气⑤，小便不利⑥，恶风不欲去衣⑦，或身微肿者⑧，甘草附子汤主之⑨。

【提要】论风湿相搏于关节的证治。

【校疏】①风湿相搏：风寒湿合邪而至。②骨节疼烦：风寒湿痹阻关节，气血凝滞，不通则疼，疼甚则烦。③掣痛不得屈伸：掣，牵引。《吕氏春秋·具备》云："吏方将书，宓子贱从旁时掣摇其肘。"掣痛，即牵引作痛。掣痛不得屈伸，即关节屈伸则掣痛也。风湿搏击关节，经络不利，屈伸则掣痛。④近之则痛剧：近之，谓触动也。风寒湿痹阻关节，气血凝滞，经络不利，触之壅滞益甚，故痛为之剧。⑤**汗出短气**：风胜于表，卫阳不固，肌腠不密则汗出；湿邪内阻，肺气失宣则短气。⑥**小便不利**：湿阻气遏，三焦气化不利，则小便不利。⑦**恶风不欲去衣**：有所伤必有所恶，风胜于表则恶风。汗出肌疏，卫气失其温煦之能，则欲畏寒而不欲去衣也。⑧**或身微肿者**：湿留于表，溢于肌肤之间则身微肿。⑨**甘草附子汤主之**：甘草附子汤温阳散寒，祛湿止痛。主之者，已微之阳得助，已盛之湿得除也。

【按语】《素问·痹论》："风寒湿三气杂至，合而为痹也。"风寒湿，六淫之邪，伤寒有五，寒伤太阳为伤寒之一种；风寒湿侵袭，亦广义之伤寒，五种之内也。上条论风湿痹于肌表，此条则论风湿痹于关节。盖湿之为患，上至颠顶，下逮足膝，彻里彻外，无处不着，且黏滞伤阳，阻遏气机，其起也隶属广义伤寒，证类于狭义伤寒，故见恶风、汗出、身疼痛等表证。痹于肌表者，身体疼烦，牵掣作痛，屈伸不利，日久则阳气被伤，成湿胜阳微之变，此条即是。尤在泾云："此亦湿胜阳微之证，其治亦不出助阳祛湿，如上条之法也，盖风湿在表，本当从汗而解，而汗出表虚者，不宜重发其汗，恶风不欲去衣，卫虚阳弱之征，故以桂枝附子助阳气，白术甘草崇土气，云得微汗则解者，非正发汗也，阳胜而阴自解耳。"

甘草附子汤方

甘草二两（炙）　附子二枚（炮，去皮，破）　白术二两　桂枝四两（去皮）

上四味，以水六升，煮取三升，去滓，温服一升，日三服。初服得微汗则解。能食汗止复烦者，将服五合，恐一升多者，宜服六七合为始。

一七六、**伤寒①，脉浮滑②，此表有热③，里有寒④，白虎汤主之⑤。**

【提要】辨白虎汤的脉证。

【校疏】①**伤寒**：既云伤寒，病当从表来。伤于寒者，则为病热。②**脉浮滑**：脉浮，为热盛于外；脉滑，为热炽于里。表里俱热之脉，太阳伤寒已化热，转属阳明也。③**此表有热**：阳明热盛，熏蒸于外，虽有热之在表，实里热之所及也。④**里有寒**：林亿云："臣亿等谨按，前篇云：热结在里，表里俱热者，白虎汤主之。又云：其表不解，不可与白虎汤。此云脉浮滑，表有热，里有寒者，必表里字差矣。又阳明一证云：脉浮迟，表热里寒，四逆汤主之。又少阴一证云：里寒外热，通脉四逆汤主之。以此表里至差明矣，《千金翼方》云白通汤非也。"可见"里有寒"当作"里有热"，邪入阳明，热盛鸱张，熏蒸于外，里热自炽，故里有热。⑤**白虎汤主之**：白虎汤治阳明热盛，则热邪充斥内外之大汗、烦、渴等候，势所必见。

【按语】本条叙证简略，且举脉而略证，以脉而例证，须前后互参，理论联系实际，方可得窥全豹，如第一六八条之"大渴，舌上干燥而烦"，第二六条"大汗出后，大烦渴不解"，第一八二条"身热，汗自出，不恶寒反恶热"，皆白虎汤之明证，综之则四大之证具矣。

又按：本条之"里有寒"，为医林悬案，千古疑窦，自古诉讼不休。有直改为"热"者，以《医宗金鉴》为代表，从者有柯韵伯等；有以"邪"解"寒"者，自成无己以降，从者有方有执、张令韶等；有谓"寒"为热结之因者，有钱天来、喻嘉言、张隐庵等；有谓"表有热""里有寒"之表里错简者，以程郊倩为代表。诸说虽各有所据，但认为里热内结则一。内外俱热，方为白虎汤之的证。求同而存异，纷争于事无补，徒使易辨识之证，流于难分难解之境，良可叹也。

白虎汤方
知母六两　　石膏一斤（碎）　　甘草二两（炙）　　粳米六合
上四味，以水一斗，煮米熟汤成，去滓，温服一升，日三服。

一七七、伤寒①，脉结代②，心动悸③，炙甘草汤主之④。

【提要】论脉结代、心动悸之治法。

【校疏】①**伤寒**：冠以伤寒，实叙里证，久病而致里虚可知，病本于伤寒也。②**脉结代**：结，如绳之结，贯物遇结而不畅。结脉，指脉来迟缓，时一止复来，止无定数。代，己力不足而需他人替代之谓。代脉，指脉来动而中止，不能自还，良久复动，止有定数。伤寒日久，气血大虚，心脉失养，脉气不续，则脉为之结代。丹波元简云："脉结代，不是二脉兼见，要不过歇止之谓。"所云极是。③**心动悸**：动，常常，动辄之意。《三国志·吴志·周瑜传》："曹公……挟天子以征四方，动以朝廷为辞。"心动悸，即心悸动辄发作。伤寒日久，心之阴阳气血俱虚，心失所养，则动辄心悸。

④炙甘草汤主之：方以炙甘草为君，故以为名。功能复断续之脉，故云复脉。盖通阳复脉，滋阴养血，如此则气血充而阴阳和，脉得复而悸得安也。

【按语】病本于伤寒，脉见结代，证见心悸，可知虽表证已去，而正气未复。盖实则太阳，虚则少阴，太阳与少阴相表里，脏腑相通，经脉相连，太阳不解，耗伤正气，病及太阴，遂成斯证矣。然亦有平日气血衰微，不任寒袭而发者。《医宗金鉴》云："悸自内惕者也，悸因中虚，故脉弱而无力。"《张氏医通》云："夫悸之症状不齐，总不外乎心伤。"可见心之气血阴阳受损，则发为悸。

悸，《说文解字》云："悸，心动也。"《黄帝内经》不言悸，自《伤寒论》出，始论悸。成无己云："悸者，心忪是也，筑筑惕惕然动，怔怔忪忪，不能自安者是矣。"《红炉点雪》更形象地说："惊者，心卒动而不宁也；悸者，心跳动而怕惊也；怔忡者，心中躁动不安，惕惕然如人将捕之也。"可见悸、惊悸、怔忡之证虽同为心病，但同中有异，轻重有别。本条之动悸，历代注家只讲悸而不讲动，常将"心动悸"一笔带过。其实"动悸"指常常心悸。动乃常常之意，训见前注。"动悸"不同于"悸动"，悸动指因恐惧而颤动，汉代应劭《风俗通·怪神》："夜半后，见东壁正白，如开门明，呼问左右，左右莫见。因起自往，手扪摸之，壁白如故。还床，复见之，心大悸动。"二者区别，不可不辨。

炙甘草汤方

甘草四两（炙）　生姜三两（切）　人参二两　桂枝三两（去皮）　生地黄一斤（酒洗）　阿胶二两　麦门冬半斤（去心）　麻仁半升　大枣三十枚（擘）

上九味，以清酒七升，水八升，先煮八味，取三升，去滓，内胶烊消尽，温服一升，日三服。一名复脉汤。

一七八、脉按之来缓①，时一止复来者，名曰结②。又脉来动而中止③，更来小数④，中有还者反动⑤，名曰结阴也⑥。脉来动而中止，不能自还⑦，因而复动者⑧，名曰代阴也⑨。得此脉者，必难治⑩。

【提要】承上条论结代脉之特征及预后。

【校疏】①脉按之来缓：按之来缓，即缓脉，气血不足之象。②时一止

复来者，名曰结：时，当时，那时。《孟子·万章上》："时举于秦，知穆公之可与有行也，而相之。"时见歇止，止而复来，谓之结脉。③**又脉来动而中止**：动，常常，参上条注。中止，停止。脉来则搏，常常歇止，气血不足，运行不继之象。④**更来小数**：更，又。数（shù树），即跳动加速。歇止之后，脉再来形小而跳动加速，气血本已不足，鼓动无力，既虚之后，欲济前之不及，郁而复伸，不失至数，故"更来小数"。⑤**中有还者反动**：动，跳动厉害。承上句"动而中止，更来小数"。"更来"即"中有还者"，言歇止而欲还之也；"小数"即"反动"。言"更来小数"，动甚于前，以补偿歇止之至数，故云"反"。⑥**名曰结阴也**：结，凝聚。《淮南子·氾论训》："不结于一迹之涂，凝滞而不化。"结阴，即阴结，阴阳气血不足，阴盛而凝聚也。⑦**不能自还**：脉本规律搏动，中止之后，搏动缺如，自还者，还缺如之搏动也。不能自还，言气血不继，郁而弗能伸，不能补前之歇止，较之结脉"中有还者反动"，真气衰竭更甚。⑧**因而复动者**：动而中止，歇止之后不能自还，脉又跳动者，虽气血不续，郁而不伸，但歇止之后，尚能跳动，气血虽衰而未绝。⑨**名曰代阴也**：代，替代之谓。犹言力不支给，需他人替代。其气血虚惫的程度，较之结脉更甚，故云代阴。李中梓云："代者，真气乏而求代之脉也。"⑩**得此脉者，必难治**：结代之脉，皆属阴脉，且结代并见，尤为气血大虚，精气难续，预后不良，故云难治。如成无己云："经云，脉结者生，代者死。此之谓也。"

【按语】钱天来云："结者，邪结也。脉来停止暂歇之名，犹绳之有结也。凡物之贯丁绳上者，遇结必碍，虽流走之甚者，亦必少有逗留，乃得过也。此因气虚血涩，邪气间隔于经脉之间耳。虚衰则气力短浅，间隔则经络阻碍，故不得快于流行而止歇也。动而中止者，非《辨脉法》中阴阳相搏之动也，谓缓脉正动之时，忽然中止，若有所遇而不得动也。更来小数者，言止后勉强作小数。小数者，郁而复伸之象也。小数之中，有脉还而反动者，名曰结阴。何以谓之结阴？《辨脉法》云：脉来缓，时一止复来者，名曰结脉；脉来数，时一止复来者，名曰促脉。阳盛则促，阴盛则结，此皆病脉。以此观之，则此条乃脉缓中止，为阴盛之结，故谓之结阴也。代，替代也，气血虚惫，真气衰微，力不支给，如欲求代也。动而中止句，与结脉同。不能自还，因而复动者，前因中止之后，更来小数，随即有还者反动，故可言自还；此则止而未即复动，若有不复再动之状，故谓之不能自还。又略久复动，故曰因而复动。《内经》虽有数动一代者，为病在阳之脉，而此则从缓脉中来，为阴盛之脉，故谓之代阴也……上文虽云脉结代者，皆以炙甘草汤主之，然结为病脉，代为危候，故又有得此脉者必难治句，以申明其义。"

钱氏论结代之理，形象生动，足资参考，唯"中有还者反动"语焉不详，一笔带过。还者，能以"小数"而补歇止之缺而不失至数也。"反动"更申明"小数"之较前搏动为甚，故云"反"，而代者不能自还，因而复动，缺如不能以"小数"而补还之，气血衰惫更甚。经文了了，字字珠玑，学者不能自明，叹古之书难读如斯，随文衍义，难得真谛也。

辨阳明病脉证并治

一七九、问曰：病有太阳阳明^①，有正阳阳明^②，有少阳阳明^③，何谓也^④？答曰：太阳阳明者，脾约是也^⑤；正阳阳明者，胃家实是也^⑥；少阳阳明者，发汗利小便已^⑦；胃中燥烦实，大便难是也^⑧。

【提要】 论阳明病之成因及病证。

【校疏】 ①**病有太阳阳明**：病，指阳明病。太阳，指太阳病。阳明病从太阳病不解而来，故云太阳阳明。②**有正阳阳明**：正，当中，不偏。《周礼·春官宗伯》："凡声，高声硍，正声缓，下声肆。"郑注："正者，不高不下。"方有执云："正，谓本经也。"成无己云："邪自阳明之经传入腑者，谓之正阳阳明。"指由外邪直犯阳明而形成的阳明病。③**有少阳阳明**：阳明病由少阳病转属而成。④**何谓也**：是什么意思。⑤**太阳阳明者，脾约是也**：病从太阳转属而来，表病失治误治，病邪入里，胃热肠燥，损伤津液，约束脾土之转输功能，其证以大便秘结为主，腹无硬满疼痛，称为脾约证。⑥**正阳阳明者，胃家实是也**：外邪直犯阳明，阳明热盛成实，或与积滞壅结，化燥成热实之证，阳热亢盛，腑气不通，是为胃家实。⑦**少阳阳明者，发汗利小便已**：少阳病禁汗、禁下、禁利小便，今二禁同犯，化火化燥，内传阳明也。⑧**胃中燥烦实，大便难是也**：少阳病津伤化燥，热传阳明，阳明津伤，是以成燥；木火内扰，是以成烦；阳明热盛，与积滞相搏，是以成实。腑气不通，而大便难矣。

【按语】 本条论阳明病三种成因，其"太阳阳明者，脾约是也"并不能说明太阳阳明的本质，仅举例而已，但揭示了伤津的本质，太阳病传阳明，非脾约证所能全赅，太阳病误治失治化热化燥而成阳明病，有其传变的条件。首先，太阳邪郁较甚。其次，阳明经多气多血，素体蕴热，太阳感邪，营卫失调，发汗后，一方面汗出不彻，病邪极易入里化热；另一方面，汗之太过，耗伤营阴，内热炽盛化燥，内外相贼，遂病阳明病。汗出不彻也好，汗出太过也好，其化热化燥归宿则一。正阳阳明，人本谷盛气实，积热日久，热自内发，或外邪直犯阳明，热自外受，而为胃家实，揭示了自家阳旺的本质。少阳阳明者，阳明病传自少阳，少阳本半表半里，外邻太阳，内近阳明，居太阳阳明之间，且少阳之上，相火主之，发汗利小便，病从热化，遗邪阳明，揭示了误治伤津的本质。纵观全篇，阳明病凡八十条，太阳传阳明者二十四条，少阳传阳明者仅四条，阳明病自外传自内受，其伤津化燥，热变成实，机理则一。

一八○、阳明之为病①，胃家实是也②。

【提要】 阳明病的提纲。

【校疏】 ①阳明之为病：阳明，伤寒六经之一，张令韶云："阳明者，二阳也，太少在前，两阳合明，谓之阳明。"阳明病，乃外感热病过程中，阳气亢盛，热邪最炽，病变部位在肠胃，病机为津伤燥结，出现身热、汗出、不恶寒、反恶热、脉大的里实热证。黄元御云："胃家之实而病归胃腑，始终不迁，故曰阳明之为病。"②**胃家实是也**：胃家，指胃与大肠及其所属经络。《灵枢·本输》篇曰："大肠、小肠皆属于胃。"实，指邪气实，即《素问·通评虚实论》"邪气盛则实，精气夺则虚"中之"实"。章虚谷云："胃家者，统阳明经腑而言也。实者，受邪之谓。"章氏之论，可谓要言不烦，一语中的。

【按语】《素问·六微旨大论》云："阳明之上，燥气治之，中见太阴。"《素问·至真要大论》云："阳明厥阴不从标本，从乎中也。"可见古人认为阳明气化不从标本，而从太阴中间之湿化。两阳合明，名曰阳明，多气多血，其经阳气旺盛，故必以阴制之，以遏其燥，方使燥湿相济，气和无病。阳明之中气（湿）不及，则不从中化而从燥化，或从阳明之标阳热化，则成阳明燥热亢盛之势，为阳明所以病的内部环境。胃家实更提示了阳明病病机演化的实质及特征。病至阳明，热邪在经，则发热自汗，不恶寒但恶热，口渴心烦，为无形之热亢盛；热邪归腑，则腹满便闭，潮热谵语，手足濈然汗出，为有形燥屎阻结。"实者，受邪之谓"，包括无形之邪热及有形之燥结，故为提挈一经病证之纲领也。

一八一、问曰：何缘得阳明病^①？答曰：太阳病，若发汗^②，若下，若利小便^③，此亡津液^④，胃中干燥，因转属阳明^⑤；不更衣^⑥，内实^⑦，大便难者^⑧，此名阳明也^⑨。

【提要】 复论太阳阳明。

【校疏】 ①何缘得阳明病：为什么发生阳明病。②**太阳病，若发汗**：太阳病发汗为正治法，但汗不如法，即伤律液。③**若下，若利小便**：太阳病不当下及利小便，下之、利之则邪陷阴伤。④**此亡津液**：此，指汗、下、利小便之误治。汗、下、利小便均能耗伤津液。⑤**胃中干燥，因转属阳明**：胃为水谷之海，误治耗津，胃津不足，阳无阴制，不从中化而从燥化，燥则热变。转者，变也。属者，归也。故因之转属阳明而成阳明病。⑥**不更衣**：古人登厕者必更衣，不更衣，意即不大便。此为津伤便结之脾约证，即太阳阳明也。⑦**内实**：即胃家实。燥热内结成实，即正阳阳明也。⑧**大便难者**：误治伤津，化燥成热，邪入阳明，即少阳阳明也。⑨**此名阳明也**：不更衣，内实，大便难，不论来路如何，病情之转归则一，肠胃因燥化热成实，便为阳明病。

【按语】 本条论太阳病发汗、利小便、攻下，致耗伤津液，而使病邪化热化燥，转归阳明。误治转属阳明者，有其病理基础，必胃阳素盛，这是形成阳明病的内部原因；而邪在太阳，或汗，或下，或利小便，其伤津则一，祛邪之法，反为引邪入里之途，病邪从热化燥，内外相合，则病属阳明。若不具备胃阳素盛的内因，纵误治伤津，阳明病无从谈起。

一八二、问曰：阳明病外证云何^①？答曰：身热^②，汗自出^③，不恶寒^④，反恶热也^⑤。

【提要】 论阳明病的外候。

【校疏】 ①**阳明病外证云何**：外证，即反映在外之证候，参第四二条注。阳明燥热在内不可见，反映于外的证候，为阳明病外证。云何，怎么样。②**身热**：阳明病乃燥热为害。阳明主肌肉，燥热自内而外，熏蒸肌肉，故身为之热。③**汗自出**：阳明病虽津伤化燥成热，但热自内蒸，以多气多血之腑，临燥热炽盛之邪，阳加于阴，则汗自出矣。④**不恶寒**：表证已毕，悉入阳明无疑。⑤**反恶热者也**：反，强调之意。热自内蒸，有所伤，必有所恶，故反恶热者也。

【按语】有诸内必形诸外，言胃家实是病根，为"有诸内"；其身热、汗自出、不恶寒、反恶热是外证，为"形诸外"。形者，表现也。因发知受，故燥热实邪之在内可知。见上述四症，则具备阳明病特征，为外邪深入阳明，化燥化热之标志。换言之，凡具此四症，皆可谓之阳明病。寥寥数语，意蕴深刻。唯其发热、汗出，宜与太阳中风甄别。太阳中风见翕翕发热，热在体表，为阳浮而热自发；阳明病见蒸蒸发热，热自内蒸，为燥热熏蒸外发。太阳中风见汗出恶风，为营弱卫强；阳明病为汗出恶热，为热蒸而汗出，虽有恶寒，为汗出肌疏，为势不甚。太阳中风汗出不多，为冷汗；阳明病濈然汗出而量多，为热汗。况太阳病之脉为浮缓，阳明病之脉见洪大，天壤之鉴，相别无疑也。

一八三、问曰：病有得之一日①**，不发热而恶寒者，何也**②**？答曰：虽得之一日**③**，恶寒将自罢**④**，即自汗出而恶热也**⑤**。

【提要】阳明初病见证。

【校疏】①**病有得之一日**：病指阳明病。得之一日，言阳明病初起。②**不发热而恶寒者，何也**：阳明病初起，不发热而恶寒是什么原因。③**虽得之一日**：虽然发病时间短。④**恶寒将自罢**：将，就要。自罢，即自己完毕。盖外邪初入，卫气阻遏，且燥热未盛，故见恶寒，但阳明燥化迅速，无须多时，燥热自盛，恶寒消失而自罢。⑤**即自汗出而恶热也**：即，就。热自内蒸则自汗；燥化热盛于里，则恶热于外也。

【按语】此条论正阳阳明初起之候，见不发热而恶寒，与太阳病之恶寒如何区别？柯韵伯云："本经受病之初，其恶寒虽与太阳同，而无头项强痛为可辨。即发热汗出，亦同太阳桂枝证，但不恶寒反恶热之病情，是阳明一经之枢纽。"以临床鉴之，阳明病初起，虽有恶寒，但舌红、苔黄、口苦之热象已具，是则热象隐伏其中，亦可揣知阳明病之将至也，故云"恶寒将自罢"，唯其恶寒为时短暂，不治而除，有别于太阳病之恶寒也。

一八四、问曰：恶寒何故自罢①**？答曰：阳明居中，主土也**②**，万物所归**③**，无所复传**④**，始虽恶寒，二日自止**⑤**，此为阳明病也**⑥**。

【提要】辨恶寒自罢之原因。

【校疏】①**恶寒何故自罢**：恶寒为什么自己消失。②**阳明居中主土也**：依五行理论，脾胃属土，土之方位属中央，而脾胃居中焦，故云阳明居中主土。③**万物所归**：土能生育万物，万物之生长、发育、衰老后复归于土。人以脾胃为中土，胃为水谷之海，饮食入胃，游溢精气，以溉四旁，助长养。中土为病，主乎燥化，六淫外侵，皆可及胃，然其化燥则一。类比言之，脾胃具土德，为万物所归也。④**无所复传**：无所，没有地方。汉代枚乘《七发》："今夫贵人之子……外有傅父，欲交无所。"传，变。病至阳明，燥化为主，非清下不除，故云无所复传。⑤**始虽恶寒，二日自止**：二日，短时。阳明病开始出现恶寒，一者六淫正在化燥，二者热邪自发中焦，表气暂遏，而化燥迅速，故恶寒二日止而揭示化燥已毕矣。⑥**此为阳明病也**：太阳之恶寒，与病俱终；少阳之恶寒，不和不罢；三阴恶寒而不发热；唯阳明恶寒，为时短暂，恶寒自罢，为其特征，故为阳明病。

【按语】本条承上条，自设问答，以明恶寒自罢之理。《素问·天元纪大论》云："阳明之上，燥气主之。"而实则阳明，虚则太阴。阳明燥气偏盛，病从燥化，太阴湿气偏盛，病从寒化，是知虽阳明主乎燥，其制实系于太阴，太阴湿土不及，阳明燥化迅速，也决定了恶寒将迅速消失。六淫及中，其燥化过程明显者，易于觉察，人人皆知；其燥化迅速者，一闪而过，不易觉察，故难明。然其速与不速有异，化燥则一，恶寒皆得自已，不可不知，故设问答以明之也。所以柯韵伯云："胃为戊土，位处中州，表里寒热之邪，无所不归，无所不化，皆从燥化而为实，实则无所复传，此胃家实所以为阳明之病根也。"好一个"实则无所复传"，一语道出真谛，令人叹服。

一八五、本太阳初得病时①，发其汗②，汗先出不彻③，因转属阳明也。伤寒发热无汗⑤，呕不能食⑥，而反汗出濈濈然者⑦，是转属阳明也。

【提要】太阳病汗不如法及热盛而转属阳明。

【校疏】①**本太阳初得病时**：初得病时为太阳病，其恶寒非阳明病之恶寒可知。②**发其汗**：太阳病发汗为正法。③**汗先出不彻**：太阳病发汗，汗不如法则邪不随汗泄，汗出而邪未去。④**因转属阳明也**：太阳病，汗不如法，徒伤津液，促使病从燥化，而为阳明。⑤**伤寒发热无汗**：寒邪蔽表，发热无汗，恶寒自在其中。⑥**呕不能食**：太阳伤寒体痛呕逆，尚能食，今呕不能食，胃阳偏亢，气逆而不纳，阳明传变已具端倪。⑦**而反汗出濈濈然者**：而反，强调之意。濈，《玉篇·水部》云"濈，汗出也"。《诗经·小雅·无羊》："尔羊来思，其角濈濈。"毛传："聚其角而息，濈濈然。"濈濈又训为聚集之意。阳明病热自内蒸，汗自外发，汗虽不大，而连绵不断，故云濈濈然汗出。太阳伤寒，非药不汗，汗出连绵，即恶寒自罢，内热已盛也。

【按语】陈修园云："此复申明太阳转属阳明之义，除过汗亡津液外，又有此汗出不彻而转属，不因发汗而转属，合常变而并言之也。"太阳病发汗太过损伤津液，抑或发汗不彻，邪热入里，只是外因，为促使疾病转变的条件；而胃热素盛，为阳明病变的内因。伤寒发热无汗，不经误治而濈然汗出，为阳明里热亢盛，更能印证脏腑阴阳偏盛偏衰为疾病传变的病理基础，换言之，在一定程度上，若阳明内热亢盛，发汗为引邪深入之因，加速阳明的热变推力。

一八六、伤寒三日①，**阳明脉大**②。

【提要】论阳明病主脉。

【校疏】①**伤寒三日**：伤寒为广义伤寒；三日，约略之词。②**阳明脉大**：《素问·血气形志》："阳明常多气多血。"《灵枢·海论》："胃者，水谷之海。"阳明既气血俱盛，病入阳明，燥热亢盛，正盛邪实，脉应之而大，《素问·脉要精微论》云"大则病进"。虽未专指阳明病，亦可揭示阳明病脉大之一端。

【按语】此条揭出阳明病之主脉，涵盖无形邪热充斥内外之洪大滑数，有形燥实内结肠胃之沉实有力，不可谓之不大也。盖邪在太阳，脉浮；邪在少阳，脉弦；唯邪在阳明而脉大。如《医宗金鉴》："伤寒一日太阳，二日阳明，三日少阳，乃《内经》言传经之次第，非必以日数拘也，此云三日阳明脉大者，谓不兼太阳阳明之浮大，亦不兼少阳阳明之弦大，而正见正阳阳明之大脉也。盖由去表传里，邪热入胃，而成内实之诊，故其脉象有如此者。"

一八七、伤寒脉浮而缓①，**手足自温者**②，**是为系在太阴**③。**太阴者，身当发黄**④；**若小便自利者，不能发黄**⑤。**至七八日，大便硬者**⑥，**为阳明病也**⑦。

【提要】论太阴转属阳明证。

【校疏】①**伤寒脉浮而缓**：脉类太阳中风，但证无发热头痛等外证，乃太阴自感外寒，故脉见浮缓。②**手足自温者**：手足自温，即手足温暖。一者，虽寒中太阴，表阳未遏，尚能温分肉；二者，脾为至阴而主四肢，感邪时抗病力弱，不能像邪在三阳之发热，故手足温；三者，邪入少阴、厥阴，四肢冷，邪在太阴，脾阳尚敷，则手足自温，故别之少阴、厥阴病也。③**是为系在太阴**：系，联缀，归属。《周礼·天官·大宰》："以九两系邦国之民。"郑玄注："系，联缀也。"即病属太阴。④**太阴者，身当发黄**：当，相当于将、将要。太阴为湿土之脏，脾虚湿郁，寒湿内结，胆失疏泄，外溢而身将发黄，为黄疸。⑤**若小便自利者，不能发黄**：小便自利，气化尚行，湿邪有下泄之道，无内郁之机，故无发黄之理。⑥**至七八日，大便硬者**：太阴病七八日，脾阳来复，由湿化燥，故见大便硬。⑦**为阳明病也**：由湿化燥，由寒化热，由虚转实，由阴出阳，即"实则阳明"也。

【按语】《素问·六微旨大论》云："阳明之上，燥气治之，中见太阴……太阴之上，湿气治之，中见阳明。"脾胃同居中焦，胃为阳土主燥，脾为阴土主湿，脾与胃，一阴一阳，一升一降，一燥一湿，一运一纳，以膜相连，共同完成饮食的消化吸收及其精微的输布，"太阴湿土得阳始运，阳明燥土得阴自安"。二者在生理上相辅相成，在病理变化上亦相互影响。阳明之中见太阴，太阴之中见阳明，说明太阴、阳明二者在一定条件下可相互转化，此即所谓"实则阳明，虚则太阴"也。此条脾阳来复，而见"大便硬"即为湿从燥化，是太阴转系阳明也。

一八八、伤寒转系阳明者①，其人濈然微汗出也②。

【提要】伤寒转系阳明。

【校疏】①**伤寒转系阳明者**：伤寒，为广义伤寒，即外感热病也。转，变也。系，归也。②**其人濈然微汗出也**：濈然，参第一八五条注⑦。伤寒转系阳明，燥热迫津外泄，则濈然微汗出。

【按语】此条承第一八五条，论伤寒转系阳明而见濈然微汗出，揭示濈然汗出为阳明病的特征之一。太阳中风亦见汗出，但中风之汗伴啬啬恶寒，淅淅恶风，翕翕发热；阳明之汗，濈然汗出，发热而不恶寒反恶热。此外，若转系阳明燥热，则口渴，脉洪滑而大；若转系阳明腑实，则腹满硬痛，潮热谵语，脉沉实而大。全面合参，细心玩味，方臻无误也。

一八九、阳明中风①，口苦咽干②，腹满微喘③，发热恶寒，脉浮而紧④，若下之⑤，则腹满，小便难也⑥。

【提要】 阳明兼表，下之宜慎。

【校疏】 ①**阳明中风**：指邪犯阳明之经而兼及太阳、少阳。吴谦云："阳明，谓阳明里证；中风，谓太阳表证也。"实为三阳合病。②**口苦咽干**：邪居少阳，枢机不利，胆火上炎，则口苦咽干。③**腹满微喘**：阳明里热燥甚，腑气壅滞，气机阻塞则腹满；浊热上干于肺则微喘。④**发热恶寒，脉浮而紧**：太阳之邪未解。⑤**若下之**：邪在太阳、少阳不当下，邪虽涉阳明，但腑无结实，证不见便结、腹满硬痛、潮热，故下之为误。⑥**则腹满，小便难也**：非下之证，贸然下之，徒伤里气，正虚邪陷，津液损伤，而腹满加重，小便难也。

【按语】 本条论阳明中风，实则为三阳合病。陆渊雷云："口苦咽干，据少阳病提纲，当为少阳证。腹满微喘，为阳明证。发热恶寒，脉浮而紧为太阳证。然则是三阳合病而太阳证重者，太阳证重，故不可下，下而邪陷，则腹益满，津伤则小便难也……太阳与少阳合病者，虽太阳极重，仍用柴胡，不用桂枝。少阳与阳明合病者，虽阳明极重，仍用白虎，不用承气，以少阳而禁汗下故也。此条三阳合病之轻证，仍是小柴胡所主。"陆氏之说，丝丝入扣，指出此三阳合病之治法，然则言阳明中风，而不云少阳中风者何？揆其虽三阳证见，阳明为主也，虽阳明邪重，然热盛于经也，幸未成实，故下之则腹益满而小便难也，唯以小柴胡汤和解之，或合白虎汤，乃其治也。

一九〇、阳明病，若能食①，名中风②；不能食③，名中寒④。

【提要】 辨阳明中风与中寒。

【校疏】 ①**阳明病，若能食**：言阳明病而能食，则病不为伤。阳明者，胃也，邪轻尚可纳谷，故能食。②**名中风**：即阳明中风，虽阳明而复感风邪，胃气未伤，尚能化谷。③**不能食**：阳明病而不能食，邪干于胃，胃不纳谷，故不能食。④**名中寒**：寒为阴邪，寒中于胃，消谷无能，故不能食名中寒。

【按语】 据《素问·六微旨大论》，阳明之中，太阴湿土也，其化也，不从标本从乎中，则燥从湿化也；太阴之中，阳明金也，土金相生，则燥亦从湿化，而不从中也。五行之气，水流湿，火就燥，同气相求。气有余则化生太过，其不及则化生不前。此条论阳明中风、中寒，实系于阳明之从化也。素体胃阳亢盛，其感邪则从燥化热化，热则消谷，故能食；素体胃阳不足，其感邪则从湿化寒化，阳衰不能消谷则不能食。故柯韵伯云："此不特以能食、不能食别风寒，更以能食、不能食审胃家虚实也。要知风、寒本一体，随人胃气而别。此条本为阳明初受表邪，先辨胃家虚实，为诊家提纲，是其着眼处，不是为阳明分中风、伤寒之法也。"

一九一、阳明病，若中寒者，不能食，小便不利①，手足濈然汗出②，此欲作固瘕③，必大便初硬后溏④。所以然者，以胃中冷，水谷不别故也⑤。

【提要】辨阳明中寒证。

【校疏】①**小便不利**：脾胃阳虚，转输无能，水津失布，膀胱失输，故小便不利。②**手足濈然汗出**：四肢禀气于阳明，阳明中寒，经气不能固摄，则手足濈然汗出。③**此欲作固瘕**：固，通"痼"。痼瘕，柯韵伯云："痼瘕，即初硬后溏之谓。"张隐庵云为大瘕泄，方有执云为积聚，喻嘉言云为溏泄，虽仁智各见，而莫衷一是。考"瘕"字，本义为腹中结块。《素问·大奇论》："肾脉小急，肝脉小急，心脉小急，不鼓皆为瘕。"故释固瘕为不能排除之腹中结块。盖寒凝于中，可积可聚，可泄可溏，况欲作而未作，不能直指为初硬后溏；亦非专指瘕泄，既有积块之有形可征，又有溏泄之症状可见，如尤在泾云："固瘕者，胃寒成聚，久泄不已也。"④**必大便初硬后溏**：脾胃有寒，谷食不化，清浊不分，津液失输，胃寒肠燥，则大便初硬后溏。⑤**以胃中冷，水谷不别故也**：胃中冷，一者脾胃阳虚，二者外寒中于阳明，腐熟无能，转输失职，是以水谷不别，而欲作固瘕，大便初硬而后水谷不别故也。

【按语】此条阳明中寒，手足濈然汗出，而阳明热证亦见濈然汗出，何以区别？盖阳明热证为热盛于里，蒸津外泄则濈然汗出；而阳明寒证，手足濈然汗出，仅见于手足，其手足二字正是着眼处。胃为水谷之海，四肢禀气于阳明，阳明中寒，经气虚馁，四肢失禀阳明之气，津不得摄，故手足濈然汗出也，虽同见汗出，一虚一实，一寒一热，机理迥异，不得混为一谈。又初硬后溏之机理，成无己云："此以小便不利，水谷不别，虽大便初硬，后必溏也。"语焉而不详。张隐庵云："初硬者，感阳明之燥气；后溏者，寒气内乘也。"所释似觉牵强。阳明中寒，燥从湿化，何燥之有？盖脾胃中寒，谷食不化，寒邪固留于胃，津液失输于肠，是以胃寒肠燥，为寒燥，而非热燥，故初硬后溏也。

一九二、阳明病，初欲食①**，小便反不利**②**，大便自调**③**，其人骨节疼**④**，翕翕如有热状**⑤**，奄然发狂**⑥**，濈然汗出而解者**⑦**，此水不胜谷气**⑧**，与汗共并**⑨**，脉紧则愈**⑩**。

【提要】辨阳明病汗出自愈。

【校疏】①**阳明病，初欲食**：从第一九〇条可知，阳明病能食名中风，此时胃气尚强，强则消谷，故欲食。②**小便反不利**：成无己云："阳明病热为实者，则小便当数，大便当硬，今小便反不利，大便自调者，热气散漫，不为实也。"小便不利，则湿自内郁矣。③**大便自调**：阳明中风，腑中尚未化燥结实，腑气通畅，故大便自调。④**其人骨节疼**：《素问·痿论》云："阳明者，五脏六腑之海，主润宗筋，宗筋主束骨而利机关也。"今水湿内郁阳明，流注关节，湿自内发，风从外激，风湿相搏则骨节疼。⑤**翕翕如有热状**：翕翕，参第一二条注。翕翕如有热状，即湿郁之发热也。水湿内郁阳明，外不得汗之以发，内不得便之以利，郁蒸于表，致表卫不和，故翕翕如热状。⑥**奄然发狂**：奄然，忽然，骤然。《后汉书·侯霸传》："未及爵命，奄然而终。"阳明中风而欲食，可征胃气尚强；大便自调，可征腑无结实；虽水湿内郁，而正气尚能抗邪，正邪交争，扰于心神则神乱而见发狂，非真之发狂，犹战汗欲解之战也。⑦**濈然汗出而解者**：随狂而汗至，随汗而湿去，正气鼓邪外出，故病解。⑧**此水不胜谷气**：谷气，此指胃气。虽水湿内郁，但胃气尚强，能鼓邪外出，故为不胜。⑨**与汗共并**：并（bǐng饼），通"屏"，除弃。《庄子·天运》："至贵，国爵并焉；至富，国财并焉。"郭象注："并者，除弃之谓也。"共并，即共除，言正气鼓邪外出，湿随汗共除也。⑩**脉紧则愈**：脉紧，乃三部脉坚紧而大，胃气充沛之征，力足以祛邪外出，与太阳之脉浮紧、少阴之脉沉紧迥异。如喻嘉言云："脉紧疾则胃气强盛，所以肌肉开而濈然大汗。"

【按语】本条辨阳明病水湿郁表、正邪相争而愈的脉证，其翕翕发热、奄然发狂、濈然汗出、脉紧为四大疑似之处，均须详辨，方臻无误。此阳明病欲食，为阳明中风无疑，然太阳中风亦见翕翕发热，但如有热状与发热自然不同，如有热状较之发热为轻，太阳中风之发热为风寒外感，营弱卫强；此则水湿郁表，欲化热而未化热，故云"如有热状"，此其一也。

其奄然发狂为一时之狂，奄然者，忽然、骤然也，其发狂应与太阳蓄血之发狂、阳明燥结之发狂鉴别，蓄血发狂与燥结发狂非一过性，且伴见证候与此不同，非药不愈，难以自解；此发狂犹言心乱躁动，与战汗之战，欲解之烦同理，此其二也。

第一八五条、第一八八条论病属阳明而见濈然汗出，此则濈然汗出而病解，同为濈然汗出，结果径庭相背，何耶？盖病传阳明之濈然汗出，为燥热内燔，迫津外泄，发热随汗而盛；此则正气鼓邪外出，其病随汗而解，故虽濈然汗出同，但一解一盛，机理迥别。又，第一九一条阳明病小便不利而濈然汗出，其汗见于手足为欲作固瘕；此则汗见于全身，汗后病解，不可不辨，此其三也。

第一八九条阳明中风而见脉紧为病盛，此条亦为阳明中风而见脉紧为病愈，同一脉紧，将以何区别？盖第一八九条之脉紧乃浮紧，伴见口苦咽干，腹满微喘，故为病进；此则汗出而解，脉见紧为紧坚而大，为正气祛邪外出之象。四诊合参，证情大白，何疑似之存哉？

一九三、阳明病欲解时，从申至戌上①。

【提要】 测度阳明病欲解时。

【校疏】 ①从申至戌上：戌上，即戌以前。申至戌，即下午3时至晚上9时。尤在泾云："申酉戌时，日晡时也。阳明潮热，发于日晡，阳明病解，亦于日晡，则申酉戌为阳明之时，其病者邪气于是发，其解者正气于是复也。"

【按语】 《素问·生气通天论》云："平旦人气生，日中而阳气隆，日西而阳气已虚。"阳明经为多气多血之经，且两阳合明，为阳气最旺之经，日西阳气已虚，病从何解？尤在泾云："其病者邪气于是发，其解者正气于是复也。"笼统言此时为阳明之时以解之，但为什么阳明之时既为病重之时，也为病解之时呢？用阳气虚可以解释病重机理，但病愈之机理如何讲呢？

盖阳气一日而主外，日中而阳气隆，隆者盛也；日西而阳气已虚，但在将虚之时，阳气反一时旺盛，何以如此？以四季言之，夏热之将过，即入伏也，夏至一阴生，天气在阴生之际反而最热，为秋凉将至之前兆；以一日言之，申酉时红日之将落也，其时阳气将虚而反盛，故日将落而为夕阳之红，天黑之前兆也，犹残灯之复明，物之常理也。人与天地相参，天人相应，人体之阳气亦应天之阳气，申酉时阳气将虚之时反盛，为将虚之前兆，此时若致邪盛，则因正盛与邪相争相持，故阳明病日晡而潮热；若邪衰之时，则因正盛可祛邪外出，故欲解于申戌上也。

一九四、阳明病，不能食①**，攻其热必哕**②**。所以然者，胃中虚冷故也**③**。以其人本虚**④**，攻其热必哕**⑤**。**

【提要】胃中虚冷禁下。

【校疏】①**阳明病，不能食**：阳明病不能食为中寒，其中焦阳虚、脾虚失运可知。②**攻其热必哕**：攻里不远寒，寒以寒治，寒虚相搏，胃气上逆则哕。③**胃中虚冷故也**：胃中虚冷，复以寒攻，是哕之因也。④**以其人本虚**：虽阳明病胃家实，此则阳明中虚也。⑤**攻其热必哕**：寒以热治，胃阳益虚，故攻下则胃气上逆而哕。

【按语】阳明虚寒证与阳明腑实证皆可见不能食。腑实证下之则解，虚寒证下之则哕。其于辨证，则腑实者，便结腹满，潮热谵语，苔黄脉沉，实之可证；虚寒者，虽腹满而便不坚，苔不黄而脉不实，若妄行攻下，戕伐胃阳，哕逆顿至矣。

一九五、阳明病，脉迟①**，食难用饱**②**，饱则微烦头眩**③**，必小便难**④**，此欲作谷瘅**⑤**，虽下之，腹满如故**⑥**。所以然者，脉迟故也**⑦**。**

【提要】辨阳明病脉迟欲作谷疸。

【校疏】①**阳明病，脉迟**：阳明病若胃家实，则其脉为大。今脉迟，为胃阳虚弱，阳明中寒证可知。②**食难用饱**：用，指吃。《韩非子·外储说左下》："哀公赐之桃与黍，哀公请用。"食难用饱，即难以吃饱。胃阳虚，不能杀谷，故难以饱食。③**饱则微烦头眩**：饱为多食，胃虚腐熟无能，水谷不化，郁于中焦则微烦，清阳不升则头眩。④**必小便难**：食阻中焦，脾之转输无权，水液不行则有可能小便难。⑤**此欲作谷瘅**：瘅，同疸。《金匮要略》云："谷疸之为病，寒热不食，食即头眩，心胸不安，久久发黄为谷疸，茵陈蒿汤主之。"寒湿郁滞，谷气不化，阻遏中焦，故欲作谷疸。⑥**虽下之，腹满如故**：胃寒食阻，浊阴不降则腹满。寒以热治，下之益伤中气，病不为衰而腹满如故。⑦**脉迟故也**：寒以热治，虚以实攻，胃阳虚则脉迟，是以攻下而腹满如故也。弦外之音，脉迟禁下可知。

【按语】阳明脉迟腹满，有寒热之分。因于热者，为阳明实热证，燥实内结，腑气不通，气血被遏，脉见迟而有力，腹满硬痛，潮热谵语，下之则愈；因于寒者，为阳明虚寒证，胃阳不足，气机阻滞，鼓动无力，脉见迟而无力，腹满喜温，无潮热谵语，下之益伤中阳，而腹满不减。此条即后者，寒湿中阻，虽腹满而禁下，下之益甚也。

一九六、阳明病，法多汗①，反无汗②，其身如虫行皮中状者③，此以久虚故也④。

【提要】阳明病正虚液亏之外证。

【校疏】①阳明病，法多汗：法，常规，常理。《孙子·军争》："劲者先，疲者后，其法十一而至。"阳明实证，内热燥盛，迫津外泄而漐然汗出，亦阳明病特征之一。②反无汗：一则津亏，无以作汗；二则阳虚，不足以蒸津作汗。③其身如虫行皮中状者：虫行皮中状，即如虫行皮中之麻痒感觉。津亏阳虚，欲汗无力，汗不达表，热无从出，但郁肌表，故身如虫行皮中状。④此以久虚故也：此以，这是因为。阳明虽多气多血，但津亏阳弱，无源作汗，可知其虚也。

【按语】第一八八条云："伤寒转系阳明者，其人漐然微汗出也。"可见汗出为阳明病特征之一，正盛邪实，蒸津于外则汗出。此条云阳明病，不见汗出而觉虫行皮中，一则津不足以为汗，二则阳虚失其温化之能。阳明主四肢肌肉，阳明虚而力不达表，故仅见虫行皮中之痒，而不能出表而为汗，则可知久虚为胃气之虚也。

一九七、阳明病，反无汗而小便利①，二三日呕而咳②，手足厥者③，必苦头痛④；若不咳，不呕，手足不厥者⑤，头不痛⑥。

【提要】论阳明中寒、饮邪上逆证。

【校疏】①阳明病，反无汗而小便利：阳明病无汗，阳虚可知。阳虚则阴盛，故小便利。②二三日呕而咳：寒饮上蓄，胃失和降，胃气上逆则呕；肺胃相连，寒饮射肺则咳。③手足厥者：厥者，冷也。四肢禀气于阳明，阳明虚寒，阳气弗布四末，则手足厥也。④必苦头痛：苦，苦于。中阳不健，寒饮内聚，水寒上逆，干于清阳则有可能头痛。⑤若不咳，不呕，手足不厥者：不咳，则饮不犯肺；不呕，则水不停中；手足不厥，则阳气尚布。总示阳虚、寒饮不甚。⑥**头不痛**：虽阳虚而寒饮不甚，饮不上逆则清阳不干，故头不痛。

【按语】胃者，水谷之海。胃阳强则腐熟化谷，精微四布；胃阳虚则腐熟无权，水谷不化精微而为寒饮。饮之为害，郁于表则汗不得泄，逆于胃则呕逆，阻于阳气布达则肢厥，犯于肺则咳，遏于清阳则头痛。一言以蔽之，胃寒阳虚，水饮内停也。若呕者，小半夏加茯苓汤可也；若手足厥者，茯苓甘草汤可也；若头痛者，吴茱萸汤可也。

一九八、阳明病，但头眩①，不恶寒②，故能食而咳③，其人咽必痛④；若不咳者，咽不痛⑤。

【提要】阳明中风，热犯于上。

【校疏】①**阳明病，但头眩**：阳明中风，风热上攻则头眩。②**不恶寒**：风自外受，热自内蒸，则不恶寒。③**故能食而咳**：阳明病能食为中风，肺胃相连，阳明邪热犯肺，肺失宣降则咳。④**其人咽必痛**：咽为肺系所过，热邪上攻，阻于咽则痛。⑤**若不咳者，咽不痛**：不咳，则热未犯肺，故咽不痛。

【按语】本条阳明病能食，为中风，可测胃气尚强，胃热内郁，浊热上扰清空，则头为之眩；肺胃相连，太阴、阳明互为表里，胃病及肺，则肺受热而咳，咽受灼而痛。热壅肺胃，直清肺胃可也。与上条相较，彼则胃寒饮逆而头痛，寒饮射肺而咳，此则胃热上攻而头眩，胃热干肺而咳。一寒一热，均有上逆之势，对比合参，其意更明。

一九九、阳明病无汗①，小便不利②，心中懊憹者③，身必发黄④。

【提要】阳明病湿热内郁而发黄。

【校疏】①**阳明病无汗**：阳明病里热熏蒸，本应多汗，今无汗，一为液虚，无以为汗；一为湿遏，不能汗出。此为后者。②**小便不利**：湿热内壅，三焦不利，气化不行，则小便不利；反之，小便不利，更使湿气内留，气化不行。③**心中懊憹者**：阳明热盛，水湿内停，湿热郁蒸，扰于胸中则懊憹。④**身必发黄**：湿热之内壅，有发黄之可能。湿热郁遏中焦，肝胆疏泄失常，胆汁外溢则见身黄、目黄、小便黄之黄疸。

【按语】 实则阳明，虚则太阴。阳明则多从燥热之化，太阴则多从寒湿之化。此条虽云阳明病，但并未完全燥化，而太阴之寒湿将盛，故既未燥化，亦未寒化，而是湿热相合，胶结不解，热欲蒸而汗不得泄，湿欲行而小便不利，既无外泄之机，复无下行之道，氤氲中焦，扰于心胸，熏蒸肝胆，则可变见黄疸。其心中懊侬一证，类似栀子豉汤，但此为湿热内扰，彼为无形邪热上扰，虽懊侬而无发黄之虞，治以清解；此则将黄之变，非清利湿热不除。

二〇〇、阳明病，被火①，额上微汗出②，而小便不利者③，必发黄④。

【提要】 阳明病被火发黄。

【校疏】 ①**阳明病，被火**：被火，参第六条注。阳明病燥热内盛，清下为定法。今妄用火攻，二火相煽，内外相并，徒伤津液，内燥更甚。②**额上微汗出**：阳明经循额部，阳明郁热，复又被火，火性炎上，迫津上越，则额上微汗出。③**而小便不利者**：两热相搏，耗伤津液，化源不足，故小便不利。④**必发黄**：津伤热盛，热盛则为火，火盛则为毒，火毒内灼肝胆，胆汁外溢，则为发黄之变。

【按语】 此条论火毒发黄之候，迥别于上条之湿热发黄。湿热发黄为湿遏热伏，熏蒸肝胆，胆汁外溢，见身黄、目黄、小便黄之黄疸；而火毒发黄为热盛伤津，津伤化火，火盛成毒，燔灼肝胆而发黄，轻者如第六条之"微发黄色……若火熏之"，重则身目为之皆黄。一为津伤热盛，一为湿蕴热盛，前者有伤津之兆，后者有湿聚之象。舒驰远云："太阳邪风被火热，两阳相熏灼，其身发黄。今阳明被火者亦然，总以无汗而小便不利所致。其所以无汗者，非腠理闭密也。小便不利者，非气化不行也。盖以津液被劫，无阴以化之也。"舒氏之论，道出火毒发黄的机理，大率其治法以清热解毒、滋阴养液、凉血活血、清肝利胆出入之。

二〇一、阳明病，脉浮而紧者①，必潮热②，发作有时③；但浮者④，必盗汗出⑤。

【提要】 从脉辨潮热与盗汗。

【校疏】①**阳明病，脉浮而紧者**：太阳病而见脉浮紧为伤寒，今见于阳明病，则脉浮为热盛于外，脉紧为邪实于里。②**必潮热**：必，必然之意。热盛于外，邪实于里，正邪相搏则为潮热，亦即"潮热者，实也"之谓。③**发作有时**：发作，指潮热发作。有时，指申酉时。方有执云："潮热，阳明王于申酉戌，故热作于此时，如潮之有信也。"④**但浮者**：仅见脉浮，为热盛于里，而腑未成实。⑤**必盗汗出**：盗汗，指睡眠中汗出，犹盗贼之出没于夜间，故名。盗汗多为阴虚，此则阳明内热，迫津外泄。

【按语】本条以脉测证，论阳明内热，结实而潮热，未结而盗汗。以脉论证，仍须四诊合参，其脉浮紧必见大象，方显内热之洪盛；但脉浮，必浮大有力。经云"伤寒三日，阳明脉大"，是知阳明热盛又具浮紧之脉象也。尤在泾云："太阳脉紧为寒在表，阳明脉紧为实在里，里实则潮热发作有时也，若脉但浮而不紧者，为里未实而经有热，经热则盗汗出。盖杂病盗汗，为热在脏；外感盗汗，为邪在经。《易简方》用防风汤治盗汗不止，此之谓也。"

二〇二、阳明病，口燥①，但欲漱水②，不欲咽者③，此必衄④。

【提要】阳明热迫血行而衄。

【校疏】①**阳明病，口燥**：言阳明病者，燥热内盛居多。口燥乃伤津之象。②**但欲漱水**：热盛伤津之如白虎汤证，为大渴引饮，今但欲漱水，可知热入血分，虽燥而渴不甚。③**不欲咽者**：则热入血分，蒸腾营阴上承，故虽口燥而不欲咽也；二则热入血分，其伤非独津液，已灼营血，正伤为甚，故引饮反较气分为缓。④**此必衄**：阳明经脉起鼻络口，阳明热迫血分，血热妄行灼伤阳络则发为衄血。

【按语】阳明经为多气多血之经，其病也，燥热内盛，不伤气分，即迫血分，其迫血分者，此条即是，且津血互生，出则为津，入则为血，盛则同盛，衰则同衰，热盛迫津，即迫血之渐也，履霜坚冰，入营在即，虽口燥之甚，而不欲引水自救，津伤易复，饮水即可，故欲饮而能饮；而营血已伤，非饮水可济，故但欲漱水而不欲咽也，后世温病学之热入营分见症即是，不欲咽不是病减之兆，而是病深之鉴，其心神恍惚亦隐约显现矣。

二〇三、阳明病，本自汗出①，医更重发汗②，病已差③，尚微

烦不了了者④，**此必大便硬故也**⑤。**以亡津液**⑥，**胃中干燥**⑦，**故令大便硬**⑧。**当问其小便日几行**⑨，**若本小便日三四行**⑩，**今日再行**⑪，**故知大便不久出**⑫；**今为小便数少**⑬，**以津液当还入胃中**⑭，**故知不久必大便也**⑮。

【提要】辨小便以测大便。

【校疏】①**阳明病，本自汗出**：阳明病燥热内盛，迫津外泄则自汗出。②**医更重发汗**：重，复。阳明病始虽恶寒，二日自止，切不可贸然发汗，发汗则伤津助热。③**病已差**：阳明热随汗泄，外证暂除。④**尚微烦不了了者**：了了，清楚，参第一〇条注。虽病已瘥，微烦尚存。燥热伤津，余热内扰则微烦。⑤**此必大便硬故也**：阳明燥热内盛，更重发汗，损伤津液，外证虽去，内燥已成，故大便为硬，亦可证微烦为燥热内扰，所幸不甚。⑥**以亡津液**：误汗伤津。⑦**胃中干燥**：犹言误汗伤津，胃津不足。⑧**故令大便硬**：令，使。一者阳明内热伤津，二者误汗耗津，内外相并，津伤则便燥。⑨**当问其小便日几行**：察小便，可明津液之多少。⑩**若本小便日三四行**：本，原来。行，次。如果小便原来日三四次。⑪**今日再行**：现在日二次。⑫**故知大便不久出**：小便应多而反少，可知津还胃中，便燥可缓，不久自出也。⑬**今为小便数少**：数，次数。全句指现在小便日三四次变为日二次。⑭**以津液当还入胃中**：小便数少，津液得复。还入胃中，犹言津复而胃燥得滋也。⑮**故知不久必大便也**：小便少而津液复，津液复则大便得滋，滋则下行，故不久必大便也。

【按语】阳明病主以清下，今施汗法，是为误治，云本自汗出而重发汗，而不云汗出而重发汗，可推知此误汗在汗出之前，况阳明初起亦见恶寒，始虽恶寒之未止，溅热汗出之未见，太阳阳明之初起，则汗之为误亦不误也，故"病已差"，唯内热虽随汗而衰，内燥亦随汗而至，所以有便硬微烦之候，此时或以小量调胃承气汤微和之，或俟津复而微邪自衰。《素问·经脉别论》："饮入于胃，游溢精气，上输于脾，脾气散精，上归于肺，通调水道，下输膀胱，水精四布，五经并行。"津复则便利，反之便少则津复，是知津液之不偏渗膀胱而"水精四布"矣，脾主为胃行其津液，则大肠得润，便结自出，故以小便之多少，可测津复之机转，可知大便燥结之行否。

二〇四、伤寒呕多①，**虽有阳明证**②，**不可攻之**③。

【提要】阳明未实不可攻。

【校疏】①伤寒呕多：伤寒指广义伤寒。邪热干胃，胃气上逆，故呕多。②虽有阳明证：或为阳明燥热证，或为阳明腑实证。前者清之，后者下之。③不可攻之：不可攻之者，腑实未备也。未成腑实，攻之则邪热内陷；阳明经证，攻之则益伤津液，故不可攻。

【按语】清代沈明宗云："恶寒发热之呕，属太阳；寒热往来之呕，属少阳；但恶热不恶寒之呕，属阳明。然呕多则气已上逆，邪气偏侵上脘，或带少阳，故虽有阳明，是不可攻，攻则正伤邪陷，为患不浅。"盖下为阳明热结成实所设，成实则下之，未实则不可下。外感热病，邪热虽重，或三阳合病，邪未结于肠而逆于胃，胃气上逆则呕不止，若妄自攻下，折其上逆之势，徒虚其里，不特呕不止，邪亦内陷矣，故不可攻下也。

二○五、阳明病心下硬满者①，不可攻之②。攻之利遂不止者死③，利止者愈④。

【提要】阳明心下硬满，攻下致变。

【校疏】①阳明病心下硬满者：阳明病无形邪热聚于心下则硬，阻滞气机则满。②不可攻之：攻下以腑实燥结为的，今邪聚无形，故不可攻之。③攻之利遂不止者死：攻里不远寒，形未实而徒伤胃阳，病陷太阴，利遂不止，预后不良。④利止者愈：虽下之，正伤不甚，胃气有自复之机，故向愈。柯韵伯云："若利能自止，是其人之胃不虚而脾家实，腐秽去尽而邪不留，故愈。"

【按语】此条心下硬满，酷似结胸证，但此为无形邪聚心下，虽硬满而不痛，治当禁下；彼则为水热互结胸膈，膈内拒痛，甚则从心下至少腹硬满而痛不可近，治当攻下水热，以此为别。下法为阳明病治疗大法之一，为有形邪结、燥实内结者设，若贸然下之，祸不旋踵。上条申言胃气上逆之呕多不可攻，此条则申言虽邪聚心下而未实者不可攻，二者皆需活看，不可胶柱鼓瑟。盖不可攻，言其常也，如大黄甘草汤之治呕，第二五一条"心下硬"之用大承气汤，皆阳明病未成实之可攻者，苟非其变者欤？通常方可达变，常中求变，以常衡变，则证变治亦变，以变治变，以不变治万变，若能明乎此，则为医之道毕矣。

二○六、阳明病，面合色赤①，不可攻之②，必发热色黄者③，

小便不利也④。

【提要】阳明未实，误下致变。

【校疏】①面合色赤：成本"色赤"作"赤色"。合，全部，整个。贾思勰《齐民要术》云："罗浮山有橘……剥皮噉则酢，合食极甘。"色赤，发红。阳明经循面部，邪热怫郁于经，熏蒸于上则整个面部发红。成无己云"合，通也"，亦通。②**不可攻之**：阳明邪热虽盛，腑实未成，故不可攻之。③**必发热色黄者**：必，如果，参第二三条注。如果发热色黄，则为误下所致，误下损伤脾胃，脾虚湿生，湿热互结则发热；熏蒸肝胆，胆汁外溢则见身黄。④**小便不利也**：湿热熏蒸，三焦气化不利，湿不下泄则小便不利。

【按语】黄元御云："表寒外束，郁其经热，则面见赤色，此可汗而不可攻，以面之赤色，是经热而非腑热。腑热则毛蒸汗泄，阳气发越，面无赤色。"黄氏从临床角度阐释此理，甚是。此条与第四八条二阳并病之"面色缘缘正赤"相类，当解之，宜葛根汤，汗出则热随之泄。若误下伤脾，湿遏热伏，变作黄疸，宜茵陈蒿汤，湿去热清而黄随之退。

二〇七、阳明病①，不吐不下②，心烦者③，可与调胃承气汤④。

【提要】阳明热郁心烦之治法。

【校疏】①**阳明病**：言阳明病，可具胃家实之状，则受邪发热可知。②**不吐不下**：吐下，指治法。一者，不吐者，邪不在上；不下者，邪未成实。二者，未曾吐下可知。尤在泾解为病情，云不吐邪不得越，不下邪不得泄。③**心烦者**：成无己云："吐后心烦，谓之内烦；下后心烦，谓之虚烦。"今阳明病不吐不下，心烦，即是胃有实热也。阳明郁热，胃脉通心，胃热循经上扰则心烦。④**可与调胃承气汤**：可与，斟酌之意。郁热留中，胃气失和，热扰心烦，调胃承气汤调胃中实热，则烦可除。

【按语】柯韵伯云："言阳明病，则身热汗出，不恶寒反恶热矣。若吐下后而烦，为虚邪，宜栀子豉汤；未经吐下而烦，是胃火乘心，从前来者为实邪，调其胃而心自和也，此实则泻子之法。"此条心烦之用调胃承气汤，实和其胃气，非下其燥实也。何者？前云"不下"，可知其虽热扰于中，而未成可下之实也。"可与"，则斟酌而微其剂也。

二〇八、**阳明病脉迟①，虽汗出，不恶寒者②，其身必重③，短气④，腹满而喘⑤，有潮热者⑥，此外欲解⑦，可攻里也⑧，手足濈然热汗出者⑨，此大便已硬也⑩，大承气汤主之⑪；若汗多⑫，微发热恶寒者⑬，外未解也⑭，其热不潮⑮，未可与承气汤⑯；若腹大满不通者⑰，可与小承气汤，微和胃气⑱，勿令至大泄下⑲。**

【提要】辨阳明病之可攻不可攻。

【校疏】①**阳明病脉迟**：此脉迟，非寒盛于中，乃燥热与糟粕相搏，结于肠中，腑气壅阻，气血不畅，脉道不利，为内实之象，必迟而有力，乃胃家实而见脉迟也。②**虽汗出，不恶寒者**：虽，通唯，王念孙《读书杂志·史记四》云："虽，读曰唯。唯与虽古字通。"唯，只有之意。不恶寒，太阳之外证已毕；汗出，阳明之燥热已盛。③**其身必重**：必，可能。阳明燥热内结，气机阻滞，经脉气血受阻则身重。④**短气**：热则伤气，阳明燥热内盛，气伤则短。⑤**腹满而喘**：燥热内结，腑气不通则腹满；肺与大肠相表里，表病及里则喘。⑥**有潮热者**：阳明腑实内结，热盛于申酉时，故见潮热。⑦**此外欲解**：外，指太阳之外证。欲解，谓外证已毕，悉入里也。⑧**可攻里也**：燥热内盛，里实已成，故可攻也。⑨**手足濈然汗出者**：四肢禀气于阳明，阳明燥实已成，内热炽盛，热迫津泄，故手足濈然汗出。⑩**此大便已硬也**：燥热内盛伤津，外盛汗出，故从汗出可知大便已硬也。⑪**大承气汤主之**：大实大满已具，可下之机已成，故以大承气汤攻下实热，荡除燥结。⑫**若汗多**：阳明病汗多，为热盛于经，未入于腑，邪热迫津外泄则汗多。⑬**微发热恶寒者**：邪在太阳则发热恶寒，唯言其微，邪将入里而未全入里也。⑭**外未解也**：外，指太阳表证。外未解，即表证未去。⑮**其热不潮**：潮热者，实也，言里实之已成也，今热不潮则腑实未成。⑯**未可与承气汤**：表证尚在，里实未成，下机未具，故不可与承气汤，下之则有邪陷伤中之虞。⑰**若腹大满不通者**：腹大满而非小满；不通者，大便及矢气俱不通也，其腑气壅滞如此可知。腑气壅滞，气机不畅则腹大满不通也。⑱**可与小承气汤微和胃气**：可与，斟酌之意。纵腑气壅滞，但燥热未结成实，微和胃气，则非攻下可知，故予小承气汤可也。⑲**勿令至大泄下**：成本无"至"。腑气壅滞，而非燥结成实，用小承气汤微和胃气，而非大承气汤之大泻下。勿令大泻下者，腑气一通，中病即止也。

【按语】本条脉迟、汗出、潮热为辨证眼目，极须留心也，其脉见迟，钱天来、程郊倩、舒驰远俱认为阴寒内盛，唯尤在泾独具只眼，认为"腹满便闭，里气不行，故脉为之濡滞不利，非可此于迟则为寒之例也"。一语道出真谛，汗出不恶寒、身重短气、腹满而喘、潮热等症与脉迟并见，正是腑壅内实之候，是一般中之特殊也，此其一。伤寒转系阳明则见濈然汗出，阳明病初期亦见恶寒，但"始虽恶寒，二日自止"，其汗出与恶寒出现之时与汗出微恶寒之表证尚在如何区别？经文明训"汗出不恶寒"为外已解，"汗多，微发热恶寒"为外未解，二者皆非可攻之证，唯表证之恶寒非解不罢，阳明之恶寒"二日自止"也，此其二。潮热一症，为阳明成实之兆，故经云"潮热者，实也"，但实未必可下，实之将成而未成为实，实之已成而表未解亦为实，俱非可下之证，只有手足濈然汗出为可下之证，盖四肢禀气于阳明，胃肠燥实则四肢应之，热迫津泄则手足濈然汗出，而非全身濈然汗出，是为攻下之的证，此其三也。

大承气汤方①

大黄四两（酒洗）② 厚朴半斤（炙，去皮） 枳实五枚（炙）芒硝三合

上四味，以水一斗，先煮二物，取五升，去滓，内大黄，更煮取二升，去滓，内芒硝，更上微火一两沸，分温再服。得下，余勿服。

【校疏】①**大承气汤方**：柯韵伯云："亢则害，承乃制，承气所由名也。"胃气以降为顺，承胃气之下行也。方有执云："承气者，承上以逮下，推陈以致新之谓也，曰大者，大实大满，非此不效也。"②**大黄四两（酒洗）**：酒洗，张元素曰："味苦气寒，气味俱厚，沉而降，阴也。用之须酒浸煨熟者，寒因热用，酒浸入太阳经，酒洗入阳明经，余经不用酒。"

小承气汤方

大黄四两（酒洗） 厚朴二两（炙，去皮） 枳实三枚（大者，炙）

上三味，以水四升，煮取一升二合，去滓，分温二服。初服当更衣，不尔者尽饮之；若更衣者勿服之。

二〇九、阳明病，潮热①，大便微硬者②，可与大承气汤③；不

硬者，不可与之④。若不大便六七日⑤，恐有燥屎⑥，欲知之法，少与小承气汤⑦，汤入腹中，转矢气者，此有燥屎也⑧，乃可攻之⑨；若不转矢气者⑩，此但初头硬，后必溏⑪，不可攻之⑫，攻之必胀满不能食也⑬。欲饮水者，与水则哕⑭。其后发热者⑮，必大便复硬而少也⑯，以小承气汤和之⑰。不转矢气者，慎不可攻也⑱。

【提要】辨大小承气汤的使用法。

【校疏】①**阳明病，潮热**：阳明病见潮热，腑实已成之兆，故从潮热可测腑实燥结。②**大便微硬者**：微，伺察、侦察。大便伺察其硬者，内实已成，为可下之证。③**可与大承气汤**：大便已硬，内实已成，故可大下之。④**不硬者不可与之**：不硬者，纵潮热而内实未成，故不可与大承气汤。⑤**若不大便六七日**：腑气不行，便结不下。⑥**恐有燥屎**：恐，担心，恐怕。不大便六七日，担心有燥屎内结。⑦**欲知之法，少与小承气汤**：欲知燥屎内结与否，以小承气汤为试。⑧**汤入腹中，转矢气者，此有燥屎也**：舒驰远曰："盖矢与屎同，矢气者，屁乃矢之气也。"转矢气，即腹中有气下趋。小承气汤其力为小，又少予，其力更微。燥屎内结，药力不逮，故虽动矢气而不移，是以知有燥屎也。⑨**乃可攻之**：乃可，才可。《百喻经·倒灌喻》云："昔有一人患下部病，医言当须倒灌乃可瘥耳。"燥实已成，才可以大承气汤下之。⑩**若不转矢气者**：燥屎未结，药力虽小，亦足趋下，故不转矢气。⑪**此但初头硬，后必溏**：初，开始。服小量小承气汤后，仅见便初干燥，后为溏泻，虽潮热而内实未成。⑫**不可攻之**：腑实未结，故未可下。⑬**攻之必胀满不能食也**：攻里不远寒，内实未成而攻之，必戕伐中阳，致脾虚失运，则胀满不能食。⑭**欲饮水者，与水则哕**：误攻竭津，津不上承则欲饮水；误下伤中，饮水不化，水饮中阻，胃气上逆则哕。⑮**其后发热者**：指用大承气攻下后复见发热，为余邪未尽，复炽外发。⑯**必大便复硬而少也**：胃热复盛，津液受灼，热与未尽糟粕相搏而复为燥屎，因下后复结，故少也。⑰**以小承气汤和之**：以，用。虽邪热复炽，但已下之后，不耐大承气汤荡下，故用小承气汤小其制以和之也。⑱**不转矢气者，慎不可攻也**：不转矢气，里实未成，故不可攻，复扣前文，里未成实，下之宜慎。

【按语】此条论大、小承气汤的使用法及下后邪未尽之证和误下后之变证。其论承气汤之使用法，慎之又慎，如谓"可与""不可与之"；明便硬之可与不可，云"乃可攻之""不可攻之"；申里实之成与不成，有"少与小承气汤"以试之及"以小承气汤以和之"和"慎不可下之"，旨在反复辨明大、小承气汤之使用法，并云"攻之必胀满不能食"及"与水则哕"等，示人攻下宜慎。不成实，切勿下之；已成实，下之亦宜中病即止，切记过当则伤和也。

论中"大便微硬"一句，疑窦未明，使人费解。汪苓友云："微硬者，犹言略硬也。"初头硬尚未可攻，况微硬之将实而未实，小承气汤亦属"少与"，况大承气汤乎？"微"之当"略微"讲，于理不通，反生滋蔓，故有人主张删去，或云存疑待考。夷考"微"字，不作"略微"讲，而作"司察"讲，即侦察之意。于省吾《双剑诊诸子新证·管子二》云："《汉书·游侠传》：'解使人微知贼处。'注：'微，司问之也。'……司即伺，伺与度义相因……是微于人即察于人也。"又《史记·孝武本纪》云："使人微得赵绾等奸利事，召案绾、臧，绾、臧自杀。"清代周亮工《书戚三郎事》云："江阴城陷，微戮抗命者。"是知"微"之当"伺察"讲，则何疑之有哉？若作"略微"解，仲景不会"可与大承气汤"。"微硬"乃"伺察"便硬已确，加之潮热，为大承气汤的证，故可下之也。

二一〇、夫实则谵语[①]，虚则郑声[②]。郑声者，重语也[③]。直视谵语[④]，喘满者死[⑤]；下利者亦死[⑥]。

【提要】论谵语和郑声及其危候。

【校疏】①**夫实则谵语**：夫，发语词。邪热亢盛，扰乱心神则谵语，其声音高亢，胡言乱语，神志不清，即《素问·通评虚实论》所云"邪气盛则实"，故云"实则谵语"。②**虚则郑声**：正气虚弱，精气内夺则心神无主，语言胡乱，语声低微，即《素问·通评虚实论》所云"精气夺则虚"，故云"虚则郑声"。③**郑声者，重语也**：郑声，原指春秋战国时郑国之音乐，甚俗，与雅乐相背，后引申为不正之乐。这里指出，郑声之具体表现为语声低微，语言重复，若断若续。清代王夫之《四书稗疏·论语·郑声》云："医书以病声之不正者为郑声，么哇嚅呢而不可止者也。"④**直视谵语**：直视，两眼呆滞，不能转动。成无己云："伤寒直视，何以明之？直视者，视物而目精不转动者是也。"阳明热盛，热扰心神则谵语；阳明腑实，热极津枯，神志昏蒙，目睛失养则直视，为危笃之证。⑤**喘满者死**：阴竭而阳无所附，正气脱于上则喘满，热势鸱张，阴竭阳脱，故预后不良。⑥**下利者亦死**：阳明燥热亢盛，热结旁流则下利，热扰于心，精脱于上，阴竭于下，故亦预后不良。

【按语】《医宗金鉴》云："谵语一证，有虚有实。实则谵语，阳明热甚，上乘于心，乱言无次，其声高朗，邪气实也。虚则郑声，精神衰乏，不能自主，语言重复，其声微短，正气虚也……直视者，精不注乎目也；谵语者，神不守乎心也，已属恶候，加之喘满，阳上脱也，故曰死。下利，阴下脱也，故曰亦死也。"所论至当至精，无复赘言也。

二一一、发汗多①**，重发汗者，亡其阳**②**，谵语**③**，脉短者死**④**；脉自和者不死**⑤**。**

【提要】辨亡阳谵语之顺逆。

【校疏】①**发汗多**：发汗以微似汗出为佳，汗多则伤阴损阳。②**重发汗者，亡其阳**：汗多则伤阳，又重发其汗，雪上加霜，故亡其阳。③**谵语**：汗为心液，汗泄太过，阳随之外亡，心气散乱，神明不精则谵语，如陈修园云"亡其阳则神气亦昏而谵语"。此乃谵语之虚者，有别于上条谵语之实者。④**脉短者死**：脉短，指上不及寸，下不及尺。《素问·阴阳别论》云："阳加于阴谓之汗。"汗多则伤阴损阳，阳气亡，阴血亏，脉道不充，脉气不续则为短。阴阳俱竭，危殆立至，故云死。⑤**脉自和者不死**：自和，即脉由短涩而转为和缓应指。《灵枢·始终》云："邪气来也紧而疾，谷气来也徐而和。"故虽过汗，脉见一时之短，但旋即消失，正气受伤未甚，尚可自复，故云不死。

【按语】此条承上条辨谵语之虚者。有谓论太阳而阳明者，如汪苓友、《医宗金鉴》；有谓论太阳病亡阳者，如陈修园。言发其汗，必病在太阳。病在太阳，重汗则亡其阳，病不解则从燥化，则病又属阳明也。夫病在太阳，汗多亡阳；病入阳明，汗多亡阴，此常理也。文中着重写"亡其阳"，而不云太阳或阳明者，不论其一般而论其特殊也，唯"亡其阳"为问题的症结。太阳病过汗固可亡阳，但未尝不亡阴也；阳明病燥热伤阴，未尝不亡阳也。阴阳互根，阳损及阴，阴损及阳也。以一般论特殊，正是此条之目的。上条明论"实则谵语"，此则又论虚则谵语，谆谆之言，用心良苦，唯恐执一偏，误人性命，病变纷繁，须细心体察。实而谵语、直视、喘满下利者死，虚而谵语亡阳脉短者死。审证审脉，务须脉症合参。其实也，大承气所当急投；其虚也，参附汤在所不辞。救阴回阳，逆流挽舟，方臻无误也。

二一二、**伤寒**①，**若吐若下后，不解**②，**不大便五六日，上至十余日**③，**日晡所发潮热**④，**不恶寒**⑤，**独语如见鬼状**⑥。**若剧者，发则不识人**⑦，**循衣摸床**⑧，**惕而不安**⑨，**微喘直视**⑩，**脉弦者生**⑪，**涩者死**⑫，**微者**⑬，**但发热谵语者，大承气汤主之**⑭，**若一服利，则止后服**⑮。

【提要】论阳明腑实正虚邪实之危候的治法及预后。

【校疏】①**伤寒**：病从太阳来。②**若吐若下后，不解**：伤寒以发汗为大法，迭施吐下必内有实邪，然吐下不解，徒伤正气。③**不大便五六日，上至十余日**：五六日至十余日不大便，腑气壅滞，内实将成之兆。④**日晡所发潮热**：阳明旺于申酉时，阳明热炽，发于旺时，如潮而至，故定时而发。⑤**不恶寒**：表证已去，悉入阳明。⑥**独语如见鬼状**：妄言妄语，声音高亢，神志昏冒，为阳明燥实内结，邪热炽盛，心神被扰之证。⑦**若剧者，发则不识人**：剧，病情严重。病势剧增，热邪鸱张，神志昏乱，则目不识人。⑧**循衣摸床**：即捻衣摸床。四肢禀气于阳明，阳明热盛，热扰神昏，四肢失禀，则循衣摸床。热极生风之微者也。⑨**惕而不安**：惕，即惕之误，参第三八条注。热扰神昏，阳明风动，则惕而不安，热极生风之甚者也。惕，若作惊惕讲，其神志昏蒙已甚，则何惊之有？于理不合。⑩**微喘直视**：微喘，呼吸急促而表浅。阳明热盛，气机壅滞则微喘。目者心之使，津伤燥热，热扰神昏则直视。⑪**脉弦者生**：脉弦大有力，虽邪盛，正伤不甚。纵正邪交争剧，但胃气尚存，生机可望，故云生。⑫**涩者死**：脉见涩短，邪盛正虚，热极津枯。攻邪则正气益虚，扶正则邪气益甚，胃气难存，预后不良，故云死。⑬**微者**：承前文，非"剧者"之类，言病未甚。⑭**但发热谵语者，大承气汤主之**：阳明热盛则潮热，燥屎内结则谵语，大承气汤证确，故主之也。⑮**若一服利，则止后服**：大承气汤分温再服。汪苓友云："一服利、止后服者，盖大承气虽能抑阳通阴，若利而再服，恐下多反亡其阴，必至危殆，可不禁之？"

【按语】伤寒不汗而吐下，必内有实邪。然既吐下之后，邪未解而徒伤津液，病从燥化，转属阳明，所述大承气汤证如描如绘。余早年行医，曾遇一病人，酷如其状。患者苏姓，年届老耄，因过食而病，延余诊治。刻下卧床不起，不大便十余日，溲短赤，扪之腹部灼热，有燥屎结块多枚，历历指下。呼之则应，但昼夜不辨，或循衣摸床，或撮空理线，或手足动而不安，神志昏蒙不识人。尤于"独语如见鬼状"，体会殊深：其自言自语，声音高亢，内容尽为亡故之人交往内容。两目直瞪，转动不灵，状若深视，目神呆滞。其微喘并非气喘，乃呼吸急促之状。时有失溲，唇口干裂，舌质红，舌苔黄燥，根部发黑，脉弦长而大。时余初涉医者，于仲景书体会尚浅，识是证而欲投之大承气汤，但虑年事已高，不耐药力，踌躇再三，一筹莫展，延至五日后殁。时至今日，其状仍历历在目。事后自忖，当时与其坐而待毙，不若增液降火，沃焦救焚，攻下夺实，或可求全胃气，挽危倾于一旦。恨学力未逮，心虽存仁人之心，而识未达仁人之境，竟成终生之憾，呜呼！回首往事，思绪万千，自此研习大论，不敢半点怠慢。《灵枢·九针十二原》云"言不可治者，未得其术也"，信哉斯言。

二一三、阳明病，其人多汗①，以津液外出②，胃中燥，大便必硬③，硬则谵语④，小承气汤主之⑤。若一服谵语止者⑥，更莫复服⑦。

【提要】阳明多汗，便硬、谵语之证治。

【校疏】①阳明病，其人多汗：阳明热盛，热迫津泄则汗多。②以津液外出：津汗同源，出则为汗，入则为津，汗出则津出矣。③大便必硬：津伤则胃燥，胃燥则便硬，其言必者，必从燥化也。④硬则谵语：胃燥便结，腑气不通，邪热上扰，心神不明则发谵语。⑤小承气汤主之：小承气汤通腑泻热，热除则汗止，腑通则浊热下泄而谵语自止。⑥若一服谵语止者：腑实未甚，一服中鹄，便通热除，谵语自止。⑦更莫复服：中病即止，过当则伤和，故勿再重复服。

【按语】濈然汗出为病属阳明之兆，故阳明病之汗出，为热自内蒸之象。症结在于"汗多"，一个"多"字，道出问题的根源，一则热盛，二则伤津，津伤则胃燥，胃燥则便硬，便硬则谵语，层层相应，步步进逼，故柯韵伯云："多汗是胃燥之因，便硬是谵语之根。"何以汗多？内热使然，然汗多，不一定谵语，如阳明素无积滞，纵汗多亦不谵语，如白虎汤证，汗大出只现津伤之候，未见便硬之结，内外合因，不可不辨。

二一四、阳明病，谵语①，发潮热②，脉滑而疾者③，小承气汤主之④。因与承气汤一升⑤，腹中转气者⑥，更服一升⑦；若不转气者⑧，勿更与之⑨。明日又不大便⑩，脉反微涩者⑪，里虚也⑫，为难治⑬，不可更与承气汤也⑭。

【提要】辨小承气汤的脉证用法及禁忌。

【校疏】①阳明病，谵语：云阳明病，其热实可知，并见谵语，其便硬可察。②发潮热：阳明热盛，热结于腑，"潮热者，实也"，阳明成实之征。③脉滑而疾者：脉来流利圆滑，如盘走珠谓之滑；脉来快速，一息七八至谓之疾。阳明邪热壅盛，充斥内外，未全归胃腑，为燥化不甚之脉。④小承气汤主之：燥结未甚，故小其制，以小承气汤泻热通腑，行气导滞。⑤因与承气汤一升：小承气汤证确，先服一升，为自注之文。⑥腹中转气者：成本"转"字后有"矢"字。小承气汤通腑泻热，服后胃肠浊气下趋，故转矢气，燥屎将行而未行。⑦更服一升：服一升腹中仅转矢气，药轻燥屎重，将行而未行，故再服一升，击鼓继进，以助药力。⑧若不转气者：成本"转"后有"矢"字。服药后不转矢气，为无燥屎阻结，腑气随药趋下。⑨勿更与之：阳明虽热而未结，内实未成，故勿再予之。⑩明日又不大便：明日，不远的将来，这里指阳明病谵语、发潮热之后的某时，非下一天，为假设之词。犹言谵语、潮热而不大便。⑪脉反微涩者：微为气虚，涩主血少，与前脉见滑疾迥别。⑫里虚也：由滑而涩，由疾而微，气血里虚可知。⑬为难治：阳以热结，气血虚少，实中有虚，攻实则正气不支，补虚则邪恋不去，故云难治。⑭不可更与承气汤也：更与，再予。一升尚引日，再予促命期。一味攻下，正气不支，故不可更予承气汤，以防祛邪而益伤其正。

【按语】阳明病而见潮热谵语，为腑实已成，大便已硬，似可以大承气汤下之，然人承气者，必痞满燥实具，方可人下之，其手足漐然汗出、脉沉实有力具者，方可投之。今脉见滑疾而非沉实，可测纵结未硬，虽实未甚，故不可投大承气汤，仅以小承气汤一升试之，一者以矢气之转否，揣知燥结之已成未成，二者观察脉象之变化及大便之行否。假令喝汤后脉由滑变涩，由疾成微，则里虚不耐药力之兆也，正虚邪实，非承气所能收功，服之不慎，易戕正气，故云难治。虽仲景未出方治，但揭出病机，则扶正祛邪、攻补兼施、补虚逐实诸法自在其中矣。是以无字处读出有字来，孰非此指乎？

二一五、阳明病，谵语，有潮热①，**反不能食者**②，**胃中必有燥屎五六枚也**③。**若能食者**④，**但硬耳**⑤，**宜大承气汤下之**⑥。

【提要】以食之能否辨下之能否。

【校疏】①**有潮热**：阳明热盛，热结于腑，"有潮热"较之"发潮热"为轻。②**反不能食者**：阳明热盛，若腑无结实，热则消谷而能食，今虽热而不食，故云"反"，可测肠中结实已成，腑气不通，受纳无权，是以不能食，非第一九〇条"不能食，名中寒"之谓。③**胃中必有燥屎五六枚也**：大肠小肠皆属胃，胃中概言肠胃也。必，肯定。五六，约计数目之词。《论语·先进》："冠者五六人，童子六七人。"必有燥屎五六枚，肯定之词，腑实已甚，可下之机已成。④**若能食者**：潮热、谵语而能食，说明胃热消谷，虽结不甚。⑤**但硬耳**：说明便虽硬而未坚实，不可以大承气汤攻下，用小承气汤微和胃气可也。⑥**宜大承气汤下之**：此句当接"必有燥屎五六枚"句下。宜，示人斟酌之意，用大承气汤，脉当沉实、手足濈然汗出自在其中矣。

【按语】此条以阳明病、谵语、有潮热而用大承气汤，辨证眼目在"胃中必有燥屎五六枚"与"不能食"。上条阳明病、谵语、发潮热、脉滑而疾，燥热虽盛而结实未甚，故以小承气汤；此条证情相类而宜大承气汤，要在"必有燥屎五六枚"，不是有燥屎，而是必有燥屎，不是二三枚，而是五六枚，其燥结之甚，于此可见一斑，一个"宜"字，又示人斟酌，必待燥屎已甚方可投之。阳明病能食，为胃热消谷，此常理。不能食，一为燥结已甚，腑气壅滞，受纳无权之证，如此条；一为胃虚寒中，如第一九〇条"不能食，名中寒"，第一九四条"阳明病，不能食……胃中虚冷故也"。二者伴见症不同，寒热各异，自别天渊，故云"反不能食"，证据确凿，燥结方为可大下之候，故主以大承气汤。

二一六、阳明病，下血^①，谵语者^②，此为热入血室^③，但头汗出者^④，刺期门^⑤，随其实而写之^⑥，濈然汗出则愈^⑦。

【提要】阳明病热入血室刺期门。

【校疏】①**阳明病，下血**：阳明热盛，侵入血室，邪热迫血妄行，则见下血。②**谵语者**：阳明热盛，并入血分，血热熏蒸，神志不明，故发谵语。③**此为热入血室**：阳明邪热侵入血分，亦为热入血室。是知热入血室，不特少阳病有之也。④**但头汗出者**：血热循经上蒸则头汗出。⑤**刺期门**：期门乃肝之募穴，血室隶于肝脉，刺期门以泻肝实。⑥**随其实而写之**：随，依照，按照。实，邪气实，指热与血结。写，成本作"泻"。写之，言治疗，即根据热入血室的不同表现而采取不同的治疗方法。⑦**濈然汗出则愈**：

张隐庵云："濈然汗出，乃皮肤之血液为汗，则胞中热邪共并而出矣。"热随汗出则愈。

【按语】本条下血与热入血室颇多争论，二者又多联系，症结在于"下血"所指便血、溺血乎？考之《伤寒论》辨下血者凡四次，如第一四〇条里有邪热灼伤阴络之下血，第一二四条有热瘀外泄之下血，第一二六条抵当丸方后注服抵当丸后之下血，三者均指大便下血，则此条之下血亦当指大便下血也。沈金鳌云："凡论中所言下血，有大便、小便之不同，学者审之。"秦之桢云："血从小便自出者，名尿血；从大便自出者，名便血。总其名曰下血。"但也有认为下血乃男妇共有之证。如钱天来云："下血，男子、妇人均有之证也，男子必由肠胃，妇人则以经血为主耳。"成无己云："伤寒之邪，妇人则随经而入，男子由阳明而传。以冲之脉与少阴之络起于肾，女子感邪，太阳随经便得入冲之经，并足阳明。男子阳明内热，方得而入也。冲之得热，血必妄行，在男子则下血谵语，在妇人则月水适来。阳明病下血谵语，此为热入血室者，斯盖言男子，不止谓妇人而言也。"从本条来看，以"阳明病"三字冠首，并未言妇人，则当从成氏论，热入血室不特妇人有之，男子亦有也。其邪之入，不独少阳一经，阳明亦具矣。不过以临床印证，热入血室之证，妇人多而男子少，不可不知。

二一七、汗出谵语者①，以有燥屎在胃中②，此为风也③，须下者④，过经乃可下之⑤。下之若早，语言必乱⑥，以表虚里实故也⑦。下之则愈，宜大承气汤⑧。

【提要】表虚里实，先表后里。

【校疏】①**汗出谵语者**：尤在泾云："汗出谵语，谓风未去表，而胃已成实也。"②**以有燥屎在胃中**：申述汗出谵语之因。汗出则胃燥，胃燥则便硬，便硬则谵语，故汗出谵语为燥屎在胃中之证。③**此为风也**：钱天来云："风者，阳邪也，此因太阳中风之阳邪传入阳明胃腑之所致，故曰此为风也。"④**须下者**："者"成本作"之"。须下者，指胃实已成，具可下之机。⑤**过经乃可下之**：过，到。过经，即太阳表证已罢而到阳明经也，表里同病，先表后里，表解乃可攻里。⑥**下之若早，语言必乱**：表未解而下之谓之早，如是则表邪内陷，邪随热化，热炽于内，神志昏迷，谵语加重而语言遂乱矣。⑦**以表虚里实故也**：表邪因误下而内陷，谓之表虚。表邪内陷，里实更甚，是语言必乱之因也。⑧**下之则愈，宜大承气汤**：当接"须下者"

后。内实已成，表证已解，则为须下之证，大承气汤荡实通腑，腑气一通，浊热自除，故愈也。

【按语】此条论表虚里实不可早下，虽言"表虚"，但此虚非正气之虚，乃表邪内陷之意。表里同病，应先表后里，表解方可攻里。攻里亦候内实已成，方可攻之。一句"此为风也"，勾出表证尚在的原形，则恶寒头痛自在其中，是为太阳阳明合病无疑。表邪未解，内实已具，解表攻里当据病而定，表重者，当先解表；里急者，攻里为先；表里同重，则表里同治。此时须细心体察，欲伏所主，必先所因。若不切病机，贸然治之，祸不旋踵，故仲景反复告诫"须下者""过经乃可下之""下之若早""宜"，均系再三斟酌之词，况单纯胃实尚有小承气汤试之一法，而今表里同病，焉能草草乎？学者当三思之。

二一八、伤寒四五日①，脉沉而喘满②，沉为在里③，而反发其汗④，津液越出⑤，大便为难⑥。表虚里实⑦，久则谵语⑧。

【提要】里实误汗，津伤谵语。

【校疏】①**伤寒四五日**：病从表来。②**脉沉而喘满**：脉由浮变沉，病由表入里，喘满即喘而胸满，病入里而喘满为阳明里实。热气壅滞则腹满，热壅于肺则喘。③**沉为在里**：脉沉主里实，表证已去。④**而反发其汗**：表证当汗，太阳与阳明合病而喘满亦当汗，如第三六条。今邪悉入里而汗，是为误。⑤**津液越出**：越，散失。《左传·昭公四年》："风不越而杀，雷不发而震。"杜预注："越，散也。"《淮南了·主术训》："精神劳则越，耳目淫则竭。"高诱注："越，散。"误汗则津液出而散失，即误汗伤津之谓。⑥**大便为难**：内热耗液，误汗伤津，津液不足，便燥在即，故便为之难。⑦**表虚里实**：误汗以伤其表为表虚，耗津以燥其里为里实。⑧**久则谵语**：津伤便难，津愈亏，热愈甚，浊热上扰则谵语。

【按语】本条继上条论表里同病之治法。上条论表未解而不可下，此则论表已解而不可汗，所论细致入微，耐人寻味。盖太阳阳明合病，如第三六条、第二三五条之用麻黄汤，是表重而里轻，则表解里自和；此则病虽从表来，但强调脉沉为在里，表悉入里，故不可汗，误汗则比同阳明燥化之结局。阳明燥结热盛伤津而谵语，此则误汗伤津，误治促使津伤，津伤则燥热内盛，热盛则谵语，殊途同归，候证则一。故柯韵伯云："喘而胸满者，为麻黄证，然必脉浮者，病在表，可发汗。今脉沉为在里，则喘满属于里矣。反攻其表则表虚，故津液大泄，喘而满者，满而实矣。因转属阳明，此谵语所由来也，宜少与调胃。汗出为表虚，然是陪话，归重只在里实。"里实则当下，仲景虽未出方治，而调胃、小承气、大承气所当选用，甄别里实之微甚而投之可也。

二一九、三阳合病①，腹满身重②，难以转侧③，口不仁面垢④，谵语遗尿⑤。发汗则谵语⑥，下之则额上生汗⑦，手足逆冷⑧。若自汗出者，白虎汤主之⑨。

【提要】论三阳合病，治从阳明。

【校疏】①三阳合病：即太阳、少阳、阳明三经的证候同时出现。②腹满身重：邪热内盛，气机壅塞则腹满；阳明主四肢肌肉，阳明热盛，伤津耗气则身重。③难以转侧：转侧，转动，翻转。汉代桓谭《新论·形神》曰："烛半压欲灭……乃扶持转侧，火遂度而复。"阳明热盛，肌肉受灼则难以转侧。④口不仁面垢：不仁指麻木，不灵便。《素问·痹论》："其不痛不仁者，病久入深，荣卫之行涩，经络时疏，故不通，皮肤不营，故为不仁。"王冰注："不仁者，皮顽不知有无也。"口不仁，即口感不灵，食不知味。面垢，即面部观之如蒙油垢，感觉有物外蒙而不适，俗称油妆。胃之窍出于口，阳明经循面部，阳明热盛循经上扰，则口不仁、面垢。⑤谵语遗尿：《灵枢·经别》云："足阳明之正，上至髀，入于腹里，属胃，散之脾，上通于心，上循咽出于口。"胃热循经扰心，神明不宁则谵语，热盛神昏，膀胱失约则遗尿。⑥发汗则谵语：《金匮玉函经》作"发汗则谵语甚"，宜遵。发表不远热，一则辛温以助热，二则伤津以助燥，燥热盛，则谵语亦甚。⑦下之则额上生汗：纵阳明热盛，但里实未成，下之为误。下以竭其阴，阴竭于下，阳虚于上，则额上生汗。⑧手足逆冷：阴竭则阳虚，阳虚不能布达四末，则手足逆冷。⑨若自汗出者，白虎汤主之：当接"谵语遗尿"下。阳明热盛，弥漫三焦，非大清胃热、急救津液不足以存其阴，故主以白虎汤。

【按语】本条虽论三阳合病，实则阳明一经热盛。《医宗金鉴》、陈修园虽将诸种表现类归三阳，陈氏又凿分经腑，然终归治在阳明，足证三阳合病而病归阳明也。抑或其始也三阳证见，而终则热并阳明欤？若以身重为太阳之表，曷以有发汗后谵语转甚之变？若以腹满、谵语为阳明之腑，曷以下之有额上生汗、手足厥冷之变？其主以白虎汤者，一则证阳明无形燥热炽盛无疑，二则从变证悟出阳明无形燥热禁汗、禁下之因。

二二○、二阳并病①，**太阳证罢**②，**但发潮热**③，**手足漐漐汗出**④，**大便难而谵语者**⑤，**下之则愈**⑥，**宜大承气汤**⑦。

【提要】 太阳转阳明腑实之证治。

【校疏】 ①**二阳并病：** 太阳表证未解，又见阳明里证。成无己云："本太阳病并于阳明，名曰并病。"②**太阳证罢：** 发热恶寒已去。③**但发潮热：** 言不发热恶寒，只见潮热，乃邪热悉入阳明之征。④**手足漐漐汗出：** 漐漐，见第一二条注。四肢禀气于阳明，阳明热盛，热蒸津泄，则手足漐漐汗出。⑤**大便难而谵语者：** 而，表示递进。热盛而汗出，汗出而便结，层层相因，浊热内扰，心神不安则谵语。⑥**下之则愈：** 燥热内盛，腑实壅结，非攻不足以荡实，非下不足以除热，故下之则愈。⑦**宜大承气汤：** 宜，斟酌之意。前有太阳证之内并，后云大便难而未云大便硬，症状扑朔迷离，故斟酌之。

【按语】 本条"二阳并病"，指出证出太阳，而"太阳证罢"，则确认独病阳明。病从太阳来，而以阳明终。阳明热盛则潮热，内实之象；汗出漐漐于手足，成燥之因；大便难者，成燥之证；谵语者，便硬之征，即"汗出为胃燥之因，便硬为谵语之根"。便不通则结不除，腑不泻则热不清，故下之则愈也。宜大承气汤，重申大承气汤之确证为潮热、谵语、便硬、手足汗出，不可不留心也。

二二一、阳明病，脉浮而紧①，**咽燥口苦**②，**腹满而喘**③，**发热汗出**，**不恶寒**④，**反恶热**⑤，**身重**⑥。**若发汗则躁**⑦，**心愦愦**⑧，**反谵语**⑨；**若加温针，必怵惕**⑩，**烦躁不得眠**；**若下之**⑪，**则胃中空虚**⑫，**客气动膈**⑬，**心中懊憹**⑭，**舌上胎者**⑮，**栀子豉汤主之**⑯。

【提要】 阳明热证误下致变证治。

【校疏】 ①**阳明病，脉浮而紧：** 浮紧，盛大之象，邪热鸱张、阳明热盛之脉。②**咽燥口苦：** 燥热蒸腾，津液被灼则咽燥；浊热上扰，炎上作苦。③**腹满而喘：** 燥热内盛，气机壅滞，壅于脾则腹满，壅于肺则喘。④**不恶寒：** 表证已去，里热外蒸则不恶寒。⑤**反恶热：** 阳明热盛，充斥内外，有所伤则有所恶，热盛则恶热也。⑥**身重：** 热盛伤气，气伤而身失所举则为之重。⑦**若发汗则躁：** 躁，一指烦躁，二指手足躁扰。方有执云："躁，手足疾动也。"发表不远热，热以治热，伤津助热，热盛伤津，心神被扰则躁。⑧**心愦愦**：愦愦，烦乱，纷乱。《素问·至真要大论》："厥阴之胜，耳鸣头眩，愦愦欲吐，胃膈如塞。"张景岳注："愦愦，心乱也。"邪热扰心，则心愦愦。⑨**反谵语**：反，更。《中华大字典》："《吕览察微》：举兵反攻之。"津伤胃燥，热结成实，浊热上扰，则更添谵语。⑩**若加温针，必怵惕**：温针，参第一六条注。怵惕，指惊恐不安。钱天来云："若以烧针取汗，则阳邪受火，愈增煽动，故心神为之怵惕惊恐。"⑪**若下之**：里未成实，下之为误。⑫**则胃中空虚**：则，就。空虚，原指不充实。这里指胃气被伤，里实未成，误下徒伤中气。⑬**客气动膈**：客，指病邪自外侵入。《素问·玉机真脏论》云："今风寒客于人。"客气，指邪气。方有执云："客气，邪气也。"动，触动。《孟子·离娄上》云："至诚而不动者，未之有也。"这里指侵扰。误下徒伤正气，邪热未除，留扰胸膈。⑭**心中懊憹**：成无己云："由下后，表中阳邪乘虚内陷，郁而不发，结伏于胸心之间，故如是也。"⑮**舌上胎者**：误下徒伤肠胃，胃气伤则苔为之生，或黄或白，或黄白相间。钱天来云："舌上胎，当是邪初入里，胃腑未实……必是白中微黄耳。"⑯**栀子豉汤主之**：邪热郁扰胸膈，宜清宣郁热，故主以栀子豉汤。

【按语】栀子豉汤有太阳栀子豉汤证（第七六条）与阳明栀子豉汤证（本条）。病在太阳，发汗为正法。但发汗、吐、下后，徒伤中气，邪不去而扰胸膈；病在阳明，本主清、下两法，经热用清法，腑实施下法，若误汗、误下或温针，益使胃中空虚而津伤热盛，热盛则扰于胸膈。纵此二者来路不同，但归宿则一，故同主以栀子豉汤以清宣郁热也。

所误汗者，误以浮紧为表脉，举阳明病而见脉浮紧有二条：一为第二〇一条，一为此条。第二〇一条为胃燥而成实，热盛于外则浮，邪实于里则紧；此条为热盛成实，邪热弥漫阳明则浮，邪盛正实则紧，此浮紧俱为脉大之变象，非太阳伤寒之浮紧可比拟。再者脉象必合证象，必发热恶寒，头项强痛，此则不恶寒反恶热，且发热汗出，误汗则致躁、心愦愦、反谵语之变。

所误下者，以腹满而喘为可下之证。考之腹满而喘，一见于第一一一条，太阳病以火劫发汗，而邪热下陷；一见于第一八九条，阳明中风，为阳明邪热亢盛；一见于此条，为里热成实之变。俱非可下证，误下则徒伤中气，则有"胃中空虚，客气动膈"之虞。温针者，意与发汗同，古时以温针取汗，热以热治，无异抱薪救火，二火相煽，则为怵惕不眠之变，临证能不慎之又慎乎？

二二二、若渴欲饮水①，口干舌燥者②，白虎加人参汤主之③。

【提要】 承上条论阳明热盛伤津证。

【校疏】 ①**若渴欲饮水**：承上条论阳明热盛伤津，引水自救之机。②**口干舌燥者**：津不上承，则口干舌燥。③**白虎加人参汤主之**：热盛伤津，津伤及气，故主以白虎加人参汤。

【按语】 本条承上条论阳明热盛伤津之治法，误汗伤津助热成斯证，误下伤津耗气成斯证，其不因误下误汗，而热盛伤津及气，未尝不成斯证，则误下误汗皆为诱因，伤津耗气方为结果，盖津之与气，盛则同盛，衰则同衰，临床伤津重者鲜有不伤其气者。治温病大家吴鞠通曾叹云：愿天下后世用白虎者，皆加人参也。实深谙仲景心法者。

二二三、若脉浮发热①，渴欲饮水②，小便不利者③，猪苓汤主之④。

【提要】 阳明津伤，水热互结之证治。

【校疏】 ①**若脉浮发热**：承前条论阳明热证误下后之变局，脉浮发热，仍为阳明热盛表现，未因误下而变。②**渴欲饮水**：一者由咽燥口苦而渴欲饮水，热盛而伤津可征，津伤则饮水自救。二者误下致水热互结下焦，气不化津，津不上承则渴欲饮水也。③**小便不利者**：阳明热盛虽伤津而小便利，今小便不利，为气化不行，水热互结下焦，水蓄膀胱则小便不利。④**猪苓汤主之**：热盛伤津，津伤水停，滋津则碍水，利水则伤阴，猪苓汤育阴而利水，一举而两得，故主之也。

【按语】 上条论热盛伤津之用白虎加人参汤，此则论热盛伤津而水热互结用猪苓汤，病机较前深了一层。津伤水停是本条病机之关键，津伤为水少之互词，水停为水多之互词。所以伤而复停者，盖伤在胃而停在膀胱也。水液运行，正常则为津为液，伤者亦为津液；水液不能正常运行者，则为水为饮，害者亦为水饮。《素问·经脉别论》云："饮入于胃，游溢精气，上输于脾，脾气散精，上归于肺，通调水道，下输膀胱，水精四布，五行并行。"若为水热互结，津液运行失常，则津伤益甚，而水停益甚矣；五苓散证之消渴亦同理，结越甚而渴越甚。所异者，猪苓汤证为病在阳明而有伤阴的一面，而五苓散证为病在太阳而未伤阴，故治法径庭。又柯韵伯云："上条根首条诸证，此条又根上文饮水来。连用五'若'字，见仲景设法御病之详。栀豉汤所不及者,白虎汤继之;白虎汤不及者,猪苓汤继之,此阳明病起手之三法。所以然者,总为胃家惜津液,既不肯令胃燥,亦不肯令水渍入胃耳。"柯氏将上三条合论,点出问题关键所在,着目之高,不容忽视也。

猪苓汤方

猪苓(去皮) 茯苓 泽泻 阿胶(烊) 滑石(碎)各一两

上五味,以水四升,先煮四味取二升,去滓,内阿胶烊消,温服七合,日三服。

二二四、阳明病,汗出多而渴者①**,不可与猪苓汤**②**,以汗多胃中燥**③**,猪苓汤复利其小便故也**④。

【提要】论猪苓汤之禁忌。

【校疏】①**阳明病,汗出多而渴者**:阳明病热迫津泄则汗多,汗多则伤津,伤津则渴,活生生一幅白虎汤画卷。②**不可与猪苓汤**:此句暗含阳明病汗多而渴同见小便不利,此小便不利为津伤而便少,非水热互结之小便不利,故不可予猪苓汤。③**以汗多胃中燥**:汗多则伤津,伤津则胃燥。④**猪苓汤复利其小便故也**:此句亦证此证有小便不利。津伤小便不利,非比水停之小便不利,故不得复利之也。

【按语】此条揭出阳明病汗多而渴、小便不利,有白虎汤与猪苓汤之别,何以鉴别之?盖阳明燥热亢盛,迫津外泄使汗出为多,即"阳明病,法多汗"之意,故白虎汤之小便不利为津伤而乏源,化源不足,无以滋润之口渴而小便不利;猪苓汤之小便不利为误下而致津伤,使水热互结膀胱,气化不行,伤者自伤,结者自结,津伤则口渴,水结则小便不利。再者,白虎汤证汗多,此条则云汗多不可与猪苓汤,可见猪苓汤证汗少。从治疗角度讲,白虎汤之口渴小便不利宜清热滋阴,或如第五九条云"大下之后,复发汗,小便不利者,亡津液故也,勿治之,得小便利,必自愈",而猪苓汤之口渴小便不利,则非滋不足以除渴,非利不足以通便,故二者不可以混淆也。

二二五、脉浮而迟①**,表热里寒**②**,下利清谷者**③**,四逆汤**

主之④。

【提要】 论表热里寒之证治。

【校疏】 ①**脉浮而迟**：浮为表热，迟主里寒。②**表热里寒**：表热乃假热，里寒为真寒，虽病系阳明，但阴盛格阳，故见表热里寒之象。③**下利清谷者**：胃阳惫而真阳虚，清气不升，腐熟无权，故下利清谷。④**四逆汤主之**：阴寒内盛，格阳于外，四逆汤祛寒回阳，故云主之。《伤寒论辑义》云："此其实少阴病，而见汗出恶热等阳明外证者，故特揭出斯篇。"

【按语】 阳明病以脉大为主体，第一八六条云："伤寒三日，阳明脉大。"脉见浮象，因热盛而浮者，如第二二一条；有病偏于表而浮者，如第二六八条。脉见迟象，有因腑实而迟者，如第二〇八条；有因胃中寒冷而迟者，如第二三四条。今脉见浮而迟，浮则为阳虚，迟则为里寒，阳明病而阴盛格阳，为一般中之特殊。钱天来云："此与少阴、厥阴里寒外热同义，若凡脉浮而表热，则脉浮必数，今表虽热而脉迟，则知阴寒在里，阴盛格阳于外而表热也。阳虚在外故脉浮，阴寒在里故脉迟，所以下利清谷。此为真寒假热，故以四逆汤祛除寒气，恢复真阳也。若以为表邪而汗之，则殆矣。"一句"此与少阴、厥阴里寒外热同义"将疑似抛出九霄云外，可谓一针见血。一者，证同治亦同；二者，四逆证不只见于少阴、厥阴病，由胃及脾，由脾及肾，殊途同归，阴盛格阳一也。

二二六、若胃中虚冷①，不能食者②，饮水则哕③。

【提要】 胃中虚冷，饮水致哕。

【校疏】 ①**若胃中虚冷**：虚则阳虚，冷则寒盛，为中焦阳虚寒盛，如张令韶云："此论阳明中焦虚冷也。"②**不能食者**：胃主受纳、腐熟水谷，今阳虚失运，寒盛不腐熟，则不能食也，如第一九〇条云"不能食，名中寒"，是之谓也。⑤**饮水则哕**：胃虚寒盛，饮水则阳不化气，寒水相搏，胃失和降，上逆而哕也。正如张令韶云："夫既不能食，则水必不化，两寒相搏，是以发哕。"

【按语】 本条承上条论阳明寒证，唯上条系论下焦虚寒，此条则论中焦虚寒。阳明虽以热实证为主体，但虚寒之证，亦间变现。究其成因，不外两端：一则素禀虚寒，二则误治伤阳，不可不辨其疑似也。上条出治法及方药，此条虽未出方治，但寒者热之，虚则补之，治法自在其中矣。如《医宗金鉴》谓："若其人胃中虚冷，不能食者，虽不攻其热，饮水则哕。

盖以胃既虚冷，复得水寒，故哕也。宜理中汤加丁香、吴茱萸温而降之可也。"

二二七、脉浮发热①，口干鼻燥②，能食者则衄③。

【提要】 阳明热盛致衄。

【校疏】 ①**脉浮发热**：阳明气分热炽，热邪壅盛，脉应之而浮，热邪外蒸则发热。其浮者，亦属大之类也。②**口干鼻燥**：足阳明经的循行起于鼻翼旁，交于鼻根，挟口环唇。阳明热邪循经上扰，则口干鼻燥。③**能食者则衄**：一者，第一九〇条云"阳明病，若能食，名中风"；二者，能食则胃热。合为热盛中风，风火相煽，气血两燔，伤及阳络则衄。

【按语】 脉浮发热，见于太阳则必恶寒，见于阳明则必恶热，今不言恶寒，则恶热为其必然，阳明热盛可知，盖气分热盛，其伤在津，其耗在液，今见能食而衄，为气分热邪波及血分，热迫血行则衄。而血与津异名同类，若热邪全入血分，则伴见但欲漱水不欲咽之营热证，今但见衄血，仍为气分热盛，未全入血分，热迫血行，热随血泄，如魏念庭云："热盛则上逆，上逆则引血，血上则衄。此又气足阳亢之故，热邪亦随之而泄。"

二二八、阳明病下之①，其外有热②，手足温③，不结胸④，心中懊憹⑤，饥不能食⑥，但头汗出者⑦，栀子豉汤主之⑧。

【提要】 阳明病下后之栀子豉汤证。

【校疏】 ①**阳明病下之**：阳明里实，下之当愈。未成实而下之，徒伤中气，致邪热留扰，有客气动膈之变。②**其外有热**：外，指外证，与第一八二条"阳明病外证云何"之外证同义。外有热，即外证发热。柯韵伯云："外有热是身热未除。"阳明热盛，下之不衰，故其外有热。③**手足温**：四肢禀气于阳明，阳明热盛，虽下未全衰，余热留扰，故手足温。④**不结胸**：第一三一条之"病发于阳而反下之，热入因作结胸"。阳明热盛未实，下之为误，然下不为伤，未成结胸。⑤**心中懊憹**：下之虽衰邪势，而余热未尽，蒸于胸膈之间，则心中懊憹。⑥**饥不能食**：形容心烦懊憹之甚者，胃脘嘈杂，似饥非饥，欲食不能，惯惯然无奈之状。邪热扰于胸膈，胃脘受灼则饥不能食。⑦**但头汗出者**：阳明经循头面，邪热循经郁蒸于上，则但头汗出。⑧**栀子豉汤主之**：下之热势虽衰，而余热未尽，宜清宣余热，故主以栀子豉汤也。

【按语】 此条论栀子豉汤证有别于第二二一条之栀子豉汤证，盖阳明病以清下为大法，下之成栀子豉汤证，结局不越二端：一为阳明燥实已成而下之，有形之实虽除，而无形邪热尚存，此条所论者也；二为阳明燥热亢盛，虽盛未实，下之虽可除一时之盛热，但不免有动膈之弊，第二二一条所论者也。二者虽来路不同，但殊途同归，异曲同工，均成热扰胸膈之证，故同以栀子豉汤清宣余热。

又按： 此条之"不结胸"，极具辨证眼目。第一三一条云"病发于阳而反下之，热入因作结胸"；本条虽属阳明病而下之，但有结胸之嫌，如头汗出，心中懊憹，外有热，虽未云"膈内拒痛"，但懊憹甚者，自兼胸痛，与第一三四条所述之"头痛发热，微盗汗出……膈内拒痛，胃中空虚，客气动膈，短气躁烦，心中懊憹"相类。一句"不结胸"，裁出有热无水结局，自别于水热互结之结胸也。

二二九、阳明病，发潮热①，大便溏②，小便自可③，胸胁满不去者④，与小柴胡汤⑤。

【提要】 阳明少阳之证治。

【校疏】 ①**阳明病，发潮热**："潮热者，实也"，阳明实热内盛之象。②**大便溏**：病虽及阳明，未成腑实燥热之象。③**小便自可**：自可，本来可以。南朝·刘义庆《世说新语·夙惠》："太丘曰：如此，但糜自可，何必饭也?"这里指正常。阳明病热盛伤津，应小便短赤，今自可，热未伤津可知。④**胸胁满不去者**：不去，即不除。说明胸胁满与病俱来，始终不除，为邪居少阳、枢机不利之象。⑤**与小柴胡汤**：与，甄别之词。虽阳明少阳同病，但以"大便溏""小便自可""胸胁满不去"，可知邪不盛于阳明而盛于少阳，故主以小柴胡汤以和解之。

【按语】 本条大便溏费解，诸家均以阳明未燥而一语带过，何以阳明病而大便溏，不云大便自可而云小便自可？病虽入阳明，有潮热之候，仲景云"潮热者，实也"。何以实而溏者？盖病虽及阳明，有潮热之变，而实系太阴之候，夫实则阳明，虚则太阴，《素问·六微旨大论》云"阳明之上，燥气治之，中见太阴"，《素问·至真要大论》云"阳明、厥阴不从标本，从乎中也"，是知阳明之中，太阴湿土也。燥从湿化，为阳明不从标本从乎中，气有余则化生太过，气不及则化生不足，湿盛则燥从其化，此亦化之太过之理。再者，第九七条云"血弱气尽，腠理开，邪气因入"，而为少阳病，主以小柴胡汤，强调有虚的一面；今曰"阳明病"而主以小柴胡汤以和解之，亦可印证阳明从湿化之理，则"便溏"一症不费解矣。

二三〇、阳明病①，胁下硬满②，不大便而呕③，舌上白胎者④，可与小柴胡汤⑤。上焦得通⑥，津液得下⑦，胃气因和⑧，身濈然汗出而解⑨。

【提要】继论阳明小柴胡汤证。

【校疏】①**阳明病**：病从阳明来。②**胁下硬满**：少阳经布两胁，邪郁少阳，经气不利，胸胁不舒则为硬满。③**不大便而呕**：手阳明里热，未结未燥，腑气不行则不大便；胆热犯足阳明，胃失和降则呕。④**舌上白胎者**：病非表而苔白，病及阳明而非苔黄，则知邪居少阳，乃半表半里之征。⑤**可与小柴胡汤**：可与，有别于"主之"。虽病涉阳明，但少阳为主，故予小柴胡汤和之可也。⑥**上焦得通**：少阳主枢，枢机一转，上焦宣通，胁下硬满则除。⑦**津液得下**：枢机一利，上下宣通，水津四布，五经并行，津行大肠，则不大便而大便矣。⑧**胃气因和**：邪郁少阳，胆热犯胃，今和解少阳，胃气因之得以和降，则其呕自止。⑨**身濈然汗出而解**：枢机不利则内外不和，今枢机一转，上焦得通，肺气得宣，三焦通畅，气机无阻，营卫调和，则濈然汗出而解。

【按语】尤在泾云："此亦阳明传入少阳之证。胁下硬满而呕，舌上苔白，皆少阳经病见证，虽不大便，不可攻之，亦宜小柴胡和解少阳邪气而已。夫胁下满痛而呕，则邪方上壅，而津液不得下行，与小柴胡和散其邪，则上焦得通，而胁不满硬矣。津液得下，而呕不作矣。气通津下，胃气因和，便从里出，汗从表出，而邪自涣然冰释矣。是以胃中硬满，不大便而无少阳证者可攻，其有少阳证者，虽不大便，亦不可攻而可和也。"本条承上条论阳明兼少阳的证治，二者同中有异，同为阳明兼少阳证，同用小柴胡，区别在于上条阳明病以潮热为主，为燥随湿化之机，故见便溏；此条之不大便，为津液失濡，少阳枢机不利之因，故云"津液得下"，便从里出，以此为别。少阳为枢，枢机一转，俾外邪解，里气和，三焦通，营卫畅，则濈然汗出而愈也。

二三一、阳明中风①，脉弦浮大②，而短气③，腹都满④，胁下

及心痛⑤，久按之气不通⑥，鼻干⑦，不得汗⑧，嗜卧⑨，一身及目悉黄⑩，小便难⑪，有潮热⑫，时时哕⑬，耳前后肿⑭。刺之小差⑮，外不解⑯，病过十日⑰，脉续浮者⑱，与小柴胡汤⑲。

【提要】 阳明中风之证治。

【校疏】 ①**阳明中风**：虽云阳明中风，实系三阳合病。②**脉弦浮大**：脉弦主病少阳，脉浮主病太阳，脉大主病阳明，三阳合病之脉。③**而短气**：而，表并列，犹又。短气不同于气短，气短为气少不续之状，短气则为气出不畅之状，如钱天来云"满甚而气不得通，故短气也"。④**腹都满**：都，大。《广雅·释诂一》："都，大也。"腹都满，即腹大满，腹满之甚也。热壅阳明，腑气不行则腹大满。⑤**胁下及心痛**：心，当指胃脘部。邪壅少阳，胆热犯胃，枢机不利，气机壅聚，不通则痛。⑥**久按之气不通**：邪气壅闭，非按所能济事，故按之气不通。⑦**鼻干**：阳明经循面络鼻，阳明热盛循经上窜则鼻干。⑧**不得汗**：太阳表邪郁表，营卫不和，故不得汗。⑨**嗜卧**：阳明热盛伤气，气伤则嗜卧。⑩**一身及目悉黄**：悉，全。阳明热灼肝胆，少阳枢机不利，胆汁外溢则身目为之黄。⑪**小便难**：邪郁少阳，三焦不调，水道不利则小便难。⑫**有潮热**：热郁阳明，实热内盛，即"潮热者，实也"之谓。⑬**时时哕**：一者热蒸气逆，胃气不降；二者胆热犯胃，胃失和降，则时时哕，《内经》云"邪在胆，逆在胃也"。⑭**耳前后肿**：耳前后乃少阳经脉所过之处，热邪循经上扰由腑及经，则耳前后肿，《内经》云"热盛则肿"，是之谓也。⑮**刺之小差**：差，同瘥。小差，即小愈。刺之，当刺太阳、少阳、阳明之络以泄其邪，柯韵伯云"刺之，是刺足阳明，随其实而泻之"，可参。⑯**外不解**：指太阳、少阳证未除。⑰**病过十日**：十日，约略之词，喻病程已久。⑱**脉续浮者**：前脉见弦浮，今云"续"，则浮指弦浮。《医宗金鉴》云："续浮之'浮'字，当是'弦'字，始与文义相属，则可与小柴胡汤。若俱是'浮'字，则上之浮既宜用小柴胡汤，下（指第二三二条）之浮，又如何用麻黄汤耶？"脉见弦浮，其病未衰。⑲**与小柴胡汤**：少阳主枢，枢机一转，外解内和，故三阳合病，治从少阳，与小柴胡汤可也。

【按语】 本条虽为阳明中风，然受邪之后已成三阳合病，三阳证显，证情繁复，发表则碍里，攻里则碍表，故先针刺之，不解后方与小柴胡汤和解之，亦权宜之法。观文中合病之重心在"一身及面目悉黄"，其腹都满、胁下及心痛、嗜卧、时时哕、一身及面目黄，活生生一幅黄疸图像。黄疸初期，证类太阳，尔后阳明少阳证见，其发黄机理不越二端，一者阳明湿热郁滞，熏蒸肝胆；二者肝胆湿热内蕴均可致发黄。本条虽涉阳明，但终归少阳，故治用小柴胡汤，腑实者可用大柴胡汤。

二三二、脉但浮①，无余证者②，与麻黄汤③。若不尿④，腹满加哕者，不治⑤。

【提要】本条承上条论表未解的治法及预后。

【校疏】①脉但浮：上条脉弦浮大，今但浮，阳明、少阳脉已无，太阳证独见。②无余证者：余证指阳明、少阳证，无余证则病由里出表。③与麻黄汤：邪出太阳，解之麻黄。④若不尿：承上条三阳合病之小便难而至不尿，热壅三焦，水道不行。⑤腹满加哕者不治：上条有"腹都满""时时哕"，今云"加哕"，非哕为新加，乃旧哕加重也，为气机窒塞，胃气已败之候，故云不治。

【按语】钱天来云："若脉但浮，浮为邪气在表，且从前诸余症悉无者，是邪尽还表，复出太阳营卫之间矣。治之无难，一汗而愈矣。故重与麻黄汤。然治中风而以麻黄者，以邪气重大深入，致腹满发黄，潮热，不得汗，小便难之剧证，非复桂枝汤可啜粥汗解之证矣。况阳明本应多汗，今不得汗而脉浮，故以麻黄汤发其汗，经所谓开腠理、主津液、通气也。若邪不复汗出而郁于里，则大气不得升降，津液不得流行，而三焦之气化绝，故不尿，中气闭塞而腹满甚，胃阳败绝而加哕者，乃必死不治之证，故无治法也。"麻黄汤而后桂枝汤，桂枝汤后绝无麻黄汤之理，钱氏说理清晰，足资参考。

二三三、阳明病，自汗出①，若发汗②，小便自利者③，此为津液内竭④，虽硬不可攻之⑤，当须自欲大便⑥，宜蜜煎导而通之⑦。若土瓜根及大猪胆汁，皆可为导⑧。

【提要】论阳明病润导法。

【校疏】①阳明病，自汗出：汗出为阳明外证，热迫津泄则自汗出。②若发汗：阳明病以清下为法，发汗为误，发表不远热，一则热以助热，二则津液更伤。③小便自利者：津液偏渗膀胱，提示大便燥结。④此为津液内竭：内竭有三因，一者自汗，二者发汗，三者小便自利，均耗液之途，故云津液内竭。⑤**虽硬不可攻之**：硬，即大便硬。攻，即下法。津竭便燥，非燥热成结，故不可攻。⑥**当须自欲大便**：当须，必须。《晋书·甘卓传》："答问损益，当须博通古今，明达政体。"自欲大便，即有便意，肠胃之气有下行之机。⑦**宜蜜煎导而通之**：导，疏浚之意。《尚书·禹贡》："导岍及岐，至于荆山。"这里指浚通大便。蜜煎导润肠通便，承胃肠之气下行之机，疏而导之。⑧**若土瓜根及大猪胆汁，皆可为导**：土瓜根及大猪胆汁都能做成导剂。

【按语】本条虽云阳明病，实概杂病也，盖示人伤津耗液之机耳，热邪可伤津，发汗可伤津，利小便可伤津，吐下未尝不伤津也，伤津之途既多，津伤便燥则一，唯内无实邪，仅肠燥便硬耳。既非实邪，自不可攻，故制一导法，疏浚之也，其"自欲大便"句，最具眼目，有便意则肠胃之气有下行之机，因势利导，导之为名也。前贤王晋三云："蜜煎外导者，胃无实邪，津液枯涸，气道结涩，燥屎不下，乃用蜜煎导之，虽曰外润魄门，实导引大肠之气下行也。"

蜜煎导方

食蜜①七合

上一味。于铜器内，微火煎，当须凝如饴状②，搅之勿令焦着③，欲可丸④，并手捻作挺⑤，令头锐⑥，大如指⑦，长二寸许，当热时急作，冷则硬。以内谷道中⑧，以手急抱⑨，欲大便时乃去之。

土瓜根方⑩（附方佚）

猪胆汁方

大猪胆一枚，泻汁，和少许法醋⑪，以灌谷道内。如一食顷⑫，当大便出宿食恶物，甚效。

【校疏】①**食蜜**：成本无"食"字，即蜂蜜。②**当须凝如饴状**：饴，饴糖。蜂蜜热沸而冷却后，即凝如饴糖状。③**焦着**：即焦锅。④**欲可丸**：将能做丸。⑤**挺**：通脡。脡，长条的干肉，这里是指条状。⑥**锐**：底大顶小，非尖锐之锐，否则易刺伤。⑦**大如指**：大，粗也，形容条状物横剖面大。

《后汉书·光武帝纪上》："时有长人巨无霸，长一丈，大十围。"大如指，即粗如指头。⑧**以内谷道中**：谷道指肛门。将（挺）送入肛门内。⑨**以手急抱**：以，用。抱，保养。《庄子·庚桑楚》："全汝形，抱汝生。"郭庆藩集释引俞樾曰"《释名·释姿容》曰：'抱，保也，相亲保也。'是抱与保义通。抱汝生，即保汝生。"急抱，即急保，勿使脱落之意。⑩**土瓜根方**：《伤寒论辑义》云："《肘后方》治大便不通，土瓜根。采根捣汁，筒吹入肛门内，取通。"可参。⑪**法醋**：即食醋。⑫**如一食顷**：约吃一顿饭的时间。

二三四、阳明病，脉迟①，汗出多②，微恶寒者③，表未解也④，可发汗⑤，宜桂枝汤⑥。

【提要】论阳明病兼太阳表虚的证治。

【校疏】①**阳明病，脉迟**：方有执云："迟者缓之变。"阳明病，复感风寒，汗出肌疏，脉应之而迟。②**汗出多**：一者阳明内热，迫津外泄；二者，复感风寒，营卫不和，营弱卫强则汗出多。③**微恶寒者**：微恶寒即恶风之谓。汗出肌疏，不胜风袭则微恶寒。④**表未解也**：有一分恶寒，便有一分表证，故云表未解也。⑤**可发汗**：可，斟酌之意。仲景以解肌为轻，发汗为重。今云发汗，实则为解肌也。⑥**宜桂枝汤**：虽曰阳明病，仅概发热而已，为病不甚，太阳表虚为主，故宜桂枝汤。

【按语】本条虽冠阳明病，而阳明为病甚轻。阳明为里证，太阳为表证，表重而里轻，故表解里自和也，否则阳明内热何堪桂枝之辛热耶？再者，阳明病以清下为大法，法当禁汗，今云"可发汗"，大与治法相悖，故虽冠阳明病，实则太阳中风也。

又按：其脉迟、汗出、微恶寒三候，是将太阳表虚与阳明病相鉴别也。阳明病之脉迟，可见于腑实燥结重证，如第二〇八条；亦可见于阳明中寒，如第一九五条，以及阳明下焦虚寒，如第二二五条。汗出亦为阳明病外证之一。阳明病初起见恶寒，但此恶寒二日自止。此三候与桂枝汤证相类，而病机有霄壤之别也，此条一出，不可不辨之也。

二三五、阳明病，脉浮①，无汗而喘者②，发汗则愈③，宜麻黄汤④。

【提要】论阳明病而兼太阳表实的证治。

【校疏】①**阳明病，脉浮**：脉浮者，病在表，病有传里之势，故冠以"阳明病"三字。②**无汗而喘者**：汗出为阳明病外证之一，邪之将传未传之际，太阳表实则无汗，肺气闭郁则喘。③**发汗则愈**：病在表，宜发汗，纵有传里趋向，亦当表解，表解里自和。④**宜麻黄汤**：太阳表实，无汗而喘，自当发汗平喘，麻黄汤在所不辞，如第三六条云"太阳与阳明合病，喘而胸满者，不可下，宜麻黄汤"，理出一辙。

【按语】本条虽云阳明病，实则太阳表实证，冠以阳明病，列于《阳明篇》，示人别于阳明病也。夫风寒蔽表，日久化热，寒从热化则为病热。此条虽有初传阳明之象，但燥热不显，表重里轻，故主以麻黄汤；若见舌红口渴、烦躁之证，则里热已显，为大青龙汤证；继续化热，邪热壅肺，汗出而喘，则属麻杏甘石汤证。前贤陆九芝曾云"阳明为成温之薮"，虽凿论温出阳明，但也从另一角度认识到风寒热变之端倪。仲景特于变化中求变化，以变法应变病，其轻重缓急，选方用药，自成一体，足资临证取检。正如《伤寒论》自序云："若能寻余所集，思过半矣。"信哉斯言。

二三六、阳明病，发热汗出者①**，此为热越**②**，不能发黄也**③**。但头汗出，身无汗**④**，剂颈而还**⑤**，小便不利**⑥**，渴引水浆者**⑦**，此为瘀热在里**⑧**，身必发黄**⑨**，茵陈蒿汤主之**⑩**。**

【提要】论阳明瘀热发黄的证治。

【校疏】①**阳明病，发热汗出者**：此云阳明病外证。阳明里热蒸腾，则见发热汗出。②**此为热越**：越，飘散之意。热越，即邪热向外发散之意。阳明内热，发热汗出为热散之机，邪热既有出路，复不得内壅甚也。③**不能发黄也**：热能外散，则不得内聚；肝胆未灼，则不能发黄。④**身无汗**：热蒸津则汗，汗不泄则为湿。湿热胶结，郁遏于表则身无汗。⑤**剂颈而还**：阳明内热，本应蒸津外出而为之汗，今汗不得泄而为之湿，则氤氲上行，犹之釜中置火，蒸蒸上行也，故至颈而止。程郊倩云："头汗出，身无汗，剂颈而还，足征阳明之气，郁结于内而不得越，故但上蒸于头，头为诸阳之首故也。"⑥**小便不利**：湿热内蕴，三焦气化不行，湿邪无从下行。⑦**渴饮水浆者**：水浆，即水、汁之类的饮品。湿热内蒸，津不上承，故渴饮水浆以自救也。⑧**此为瘀热在里**：瘀，郁结、停滞之谓。热郁于里，变蒸于外，则见以上诸证。⑨**身必发黄**：必，可能之意。热邪蒸津为湿，头汗出而溲不行，湿无出处；身无汗而饮水浆，邪热内盛，湿热熏蒸，胆热液渗，则发黄疸。⑩**茵陈蒿汤主之**：茵陈蒿汤清利湿热，湿热一泄，其黄自消，故主之也。

【按语】《素问·六微旨大论》云："阳明之上，燥气治之，中见太阴……太阴之上，湿气治之，中见阳明。"实则阳明，虚则太阴，从阳明则从热化燥，从太阴则从寒化湿。今阳明热盛，汗出无门，湿自内生，太阴湿盛，小便不利，氤氲不行，湿热相合，熏蒸于内，是以成发黄之机。冉雪峰云："脾之于胃，以膜相连，但单湿发黄不了，单热黄亦发不了。太阴当发黄，必须湿热互蒸，其黄乃成，是发黄与足太阴脾关系尤大。且即湿热瘀结，倘热能外越，湿能下泄，黄亦发不了。惟外不汗出，内不小便，黄乃必发。"仲景最早以湿热论黄疸，后世医家易认为湿热互蕴为发黄唯一原因，殊不知湿热内蒸，仅为发黄之机，不一定必然发黄。冉氏凿论湿不可发黄、热亦不可发黄，大谬。不唯湿热可发黄，独湿亦可发黄，独热亦可发黄。邪之所加，具发黄之机，其黄即作也。仲景示人规矩而已，不可不留意也。

茵陈蒿汤方
茵陈蒿六两　栀子十四枚（擘）　　大黄二两（去皮）

上三味，以水一斗二升，先煮茵陈减六升，内二味，煮取三升，去滓，分三服。小便当利，尿如皂荚汁状①，色正赤，一宿腹减，黄从小便去也。

【校疏】①**尿如皂荚汁状**：皂角煎汤呈茶褐色，黄疸尿色与之近，故云如之状。

二三七、**阳明病**①，**其人喜忘者**②，**必有蓄血**③。**所以然者，本有久瘀血**④，**故令喜忘。尿虽硬**⑤，**大便反易**⑥，**其色必黑者**⑦，**宜抵当汤下之**⑧。

【提要】论阳明蓄血的证治。

【校疏】①**阳明病**：病因于阳明邪热。②**其人喜忘者**：喜忘，即健忘。阳明热盛，热血相搏为新瘀，或旧有瘀血与阳明邪热相搏，热瘀互结，扰于心神，神不守舍则健忘。《素问·调经论》云"血并于下，气并于上，乱而喜忘"，是之谓也。③**必有蓄血**：必，肯定。蓄，积聚。蓄血，即血运因邪而阻，停积经脉之谓。阳明病而喜忘，为有瘀血，热瘀相搏使然。④**久**

瘀血：久，陈旧。《孔子家语·颜回》："不忘久德，不思久怨，仁矣夫。"久瘀血，即旧瘀血，即病人原有之旧瘀血。⑤**屎虽硬**：即屎虽然硬，引启下半句。阳明热盛，燥热伤津则屎硬。⑥**大便反易**：屎硬本应大便难，今云"反"，为瘀血从大便而出，滑如胶漆，故云易也。⑦**其色必黑者**：阳明热结，便亦见黑，但当黑硬如煤而无光泽；蓄血便黑，黑而光亮，如胶似漆，二者以此为别。云其色必黑者，为蓄血之便黑也。⑧**宜抵当汤下之**：血蓄阳明，自当下之，证同治同，故宜抵当汤。

【按语】柯韵伯云："瘀血是病根，喜忘是病情，此阳明未病前证，前此不知，今因阳明而究其由也。屎硬为阳明病，硬则大便当难而反易，此病机之变易见矣。原其故必有宿血，以血主濡也，血久则黑，火极反见水化也。此以大便反易之机，因究其色之黑，乃得其病之根，因知前此喜忘之病情耳。承气本阳明药，不用桃核承气者，以大便易，不须芒硝，无表证，不得用桂枝，瘀血久，无庸甘草，非虻虫、水蛭不胜其任也。"柯氏不云抵当而论桃核承气，意在区别二者也。太阳有蓄血证，阳明亦有蓄血证，然太阳之蓄血为邪随经入腑，热血相结而成；而阳明蓄血为阳明邪热与旧瘀相结为患，二者虽来路不一，但病机相同，故治法相同，皆主以抵当汤，其相异者，如汪苓友云："阳明本多血，故虽不至于太阳发狂之甚，亦当以抵当汤下之，仲景法，辨太阳蓄血证，必验其小便利；辨阳明蓄血证，必验其大便易，亦从其腑而言。"再者，太阳蓄血为新瘀初结，有如狂、发狂等症；阳明蓄血为素有久瘀，仅见喜忘。二者表现虽有不同，但热瘀相结，影响神明则一。

二三八、阳明病，下之①，心中懊憹而烦②，胃中有燥屎者，可攻③。腹微满④，初头硬⑤，后必溏⑥，不可攻之⑦。若有燥屎者⑧，宜大承气汤⑨。

【提要】辨下后懊憹之可攻与否。

【校疏】①**阳明病，下之**：阳明病当从清下立法，今下之，必具燥屎见证。②**心中懊憹而烦**：阳明病虚热扰心，可懊憹而烦；实热内结，亦可懊憹而烦。此属后者。③**胃中有燥屎者，可攻**：承上句，核实心中懊憹而烦为燥实内结之征，故云可攻。有燥屎，肯定之词，当暗含燥屎所见之腹证，如腹满痛拒按、便秘等症状。④**腹微满**：微，小之意。微满，区别于有燥屎之大满。虽腑气微壅，为脏寒之满，非燥屎所结。⑤**初头硬**：初，开始。

脾虚肠燥，津不下润，则大便初头硬。⑥**后必溏**：硬在肠之燥，溏在脾之虚，故必溏泄。⑦**不可攻之**：攻为实热燥结所设，今微满为脏寒之满，初硬为肠燥之硬，其别天壤，故不可攻之也。⑧**若有燥屎者**：重申燥屎的证，当见痞满燥实、便结不通。⑨**宜大承气汤**：宜，再三斟酌之词。确系有燥屎者，大承气汤所当宜之。

【按语】 心中懊侬一症，大论凡六见：得之发汗吐下后，为燥热内扰，主以栀子豉汤，如第七六条；得之表证误下后，为阳邪内陷而邪热内扰，主以大陷胸汤，如第一三四条；得之阳明无汗而小便不利者，为湿热郁蒸，扰乱心胸，为发黄之兆，宜清利湿热，如第一九九条；得之阳明病未见腑实而误下者，为误下而胃中空虚，客气动膈，主以栀子豉汤，如第二二一条；得之阳明下后，热郁胸膈者，仍宜栀子豉汤，如第二二八条；此条虽云心中懊侬，但接一"而烦"，仲景文法，"而"有强调之意，则烦为主症矣，此心中懊侬不同于前五证处，极须留意。尤在泾云："阳明下后，心中懊侬而烦，胃中有燥屎者，与阳明下后心中懊侬，饥不能食者有别矣。彼为邪扰于上，此为热实于中也。热实则可攻，故宜大承气汤。若腹微满，初头硬后必溏者，热而不实，邪未及结，则不可攻，攻之必胀满不能食也。"如前所论，懊侬虽多，一言以蔽之，"胃中有燥屎"为辨证眼目，有燥屎则下，无燥屎则不可下，否则懊侬加重。温病学有下不厌早一说，但伤寒下燥屎，温病下邪热，不可不知也。

二三九、病人不大便五六日①，**绕脐痛**②，**烦躁**③，**发作有时者**④，**此有燥屎**⑤，**故使不大便也**⑥。

【提要】 从外证辨燥屎内结。

【校疏】 ①**病人不大便五六日**：大便当一日一行，今五六日不行，腑气不通之兆。阳明主土，邪热入归阳明之候。②**绕脐痛**：宿垢、燥热相结，阻滞肠道，腑气不行，不通则痛。③**烦躁**：腑气不通，浊热上扰则烦躁。④**发作有时者**：有时，一指发有定时，阳明旺于申酉时，正邪相搏，邪盛则烦躁作；一指腹痛、烦躁发作时间相应，腑气窒则腹痛甚，腹痛甚则烦躁作。⑤**此有燥屎**：从以上诸候得出确论，内有燥屎作祟。⑥**故使不大便也**：邪热、宿垢相结而腑气滞，燥屎内结而便不通，互为因果。

【按语】 阳明病以清下为法，热则清之，实则下之，下其燥屎而已，故燥屎之辨，至关重要。辨证方可求因，审因才能论治，而仲景燥屎之辨，丰富多彩，不拘一格：有据潮热、谵语、手足濈然汗出而辨者；有据腹满不减、减不足言而辨者；有据心中懊憹而烦而辨者；有据热结旁流、目中不了了、睛不和而辨者；有据小便不利、大便乍难乍易、时有微热、喘冒而辨者；有据服小承气汤后转矢气而辨者；有据谵语、潮热，反不能食而辨者；有据发汗不解，腹满痛而辨者；有据发热汗多而辨者。凡此种种，真可谓琳琅满目，不一而足。乍看似乎疑窦丛生，精研则觉灵慧大开。综合分析，辨其主次，真谛即在其中矣，又何难辨之有哉。

二四○、病人烦热①，**汗出则解**②，**又如疟状**③，**日晡所发热者**④，**属阳明也**⑤。**脉实者，宜下之**⑥；**脉浮虚者，宜发汗**⑦。**下之与大承气汤**⑧，**发汗宜桂枝汤**⑨。

【提要】 从脉象辨阳明病之汗下证治。

【校疏】 ①**病人烦热**：尤在泾云："烦热，热而烦也。"病有表里之分：表病烦热，汗出而解；里病烦热，必清乃除。②**汗出则解**：从汗出解而知烦热在表也。如汪苓友云："此条系太阳阳明证，病人烦热者，此太阳经风邪犹未尽也。"③**又如疟状**：又，再次出现。《谷梁传·僖公二十二年》："过而不改，又之，是谓之过。"《金匮玉函经》直作"复"字。疟状，非指寒战、壮热，乃承上句，云烦热如疟之又至也。④**日晡所发热者**：表病入里，正邪争于阳明，故热发申酉时。⑤**属阳明也**：日晡之热为阳明特征，虽表病未去，而阳明里热已盛，故属阳明也。⑥**脉实者，宜下之**：脉实，指脉沉实有力。脉体实人，且与日晡发热同见，里实已成之候，故宜下之。宜，斟酌之词，弦外之音，当具实候，方可下之也。⑦**脉浮虚者，宜发汗**：脉浮而虚，表重里轻，纵有日晡发热之象，邪仍居太阳，表解则里自和，故宜汗之。⑧**下之与大承气汤**：潮热脉实，里实已成，故予大承气汤，承"宜下之"句。⑨**发汗宜桂枝汤**：脉浮在表，虚则不耐麻黄，故宜桂枝汤也。

【按语】 本条辨汗、下之治法。须知汗、下俱为祛邪之法，从"病人烦热，汗出则解"看，病属表热，但"又如疟状"是邪已入里矣。经云"体若燔炭，汗出而散"，今热不为汗衰，则病已涉里，且发热在日晡，太阳阳明并病谛也。如尤在泾云："是为表里错杂之候，故必审其脉之浮沉，定其邪之所在，而后从而治之。若脉实者，知气居于里，故可下之使从里出。脉浮而虚者，知气居于表，故可汗之，使从表出，而下药宜大承气汤，汗药宜桂枝汤，则天然不易之法矣。"阳明而兼表虚用桂枝汤，尚见于第二三四条；若兼表实，则宜麻黄汤，如第二三五条。用麻黄，用桂枝，纵为阳明病，仍说明邪居肌表，表重里轻，因势利导，邪从表解。若日晡热发，脉沉而实，则邪悉入里，而为大承气汤矣。

二四一、大下后①**，六七日不大便**②**，烦不解**③**，腹满痛者**④**，此有燥屎也**⑤**。所以然者，本有宿食故也**⑥**，宜大承气汤**⑦**。**

【提要】辨下后燥屎复结之治法。

【校疏】①**大下后**：云大下，必具大下之候，为阳明痞满燥实皆具之证。②**六七日不大便**：下后不大便，无所苦为常态，否则为病态。③**烦不解**：里热燥结，随下而除，烦热得解；今虽下而烦不解，里热未尽，热扰则烦。④**腹满痛者**：腑气壅滞，轻则满闷，重则胀痛。⑤**此有燥屎也**：不大便、烦不解、腹满痛，乃燥屎确候，故云此有燥屎也。⑥**本有宿食故也**：宿食，饮食经宿不化，停积胃肠。方有执云："宿食，陈宿之积食也。"舒驰远云："所言宿食者，即胃实之互词。"盖方氏言其因，舒氏云其象也。陈修园云："以六七日不大便，则六七日所食之物，又为宿食。"⑦**宜大承气汤**：下后复结，复结则复下之。

【按语】本条与第二三九条所论燥屎之象同。所异者，彼为燥屎新结，此则为下后复作也。盖以腑实而大下之后，六七日以来仍不大便，而腹满痛，已为再度腑实之明证，况心烦不解，为胃热上扰心神所致，知其下后，燥屎虽去，余热未尽，津液未复，因之胃腑所纳之物，其消磨、腐熟、传化受阻，遂成宿食，热邪复盛，热食相结，腑气壅滞，再度成实，亦食复也，故复下之。

周禹载云："既曰大下，则已用大承气汤，而邪无不服，是用之已得其当矣。若尚有余邪，复结于六七日之后，则前此之下为未合，则何不成结胸与痞等证乎？仲景推原其故，乃知今日犹有燥屎者，则前日之所未下者，本宿食也。宿食例中，不问新久，总无外邪，但用大承气，则六七日前大下，既不为误。后邪复归于胃，烦满腹痛，则六七日之大下，自不可少。不明其理，必至逡巡而不敢下矣，又何以涤胃热乎？"其本有宿食，抑或大下之未尽，抑或六七日之新结，二者兼有之也，其重结则一，结则下之，但须斟酌，故谨附一宜字。

二四二、病人小便不利①**，大便乍难乍易**②**，时有微热**③**，喘冒**

不能卧者④，**有燥屎也**⑤，**宜大承气汤**⑥。

【提要】辨燥屎之又一表现。

【校疏】①**病人小便不利**：热阻三焦，气化不行。②**大便乍难乍易**：乍，忽然。《孟子·公孙丑上》："今人乍见孺子将入于井，皆有怵惕恻隐之心。"朱熹集注："乍，犹忽也。"热邪与燥屎相结则便难；小便不利，津迫大肠则便易。又坚结者难，未结者易。总属腑气阻闭之候。③**时有微热**：时，有时。微热，其热不甚。时有微热，病机同大便乍难乍易。阳明燥热内结，结甚则热，结不甚则微热。便有乍结之机，热发有无之时。④**喘冒不能卧者**：喘者，呼吸急促之谓，为阳明燥热上迫于肺；冒者，头昏目眩之称，阳明邪热上扰清空之地。卧，睡，《荀子·解蔽》："心卧则梦。"喘冒不宁则卧亦不能矣，如《素问·逆调论》云："胃不和则卧不安也。"⑤**有燥屎也**：入里之邪，化燥成实，表现各异。如陈修园云："此又识燥屎之变法，医人不可以不知也。"⑥**宜大承气汤**："宜"字示人燥屎之征多，宜辨之也。如确系燥屎，则以大承气汤下之可也。

【按语】《素问·玉机真脏论》："脉盛、皮热、腹胀、前后不通、闷瞀，此谓五实……身汗得后利，则实者活。"本条小便不利，已示津液枯竭之兆，加之大便乍易乍难，总属难多易少，抑或热结旁流之谓，乃前后不通之互词；微热，皮热之类；喘冒，闷瞀之属；燥屎内结，腹鲜有不胀者；燥热内盛，脉未尝不盛也。如此则五实具，得后利者则实者活，故予大承气汤可也。如吴崑云："身汗则表实除，得后利者里实去。表实除，则脉和而皮热解，里实去，则腹胀消，二便利，而闷瞀已也。五实悉蠲，宁有不活者哉。"

又按：从第二三八至第二四二条，皆燥屎之辨也，有下而未尽之燥屎并见心中懊侬而烦者；有燥屎而见绕脐痛，烦躁发作有时者；有燥屎而见如疟状、日晡发热者；有燥屎下之而为宿食复结，见烦而不解，满痛者；有燥屎而见小便不利，大便乍难乍易时有微热、喘冒不能卧者。种种表现，变化多端，不一而足，然其实变则一，学者宜前后互参，方能先所因而伏所主也。

二四三、食谷欲呕①，**属阳明也**②，**吴茱萸汤主之**③。**得汤反剧者**④，**属上焦也**⑤。

【提要】呕吐有寒热之辨。

【校疏】①**食谷欲呕**：程郊倩云："食谷欲呕者，纳不能纳之象，属胃气虚寒，不能消谷使下行也。"②**属阳明也**：太阳病有"呕逆"，如第三条；有"颇欲吐"，如第四条。少阳病有"喜呕"。言属阳明，弦外之音必有阳明证而别于太阳、少阳也。如程郊倩云："曰属阳明者，别其少阳喜呕之兼半表，太阳干呕不能食之属表者不同。"黄竹斋云："吴茱萸证与小柴胡汤之呕，当以口味之苦酸辨之，亦诊胃家寒热之一法。"③**吴茱萸汤主之**：中焦阳虚寒盛，寒饮内停，浊阴上逆之食谷欲呕，自当温中散寒，降逆止呕，故吴茱萸汤主之。④**得汤反剧者**：得，服也。汤，指吴茱萸汤。剧，甚也。服吴茱萸汤，反欲呕更甚，乃药病不投。⑤**属上焦也**：尤在泾云："若得汤反剧，则仍是上焦火逆之病，宜清降而不宜温养者矣。"直言上焦有热也。

【按语】食谷欲呕，与食已即吐不同。《金匮要略》："食已即吐者，大黄甘草汤主之。"今"食谷欲呕"用吴茱萸汤，则寒热之辨甚明。然临床征之，似有不明之处，故有"得汤反剧"之变。特于疑似之间，尚有难辨之证，圣人尚且如此，未及堂室者更加渺茫矣，所谓差之毫厘，谬以千里也。以常理论，属胃热者，食已即吐，能食而即出也，亢奋之象，其臭酸腐，舌红苔黄，脉数；属胃寒者，食谷欲呕，食而不欲纳也，虚弱之象，其臭酸腐不甚，舌淡苔白，脉虚。然纸上谈医者易，临床辨证者难，故孙真人有"及治病三年，乃知天下无方可用"之叹！

吴茱萸汤方

吴茱萸一升（洗）　人参三两　生姜六两（切）　大枣十二枚（擘）

上四味，以水七升，煮取二升，去滓，温服七合，日三服。

二四四、太阳病①，寸缓、关浮、尺弱②，其人发热汗出③，复恶寒④，不呕⑤，但心下痞者⑥，此以医下之也⑦。如其不下者⑧，病人不恶寒而渴者⑨，此转属阳明也⑩。小便数者⑪，大便必硬⑫，不更衣十日无所苦也⑬。渴欲饮水⑭，少少与之⑮，但以法救之⑯。渴者，宜五苓散⑰。

【提要】论太阳病误下辨证与转属阳明证治。

【校疏】①**太阳病**：病从太阳来，自表而入。②**寸缓、关浮、尺弱**：一脉之中，未有寸缓、关浮、尺弱之分，乃阳浮而阴弱之互词，总以浮脉冠之也，太阳中风之脉。③**其人发热汗出**："阳浮者，热自发；阴弱者，汗自出"之谓。总属营卫不和之证。④**复恶寒**：又现"啬啬恶寒"之谓，卫失温煦使然。⑤**不呕**：邪未传少阳、阳明，仍居太阳也。⑥**但心下痞者**：第一三一条云："病发于阴而反下之，因作痞也。"太阳表虚误下，客气内陷则为痞。⑦**此以医下之也**：表当表解，调营卫可也，误下则痞作矣。⑧**如其不下者**：如，假如，假设。不下而成痞，表邪传里之证，如大黄黄连泻心汤之热痞。⑨**病人不恶寒而渴者**：不恶寒，表证已去，而"渴者属阳明"，病入阳明之征。⑩**此转属阳明也**：太阳之表已罢，阳明之里已显，故属阳明也。⑪**小便数者**：津液偏渗膀胱，溲尿为之多。⑫**大便必硬**：小便频数，津亏肠燥，大便秘结，层层相因。⑬**不更衣十日无所苦也**：不更衣，即不大便。无所苦，即无有不适。⑭**渴欲饮水**：邪传阳明，燥热伤津，引水自救之兆。⑮**少少与之**：其热不甚，无需药治，故少少与之，以防饮停之患。⑯**但以法救之**：只要依方法救治。⑰**渴者，宜五苓散**：承"少少与之"。饮水而渴不解，则知其水气内停，气不化津，宜五苓散以化气行水。

【按语】本条论太阳阳明之传变，辨证之精，至微至善。太阳中风，寸缓、关浮、尺弱，实赅"阳浮阴弱"之至理，桂枝汤主之可也；若不解而病痞，下之可出现，不下亦可出现，泻心汤主之可也。如表证未解而痞见，则如第一六九条之先解表、后攻痞以治之。表证已去，则渴者属阳明，病太阳阳明矣；唯其热不甚，小便数而大便结，热不甚则无大承气之必，而成脾约之证，则麻子仁丸主之可也。其渴欲饮水，虽属阳明热必之候，与第二二二条相较，非白虎加人参之口干舌燥，亦非猪苓汤之脉浮发热、渴欲饮水、小便不利，唯应以水救之，但须"少少饮之"，急则有饮停之虞；如与水不解，则以法治之，五苓散化气行水可也。全条一气呵成，虽波浪迭起，变证丛生，但步步以脉症为据，谨守病机，竭尽辨证施治之能事。

二四五、脉阳微①**而汗出少者，为自和也**②**；汗出多者，为太过**③**。阳脉实**④**，因发其汗**⑤**，出多者，亦为太过**⑥**。太过者，为阳绝于里**⑦**。亡津液**⑧**，大便因硬也**⑨**。

【提要】论汗出津伤便硬。

【校疏】①**脉阳微**：《医宗金鉴》云："脉阳微，谓脉浮无力而微也。"即脉浮取有微弱和缓之象。②**为自和也**：意同第五八条"阴阳自和"句。脉浮取而阳气和，汗出少而阴自和，阴平阳秘，是以自和也。③**汗出多者，为太过**：汗为阴液，多则耗伤营阴，故为太过。④**阳脉实**：阳脉，即浮取。浮取脉实，表实之脉。⑤**因发其汗**：表实则汗之。⑥**出多者，亦为太过**：表证发汗，以絷絷微似有汗为度，多则耗阳伤阴，故为太过。⑦**太过者，为阳绝于里**：绝，竭尽，《吴子·治兵》："凡行军之道……无绝人马之力。"《素问·阴阳应象大论》云："阴在内，阳之守也；阳在外，阴之使也。"汗多则津伤于外，阴在里，阳气因之而伤，故云阳绝于里。⑧**亡津液**：《素问·阴阳别论》云："阳加于阴谓之汗。"汗多则伤津。⑨**大便因硬也**：汗多伤津，津伤失濡，大便因之而硬。

【按语】《医宗金鉴》云："脉阳微，谓脉浮无力而微也。阳脉实，谓脉浮有力而盛也。凡中风、伤寒脉，阳微则热微，微热蒸表作汗，若汗出少者，为自和欲解；汗出多者，为太过不解也。阳脉实则热盛，因热盛而发其汗，出多者，亦为太过，汗出太过，则阳极于里，亡津液，大便因硬，而成内实之证矣，势不得不用下法，故欲发其汗者，不可不早虑及此也。"夫津之为物，出则为汗，入则为血，第一八一条云"太阳病若发汗、若下、若利小便，此亡津液，胃中干燥，因转属阳明"。可见伤津化燥亦为阳明成热之机，伤津成实，因实成燥，大便为之硬也，故太阳病之发汗，不可不慎。

又按：关于"阳绝于里"，成无己、方有执认为乃亡阳，尤在泾认为乃阴竭阳离。病情实未到如此地步，关键在"绝"字。此"绝"乃竭尽、消耗之意。阳在外，阴之使也；阴在内，阳之守也。阴阳本互根，今津出为汗，阳因汗出而消，津在内为里，故云"阳绝于里"，实乃举阳而例阴，"亡津液，大便因硬也"是其论述主体。

二四六、脉浮而芤①，浮为阳，芤为阴②，浮芤相搏③，胃气生热④，其阳则绝⑤。

【提要】承上条论胃热津亏之脉证。

【校疏】①**脉浮而芤**：浮芤言脉体，钱天来云："浮为阳邪盛，芤为阴血虚。"②**浮为阳，芤为阴**：浮为阳脉，芤为阴脉。③**浮芤相搏**：犹言阳盛阴虚。④**胃气生热**：阳盛则热，阴虚则内热，是以俱成热也。⑤**其阳则绝**：气属阳，热盛伤气，阴损及阳，故消铄阳气也。

【按语】钱天来云："浮为阳邪盛，芤为阴血虚，阳邪盛则胃气生热，阴血虚则津液内竭，故其阳则绝。绝者，非断绝败绝之绝，言阳邪独治，阴气虚竭，阴阳不相为用，故阴阳阻绝而不相流通也。"阴者，阴津也；阳者，阳热也阳盛则伤津，阳邪过盛不独耗阴，亦伤阳气也，"其阳则绝"之"阳"指正气之阳气，非邪盛之阳也。

二四七、跌阳脉浮而涩①**，浮则胃气强**②**，涩则小便数**③**，浮涩相搏**④**，大便则硬**⑤**，其脾为约**⑥**，麻子仁丸主之**⑦**。**

【提要】论脾约证治。

【校疏】①**跌阳脉浮而涩**：跌阳脉，位于足背上踝关节横纹之两筋间（解溪穴）前一寸五分，为古代三部九候遍诊法的切脉部位之一，属足阳明之经脉，用以候脾胃，又称"冲阳"。《伤寒论·伤寒卒病论集》云："人迎跌阳，三部不参。"可见汉时治病，三部俱查。以脉体言，轻循可得谓之浮，浮而不流利谓之涩。②**浮则胃气强**：强，强盛。胃气强，胃热之互词，热冲于胃脉，跌阳为之浮。③**涩则小便数**：小便数即小便数多。津液偏渗膀胱，小便则多；脾阴受制，则跌阳应之而涩。④**浮涩相搏**：以脉象阐病机，犹言胃强脾弱。⑤**大便则硬**：脾与胃以膜相连，脾主为胃行其津液。今胃热盛而脾阴亏，津液偏渗膀胱，大肠失濡，故大便硬也。⑥**其脾为约**：约者，制也。胃有燥热，湿土受制，转输失常。⑦**麻子仁丸主之**：麻子仁丸清胃热而滋脾阴，如是则胃气之强得抑，脾约之制得解，故主之也。

【按语】成无己云："跌阳者，脾胃之脉，诊浮为阳，知胃气强；涩为阴，知脾为约。约者，俭约之约，又约束之约。《内经》曰：'饮入于胃，游溢精气，上输于脾，脾气散精，上归于肺，通调水道，下输膀胱，水精四布，五经并行。'是脾主为胃行其津液者也。今胃强脾弱，约束津液，不得四布，但输膀胱，致小便数，大便难，与脾约丸通肠润燥。"又曰："《内经》曰，脾欲缓，急食甘以缓之，麻子、杏仁之甘，缓脾而润燥。津液不足，以酸收之，芍药之酸以敛津液。肠燥胃强，以苦泄之，枳实、厚朴、大黄之苦，下燥结而泄胃强也。"成氏之论理论方甚精，无出其右，焉得复有他言哉！

麻子仁丸方

麻子仁二升　芍药半斤　枳实半斤（炙）　大黄一斤（去皮）
厚朴一尺（炙，去皮）　杏仁一升（去皮尖，熬，别作脂）

上六味，蜜和丸①如梧桐子大，饮服十丸，日三服。渐加，以
知为度②。

【校疏】①上六味，蜜和丸：成本作"上六味，为末，炼蜜为丸"。②
以知为度：知，是指小便不数，大便利，脾约消除。

**二四八、太阳病三日①，发汗不解②，蒸蒸发热者③，属胃
也④，调胃承气汤主之⑤。**

【提要】论太阳阳明因汗转为阳明胃实之治法。

【校疏】①太阳病三日：病从太阳来，发热恶寒为其首症。②发汗不
解：太阳病一汗可解，汗之而不解，为汗不如法，抑或内有实热。③蒸蒸
发热者：蒸蒸者，热由内蒸腾而达外也。太阳病见翕翕发热，伴啬啬恶寒，
今蒸蒸发热而不恶寒，表证已去而里证悉具。④属胃也：病属阳明，热自
内发。⑤调胃承气汤主之：虽云"属胃"，但未成实，更不具潮热、谵语，
泻热和胃可也，故予之调胃承气汤耳。

【按语】程郊倩云："何以发汗不解便属胃？盖以胃燥素盛，故他表证
虽罢，而汗与热不解也。第征其热，如炊笼蒸蒸而盛，则知其汗必连绵溅
溅而来，此即大便已硬之征，故曰属胃也。热虽聚于胃，而未见潮热、谵
语等证，主以调胃承气汤者，于下法内从乎中治，以其为热未深故也。表
热未除，而里热已待，病势久蕴于前矣，只从发汗后一交替耳。"好一个
"胃燥素盛"，道出了问题症结。外邪之中人也，随人之体质而从化，不论
汗之当否，其化燥成热则是迟早问题。能识此者，则能防患于未然，截断
扭转之，抑或表里两清，使无燥实之变，亦既病防变之思想也。

二四九、伤寒吐后①，腹胀满者②，与调胃承气汤③。

【提要】论吐后腹胀满属实之治法。

【校疏】①伤寒吐后：吐，有症状与治法之异，此"吐后"当指后者，
《黄帝内经》云"其高者，因而越之"是也，由此可知邪在上。②腹胀满
者：《黄帝内经》云"诸腹胀大，皆属于热"是也。邪轻者，吐之可愈。今

吐后腹胀满者，邪不因吐衰，且化燥成实，阻滞腑气，故见胀满。③**与调胃承气汤**：吐后胀满有寒热之分，属热者，燥实内壅，腑气阻滞；属寒者，吐戕中气，脾胃虚弱，脏寒生满病。宜细心辨之，故不云"主之"而曰"与"。

【按语】本条承上条，论胃燥素盛者。上条因汗，本条因吐，素体胃热同，虽治法异，其归宿则一。伤寒妄施吐法，胃中及上焦之邪固可因吐而出，中下之邪则为吐法所不逮，滞留肠胃，化燥成实，阻滞腑气，胀满则生焉。如汪苓友云："伤寒既经吐后，则胸中之实已去，其腹胀满者，实热在胃之下脘也，若用枳朴，与病无与，徒伤上焦之阳气，且甘草虽能作满，亦能引泻满之药，直至胀满之所，以导去其实热，所以调胃承气汤中用生草者，其佐硝黄而泻满之功更神。"其实调胃承气汤乃大黄甘草汤之变法，一为偏上，一为偏下，胃热为其所共焉。

二五〇、太阳病①，若吐、若下、若发汗后②，微烦③，小便数④，大便因硬者⑤，与小承气汤和之愈⑥。

【提要】太阳病误治伤津而里热便硬之治法。

【校疏】①**太阳病**：病从太阳来。②**若吐、若下、若发汗后**：尤在泾云"若与或同"。太阳病本当汗解，吐下为误。吐下伤津，复发其汗，雪上加霜，伤津更甚。③**微烦**：成无己云："吐下发汗皆损津液，表邪乘虚传里。大烦者，邪在表也；微烦者，邪入里也。"④**小便数**：误治伤津，津不四布，趋下而偏渗膀胱。⑤**大便因硬者**：硬不因实热而因小便数，脾约之机也。如第一七九条云"太阳阳明者，脾约是也"。⑥**与小承气汤和之愈**：和之，其义有三，一者，其热不甚；二者，其燥不重；三者，津伤在即，所以和之而不下之也。

【按语】尤在泾云："病在太阳，或吐，或下，或汗，邪仍不解，而兼微烦，邪气不之表而之里也，小便数，大便因硬者，热气不之太阳之本，而之阳明之腑，可与小承气汤，和胃除热为主。不取大下者，以津液先亡，不欲更伤其阴耳。"小承气汤本为痞满设，燥热结实，腑气不通为病因病机之所在，何以痞满不甚而施之耶？盖此证介乎小承气与脾约之间也，与麻仁丸，其热不除；与小承气，其满不甚；故云"和之愈"，弦外之音，当小其制以适其机，以和为度，以和为贵，以和为治。仲圣辨证之精如是，特于疑似间用疑似方，此方外之方，法外之法，弦外之音，故云"医者，意也",为医之道毕矣。

二五一、得病二三日①,脉弱②,无太阳柴胡证③,烦躁④,心下硬⑤,至四五日虽能食⑥,以小承气汤少少与,微和之⑦,令小安⑧;至六日与承气汤一升⑨。若不大便六七日⑩,小便少者⑪,虽不能食⑫,但初头硬⑬,后必溏⑭,未定成硬⑮,攻之必溏⑯。须小便利⑰,屎定硬⑱,乃可攻之⑲,宜大承气汤⑳。

【提要】辨大小承气汤之使用法。

【校疏】①得病二三日:柯韵伯云:"得病二三日,尚在三阳之界。"②脉弱:气血不足,脉搏鼓动无力。③无太阳柴胡证:太阳指太阳桂枝证之发热恶寒,柴胡指少阳柴胡证之寒热往来。二者皆无,则病非表也。④烦躁:病非表而烦躁,邪已入里,内热扰则烦躁,亦第四条云"若躁烦""为传也"之意。⑤心下硬:邪结于胃而未及于肠,亦内实之征。⑥至四五日虽能食:能食则胃能消谷,由此反衬四五日前烦躁、心下硬而不能食。虽病阳明,热能杀谷也。⑦以小承气汤少少与微和之:以,用。邪结不甚而已结,燥热未盛而不除,脉弱正虚而不支,不耐汤荡,故少少与之,目的在"微和之"为贵,俾达清热导浊之目的。⑧令小安:小安即稍安之意。邪微治小,其效亦小,但证明药病相投。⑨至六日与承气汤一升:既效而病不除,其实药病相投,故可稍增药治,由"少少与"而为服"一升",仍须慎之。⑩若不大便六七日:此句承"烦躁""心下硬"句下,似有腑实已成之候,但须全面合参。⑪小便少者:津液不偏渗膀胱,大便无成燥之机。⑫虽不能食:阳明胃热壅中,胃气不旺,不能消谷,故不能食。⑬但初头硬:六七日不便,虽肠燥而不甚,故初头硬。⑭后必溏:"小便数者,大便必硬。"今小便少,津还胃中,故后必溏。⑮未定成硬:初硬后溏,初硬非燥结之可比,故云"未定成硬",即未完全成硬。⑯攻之必溏:攻指下法。燥结未成而贸然下之,必致脾胃之阳受戕,而成大便稀溏之证。⑰须小便利:此句承"不大便六七日"下,小便利则津液渗于膀胱而燥结成于大肠也,亦"小便数者,大便必硬"之意。⑱屎定硬:定,肯定。与"未定成硬"对应,燥屎已结之候。⑲乃可攻之:屎定硬,则能攻之证成,其痞满燥实诸症由此而出,故可攻之。⑳宜大承气汤:宜,斟酌审慎之意。攻之必待成实,下之须候屎硬。

【按语】尝云"温病下不厌早,伤寒下不厌迟""温病下邪热,伤寒下燥屎"，差矣！如此之论，将活生生的辨证变得呆板生硬。虽下之须候屎定成硬，但尚有"少少与微和之"及"服一升"之法，邪重治重，邪轻治轻，以邪为的，见是证用是药，处处紧扣病机，各司其属，细心辨证，不厌其烦，反复推敲，示人攻下之法，极宜审慎，并非"下不厌迟"也。以临床论之，无论何证，易辨者少，难辨者多。本条之证，有正虚的一面，更使证情扑朔迷离，首辨人之能食与不能食，次辨大便之行与不行，三辨小便之利与不利，方定燥屎之成与不成，进而施小和与大攻。全条曲尽机变，将辨证施治和盘托出，细心玩味，其义无穷焉！

二五二、伤寒六七日①，**目中不了了**②，**睛不和**③，**无表里证**④，**大便难**⑤，**身微热者**⑥，**此为实也**⑦。**急下之**⑧，**宜大承气汤**⑨。

【提要】论目中不了了、睛不和之急下证。

【校疏】①**伤寒六七日**：病发于阳，七日愈；病发于阴，六日愈，已愈之期而未见愈也。②**目中不了了**：了了，聪慧之意。晋代袁宏《后汉记·献帝纪》："小时了了者，至大亦未能奇也。"目中不了了，即视之两目瞳仁呆滞，有失神之态。邪热亢盛，消铄肾液，肾精不能上充，则目中不了了。③**睛不和**：指目光昏暗无神，转动不灵活，目光现呆滞之象。汪苓友云："睛不和者，医者视病人之睛光或昏暗，或散乱，是谓不和。"汪氏之论符合临床实际，不愧为姜中之辣者。《灵枢·大惑论》曰："五脏六腑之精气，皆上注于目而为之精……"叶天士云："热邪不燥胃津，必耗肾液。"热邪亢盛，消铄肾液，目睛失养则睛不和矣。④**无表里证**：指无发热恶寒之表证与腹满潮热之里证，实系反义复用，特指无表证而里证不甚，非无里证也。"表里"之义偏于"表"。⑤**大便难**：邪热燥屎内结，腑气不行。⑥**身微热者**：微热，其热不甚，乃邪热内并、不能外发之征。⑦**此为实也**：实，阳明邪热伏里，燥实内结之谓。"此为实也"乃肯定言辞。⑧**急下之**：邪热内盛，真阴将竭，危殆至极，迟则不救，故急下之。⑨**宜大承气汤**：邪热内盛，燥实内结，非下不足以泄热荡实，故宜大承气汤也。

【按语】钱天来云："六七日，邪气在里之时也，外既无发热恶寒之表证，内又无谵语腹满等里邪，且非不大便，而曰大便难。又非发大热而身仅微热，势非甚亟也。然目中不了了，是邪热伏于里，而耗竭其津液也。《内经》云'五脏六腑之精，皆上注于目'，邪热内灼，津液枯燥，则精神不得上注于目，故目中不了了，睛不和也。此终为邪热内实于里也，当急下之，以救阴液，宜大承气汤。"钱氏深入浅出，说理清晰。

又按：此条之"目中不了了"，注家多认为视物不清，如汪苓友云"不了了者，病人之目视物不明也"，实系邪热内盛而失神的一种表现。《灵枢·大惑论》云："目者，心之使也；心者，神之舍也。"外表看上去目光呆滞，是医生对病人的观察，并不是病人自己的叙述。通过对临床危重病人的观察，可以体会到"目中不了了"确系入木三分的真实写照。

再按："无表里证"一句，亦颇多议论，焦点是实为里证重而云"无里证"，于理难合。汪苓友则主张将"里"字径直删去，殊不知古人文法之反义复用，即偏义复词。表里同例，偏义于表之无，而烘托里之重，则"里"字能随便删之乎？

二五三、阳明病①，发热汗多者②，急下之③，宜大承气汤④。

【提要】 发热汗多应急下存阴。

【校疏】 ①阳明病：徐灵胎云："阳明病，包括阳明诸证。"特指燥热结实，不大便、腹满硬痛而拒按等证。②**发热汗多者**：阳明内外热势鸱张，伤津涸液在即。③**急下之**：言急下，非缓者所能致，内有燥热之耗津，外有大热之迫津，津竭则阴竭，故急下以存阴，留得一分津液，便有一分生机。④**宜大承气汤**：宜者，斟酌之意，燥实去则邪热解，俾釜底抽薪，危证自安矣。

【按语】 此"阳明三急下"之二，虽证候未见危急，但隐伏危急之机。既云阳明病，自具阳明主证，则清、下二法自在运筹中也。若腑实则其热潮，或身微热，或手足濈然汗出；若经热则具四大证。今但云发热汗出，可知邪热充斥经腑，汗出者热迫津泄，发热者邪热鸱张，热亢津伤，危机内伏，治焉有非急下之理？正如程郊倩云："发热而复汗多，阳气大蒸于外，虑阴液暴亡于中，虽无内实之兼证，宜急下以大承气汤矣。此等之下，皆为救阴而设，不在夺实，夺实之下可缓，救阴之下不可缓。"此抑或后世温病"下不厌早"之先声欤？

二五四、发汗不解①，腹满痛者②，急下之③，宜大承气汤④。

【提要】 发汗不解而腹满痛，宜急下之。

【校疏】 ①**发汗不解**：汗法为太阳病而设，太阳阳明亦施汗法，解者邪从太阳出；不解者，热自阳明并，此为后者。②**腹满痛者**：热自内并，化燥成实，阻滞气机则满，壅塞不通则痛。③**急下之**：汗不解在先，腹满痛踵后，病势急迫，非下不足以除满荡实，且津夺于外，气闭于内，缓则无济于事，故下之。④**宜大承气汤**：腑气壅滞之甚，非枳、朴不足以济事；燥实骤聚于中，非硝、黄不足以荡除，故宜之。

【按语】 此论"阳明急下"之三，何以成急下？盖发汗而成变证者，不外发汗太过而津伤成燥，辛温发汗两热相并成燥，素禀阳旺而汗之邪从热化三端，虽治从汗法，而病实系于阳明，是以太阳阳明证明矣。前贤曹颖甫独具慧目而识之，如谓："发汗不解，腹满痛，为太阳急传阳明之证，夫太阳阳明合病，原自有胃气不和，胁下硬满，不大便而呕，服小柴胡濈然汗出而愈者。亦有汗出多而恶寒，宜桂枝汤发其汗者。又有无汗而喘，以麻黄汤发汗而愈者。若发汗不解而骤见腹满痛之证，则太阳表实未去，阳明燥实已成。腹满痛，为大小肠俱隔塞不通，若不急下，燥气将由大肠蒸逼小肠，有攻之而不能动者，为小肠容积甚隘，而疏导益难为力也。"太阳阳明证，汗不汗，热自内并已成定局，纵不汗，亦为阳明腑实证，汗之更加速了化燥成实之过程，认证不准而汗之，无异于抱薪救火，前汗之将完，后痛之即至，热随之即炽，腑随之即闭，病之速变，治亦宜速，故下不容缓也。

二五五、腹满不减①，减不足言②，当下之③，宜大承气汤④。

【提要】 腹满可下之证治。

【校疏】 ①**腹满不减**：减，减轻。阳明燥实内结，腑气不通则满。邪实未除，气机未畅，故腹满不减。②**减不足言**：即"不足言减"。邪实内结，腑气难通，纵有减轻，微不足言。③**当下之**：肯定之词，盖满有寒热、虚实之分，既云"下"，当为实热内阻之候，下之以荡其实。④**宜大承气汤**：宜大承气者，必腹满甚重。以方测证，偏可赅全，则潮热谵语、手足濈然汗出、舌苔黄厚干燥、脉沉实等证候自在其中矣。

【按语】 腹满一症，原因颇多，原文虽叙证简略，但"当下之"一锤定音，必属燥实内结无疑，则燥热内结诸候自不待言。但临床辨证，须细心体会。《金匮要略》云："腹满时减，复如故，此为寒，当与温药。"即脏寒生满病者，此言减不足言，彼云减复如故，同为腹满，而病机相去天渊，其热有热征，寒显寒象，虚见虚候，实本实证，自有区别，学者临证细心体会，自无舛误也。

二五六、阳明少阳合病，必下利①。其脉不负者②，为顺也③。负者，失也④。互相克贼，名为负也⑤。脉滑而数者⑥，有宿食也⑦。当下之⑧，宜大承气汤⑨。

【提要】阳明少阳合病宜下之证治。

【校疏】①**必下利**：邪干于胃则呕，邪干于肠则可能下利。②**其脉不负者**：第一八六条云："伤寒三日，阳明脉大。"脉不负，即阳明不失"实大滑数"之"大"象，阳明不负少阳之谓。③**为顺也**：脉大则中土旺，木邪不相贼，顺传阳明也。④**负者，失也**：负，即阳明负于少阳。中土被木贼，脉不见大而为弦，阳明不足，胃气不壮，故云"失"也。⑤**互相克贼，名为负也**：进一步解释"负"的含义。虽云"互相克贼"，义属偏义复词，即阳明克少阳为顺，偏义为少阳克阳明为"负"。⑥**脉滑而数者**：句承"为顺也"。即少阳阳明合病，下利并见脉滑而数，乃阳明热盛之象。⑦**有宿食也**：画龙点睛之笔，与《金匮要略》"脉数而滑者，实也，此有宿食"义同。阳明少阳合病，自有呕、利之变，素体胃气失和则呕，内蕴宿食则利，故从下利、脉滑数而知有宿食也。⑧**当下之**：宿食为利，必利下不爽，或热结旁流，非下不足荡除宿食，乃通因通用之治。⑨**宜大承气汤**：《金匮要略》云："下利不欲食者，有宿食也，当下之，宜大承气汤。"大承气汤承胃气下行，导其宿食。唯宿食有新久，用药有轻重，故加一"宜"字，以示尚存斟酌余地。

【按语】本条虽论阳明少阳合病，但偏重阳明，故主以大承气汤，似无疑问。盖阳明属胃主土，少阳属胆主木，则胆、胃为土木之腑，自有克制之义存焉。木疏于土则顺，木贼于土则逆。今内有宿食，有藏污纳垢之所，则病趋于下，而有下利之变。中土尚旺，木邪无克土之象，故其病为顺，而宜大承气汤；否则病在胆而逆在胃也，必见呕吐之变，则非柴胡汤不足奏效也。

又按：三阳合病，俱见下利，太阳少阳合病有呕，太阳阳明合病有呕，则本条之呕自在其中，又少阳以呕为主证是也。太阳与少阳合病，下利予黄芩汤；病偏于少阳而呕者，予黄芩加半夏生姜汤，如第一七二条。太阳与阳明合病，下利予葛根汤；病偏于太阳而呕者，予葛根加半夏汤，如第三三条。本条阳明少阳合病，内有宿食为患而下利，予大承气汤，病偏于阳明；呕者，予小柴胡汤。三者呕、利虽同，但脉因症治各异，不可不留心辨之也。

二五七、病人无表里证①，发热七八日②，虽脉浮数者③，可下之④。假令已下⑤，脉数不解⑥，合热则消谷善饥⑦，至六七日⑧，不大便者，有瘀血⑨，宜抵当汤⑩。

【提要】辨阳明瘀血之证治。

【校疏】①病人无表里证：既无头痛、恶寒之太阳表证，又无腹满、谵语之阳明里证。②发热七八日：病发于阳，七日愈；发于阴，六日愈。过已愈之期而未愈。③虽脉浮数者：虽，通"唯"，只有，参见第二〇八条注②。无表里证而只见脉浮数，说明邪热在表。④可下之：虽邪热居表，然发热七八日，邪热已及阳明地界，下之则胃中之热解。⑤假令已下：上句言下，今言假如，意及下后病情。⑥脉数不解：前云"脉浮"，今但言"脉数"，可知浮脉随下而去，即气分热去而血分热不解。⑦合热则消谷善饥：合热，柯韵伯云："合热，协热，内外热也。"热则杀谷也，消谷善饥则腑无阻滞。⑧至六七日：指下后六七日。⑨不大便者有瘀血：上有胃热之杀谷，下无燥屎之阻滞，是知热瘀互结，腑气壅滞，故云"有瘀血"。⑩宜抵当汤：宜，斟酌之也，虽属热瘀相结，仍须细心明辨，方不致偾事也。

【按语】柯韵伯云："七八日下，当有不大便句，故脉虽浮数，有可下之理，观下后六七日，犹然不便可知。"一语道出可下之疑窦。推阐全条，唯钱天来言之最详，如谓："无表里证者，言不恶寒而但发热，则邪不在太阳之表；但发热而不潮热谵语，则邪又不在阳明之里矣。既无表里证而又发热，其证已属可疑，其热邪自有留蓄之处矣。脉浮数为邪热在表，然发热至七八日，量其热邪已入阳明，即所谓身热不恶寒反恶热之证，故脉虽浮数，似有表证未除，亦为可下之证也，下之则胃中之热去，脉数可以解矣，假令已下之后，而脉数仍不解者，是邪不在胃，与气分无涉，而在阴分、血分矣。"但临床辨证仍须与前阳明蓄血诸条互勘，血证谛，则予抵当汤下之可也。

二五八、若脉数不解①，而下不止②，必协热便脓血也③。

【提要】承上条论下后便脓血之证治。

【校疏】①若脉数不解：脉象仍为浮去数存。②而下不止：而，转折之词，辟另一种转归。下，指下利。下利随下法而至且不止，为热趋于下。③必协热便脓血也：热从内并，灼伤阴血，血热相蒸，热盛则肉腐，肉腐则成脓也，故便脓血。

【按语】此条承上条言下后之转归。下后不大便为热瘀互结，下后利不止为热盛肉腐，亦热邪之出路也。如唐容川云："合于胃，则为消谷，结于血则为瘀血，合于大肠而下下利，则为便脓血。"仲景虽未出方治，审证度治，则白头翁汤可主之也。

二五九、伤寒发汗已①**，身目为黄**②**，所以然者，以寒湿在里不解故也**③**。以为不可下也**④**，于寒湿中求之**⑤**。

【提要】辨寒湿黄疸之证治及禁忌。

【校疏】①伤寒发汗已：既云发汗，病从表来。已者，表病已去矣。②身目为黄：为，变成。《诗经·小雅·十月之交》："高岸为谷，深谷为陵。"即全身和眼目变成黄色。③以寒湿在里不解故也：素体中虚，寒湿内盛，或发汗太过，损伤中阳，寒湿中阻；或寒湿外中，阻滞中焦，肝胆疏泄失常，胆汁不循常道而溢于表，则身目为黄。④以为不可下也：以为，认为。攻里不远寒，寒以寒治，故不可下也。⑤于寒湿中求之：于，在。寒湿为患，当温中散寒除湿为治。

【按语】此条论黄疸之属寒湿者。汪苓友云："以其人在里素有寒湿，在表又中寒邪，发汗已，在表之寒邪虽去，在里之寒湿未除，故云不解也。"夫实则阳明，虚则太阴，而阳明为燥土，多从热变；太阴为湿土，多从寒化。寒湿中阻，气机阻滞，土壅木滞，肝失疏泄，胆汁外溢，黄疸则生焉。其治也，前贤王海藏云："阴黄其证身冷，汗出，脉沉，身如熏黄色黯，终不如阳黄之明如橘子色。治法：小便利者，术附汤；小便不利，大便反快者，五苓散。"禁下以防寒遏。

二六〇、伤寒七八日①**，身黄如橘子色**②**，小便不利**③**，腹微满者**④**，茵陈蒿汤主之**⑤**。

【提要】热郁发黄之证治。

【校疏】①伤寒七八日：表病传变之时。②身黄如橘子色：表病未已而里病已现，黄色鲜亮，是为阳黄。身黄者，理赅双目及小便俱黄。③小便不利：邪无去路，湿热胶结，津不下行。④腹微满者：邪热内郁，气机阻滞，则腹微满。⑤茵陈蒿汤主之：小便不利则湿无去路，邪热内郁则腹见微满，湿热郁蒸，则发黄疸。茵陈蒿汤清热利湿去黄，故云主之。

【按语】程知云："伤寒七八日，可下之时，小便不利，腹微满，可下之证；兼以黄色鲜明，则为三阳入里之邪无疑。故以茵陈除湿，栀子清热，用大黄以助其祛邪，此证之可下者，犹必以除湿为主，而不专取于攻下有如此者。"程氏议论熨贴，深得仲景心法者。

二六一、伤寒身黄①，发热②，栀子柏皮汤主之③。

【提要】伤寒身黄发热之证治。

【校疏】①伤寒身黄：身黄与伤寒并至，或寒热未罢而身黄已现。②发热：云发热而不言恶寒，足证表邪已入里化热，邪热鸱张则发热。③栀子柏皮汤主之：尤在泾云："此瘀热未实之证，热瘀故身黄。热未实，故发热而腹不满，栀子彻热于上，柏皮清热于下，而中未及实，故须甘草以和之。"

【按语】此论热重湿轻之发黄证，唯全条叙证简略，以方测证，除身黄发热主证外，尚可见心烦懊憹，口渴苔黄，小便黄赤，脉濡数等证，如《医宗金鉴》谓："今外无可汗之表证，内无可下之里证，故唯宜以栀子柏皮汤清之也。"

栀子柏皮汤方
肥栀子十五个（擘） 甘草一两（炙） 黄柏二两
上三味，以水四升，煮取一升半，去滓，分温再服。

二六二、伤寒瘀热在里①，身必黄②，麻黄连轺赤小豆汤主之③。

【提要】伤寒表证发黄之治法。

【校疏】①伤寒瘀热在里：云伤寒则表证未去，瘀热在里则素有湿热内蕴，内外合邪之机也。②身必黄：外有表邪，内有蕴热，发黄之机具，则发黄之象必现。③麻黄连轺赤小豆汤主之：麻黄连轺赤小豆汤外散风寒，内清湿热，故主之也。

【按语】此条论表证发黄，但叙证简略，表证仅云"伤寒"，则头痛发热恶寒、无汗身痒、苔薄白等表证自备，里证仅云发黄，则三黄症、心烦懊憹、小便不利自备矣。《医宗金鉴》："伤寒表邪未解，适遇其人阳明素有湿邪，热入里而与湿合，湿热蒸郁外薄肌表，身必发黄也。若其人头有汗，小便不利，大便硬，则或清或下，或利小便，自可愈。今乃无汗，小便利，是里之瘀热未深，表之郁遏尤甚，故用麻黄连翘赤小汤，外发其表，内逐其湿也。"

又按："身必黄"之"必"，可能发黄之意也。发黄之机具，则发黄是迟早的事。上工治未病，此时若能识于机先，治于发前，外散表邪，内逐湿热，则黄何由必发也者？

麻黄连轺①赤小豆汤方

麻黄二两（去节）　连轺二两（连翘根是）　杏仁四十个（去皮尖）　赤小豆一升　大枣十二枚（擘）　生梓白皮②一升（切）　生姜二两（切）　甘草二两（炙）

上八味，以潦水③一斗，先煮麻黄，再沸，去上沫，内诸药，煮取三升，去滓，分温三服，半日服尽。

【校疏】①连轺：轺（yáo 遥），一音韶（sháo）。《本经逢原》云："连翘……根名连轺……根寒降，专下热气，治湿热发黄，湿热夫而面悦好，眼目明矣。仲景治瘀热在里发黄，麻黄连轺赤小豆汤主之，奈何世鲜知此？如无根，以实代之。"②生梓白皮：即梓树在里之白皮，今多以桑白皮代之。③潦水：即地面流动之雨水。李时珍云："降注雨水谓之潦，又淫雨为潦。韩退之诗云'潢潦无根源，朝灌夕已除'是矣。"虞抟云："潦水者，又名无根水，山谷中无人迹去处，新土科凹中之水也，取其性不动摇而有土气内存，故可以煎熬，调脾进食，亦补益中气之剂也。"二说均可参。

辨少阳病脉证并治

二六三、少阳之为病①，口苦②，咽干③，目眩也④。

【提要】少阳病之提纲。

【校疏】①**少阳之为病**：少阳，伤寒六经分证之一。少阳病，由邪入少阳，引起胆经郁热、三焦不利而出现的病证。其病位既不在表，又未入里，属半表半里证。因少阳位于太阳、阳明两经之夹界，有斡旋表里之功能，故云"少阳为枢"。治以和解少阳、扶正达邪为主，禁汗、吐、下、温针。②**口苦**：热蒸胆火上炎，炎上作苦。③**咽干**：胆火上炎，灼伤津液则咽干。④**目眩也**：少阳之经脉起于目锐眦，且肝胆相合，肝开窍于目。胆火上扰清空，则目眩也。

【按语】此条论少阳病之提纲。《医宗金鉴》云："口苦者，热蒸胆气上溢也；咽干者，热耗其津液也；目眩者，热熏眼发黑也。此揭中风伤寒，邪传少阳之总纲。凡篇中称少阳中风伤寒者，即具此证之谓也。"柯韵伯云："太阳主表，头项强痛为提纲；阳明主里，胃家实为提纲；少阳居半表半里，仲景特揭口苦、咽干、目眩为提纲，奇而至当也。盖口、咽、目三者，不可谓之表，又不可谓之里，是表之入里、里之出表处，所谓半表半里也。三者能开能合，开之可见，合之不见，恰合枢机之象，故两耳为少阳经络出入之地；苦、干、眩者，皆相火上走空窍而为病也。"《医宗金鉴》与柯氏论，说理透彻明晰，可参。

二六四、少阳中风①，两耳无所闻②，目赤③，胸中满而烦者④，不可吐下⑤，吐下则悸而惊⑥。

【提要】少阳中风禁吐、禁下。

【校疏】①**少阳中风**：曰少阳，实赅上条口苦、咽干、目眩。中风，山田正珍云："中风二字，系外邪总称，非伤寒、中风之中风也。"尤在泾云："此少阳自中风邪之证，不从太阳传来者也。"即风邪直接侵入少阳之经。②**两耳无所闻**：无所，没有。少阳经脉起于目锐眦，走入耳中，下胸中，贯膈。少阳主相火，又为游部，复中风邪，风火相煽，上干清窍，则两耳无所闻。③**目赤**：风火上扰于目，则目赤。④**胸中满而烦者**：即胸中烦满。少阳中风，邪结胸胁，经气不利则满，风火上扰则烦。⑤**不可吐下**：邪不在上则不可吐，邪未结实则不可下。⑥**吐下则悸而惊**：吐下之后，定无完气，汪苓友云："少阳有吐下之禁。只因烦满，故误行吐下之法。成注云：吐则伤气，气虚则悸；下则亡血，血虚则惊。不知惊、悸皆主于心，误吐且下，则气血衰耗，而神明无主，故怵然而悸，惕然而惊也。"

【按语】六经各有"中风"一条，此则论少阳中风。少阳中风，即风中少阳也，即风邪侵入少阳之经。《医宗金鉴》云："中风，谓此少阳病，是从中风之邪传来也。"将风中少阳说成由太阳中风传来，大谬也。

《素问·六微旨大论》云："少阳之上，火气治之。"少阳内寄相火，外中风邪，风火相煽，则上窜清窍，下及经脉。邪生于半表半里，吐之无物，下之无实，是以不可吐下也。若误以为实邪而施之以吐下，则徒伤正气而有惊悸之变焉。果如此，万密斋云"治悸以小柴胡汤加茯苓、炙草；治惊以小柴胡汤加龙骨、牡蛎"，则应变之法具矣。

二六五、伤寒①，**脉弦细**②，**头痛发热者**③，**属少阳**④。**少阳不可发汗**⑤，**发汗则谵语**⑥，**此属胃**⑦，**胃和则愈**⑧，**胃不和**⑨，**烦而悸**⑩。

【提要】论少阳伤寒及误汗变证。

【校疏】①**伤寒**：此处指少阳伤寒。②**脉弦细**：《医宗金鉴》云："脉弦细，少阳之脉也。"陈修园云："少阳伤寒，脉现出本象之弦，并现出伤寒经气之细。"③**头痛发热者**：胆火炎上则头痛，正邪相争则发热。唯头痛以两额角为重。发热，即往来寒热也。④**属少阳**：头痛发热，三阳皆有，盖脉见浮者属太阳，脉见洪大者属阳明，此则脉见弦细，故属少阳也。⑤**少阳不可发汗**：一则半表半里非表也；二则少阳主火，而汗法属辛温，汗之则火上浇油；三则脉本见细，不耐汗之伤津，故禁汗也。⑥**发汗则谵语**：误汗伤津，助热成火，津伤火盛，心神不宁，谵语则作焉。⑦**此属胃**：尤在泾云："云此属胃者，谓少阳邪气，并于阳明胃腑也。"唐容川云："此属于胃者，非言转枢少阳者，其权属于胃，乃言发汗谵语，是邪转属胃也。"⑧**胃和则愈**：热除津复，则胃气和，阴平而阳秘，故向愈。⑨**胃不和**：即热不除，津不复。⑩**烦而悸**：成本"烦"上有"则"字。热不除，扰于心则烦；津不复，损于心则悸。

【按语】本条论少阳病头痛发热不可发汗，汗之则有谵语之变。陈修园云："此言少阳自受之寒邪，戒其不可发汗也。合上节（条），谓少阳有汗吐下之禁是也。汉文辞短意长，读者当于互文见义。"

夫头痛发热之症，三阳病俱可见，何以别之？盖太阳头痛，头痛在后，伴发热、恶寒、脉浮，发汗而解；阳明头痛在前，伴发热、微恶寒、脉大，清下而除；少阳头痛，痛在头角，伴往来寒热、脉弦细，宜和解而除也。

又按："发汗则谵语"一句，《伤寒论》中凡四见：一见于第一四二条之太少并病，一见于第二一八条里实误汗，一见于第二二一条阳明经证误汗，一见于本条。俱为不当汗而汗、误汗伤津、辛温助热、津伤热盛之变。燥实有内结之机，胃热有上攻之势，如第二一七条云："汗出谵语者，以有燥屎在胃中。"故云"此属胃"。其愈也，须俟胃和。邪轻者，尚有自和之机；邪重者，与调胃承气汤可也，即如第二九条所云。

二六六、本太阳病不解①，转入少阳者②，胁下硬满③，干呕不能食④，往来寒热⑤，尚未吐下⑥，脉沉紧者⑦，与小柴胡汤⑧。

【提要】太阳传少阳之证治。

【校疏】①**本太阳病不解**：太阳病不解，揣知其病程当在七日以上，非太阳病之不解，乃少阳病之已显。②**转入少阳者**：太阳证毕而少阳证现。云少阳，自具少阳病脉证。③**胁下硬满**：邪入少阳，枢机不利，经脉不畅，故胁下硬满，即胁下痞硬之互词。④**干呕不能食**：胆热犯胃，胃失和降，受纳无权，即"邪在胆，逆在胃"，亦喜呕、默默不欲饮食之类也。⑤**往来寒热**：邪入少阳枢机之地，正胜邪出则热，邪胜正入则寒。⑥**尚未吐下**：干呕不能食，易误吐之；胁下硬满，易误下之。今未吐下，未犯少阳禁例，病不为坏。⑦**脉沉紧者**：脉沉者，病已不在太阳；脉紧者，弦之甚者，邪不离少阳之脉。徐灵胎云："少阳已渐入里，故不浮而沉；紧则弦之甚者，亦少阳本脉。"⑧**与小柴胡汤**：邪在少阳，自当和里解表，故予小柴胡汤。

【按语】本条论太阳传少阳之证治。病从太阳来，因有胁下硬满，易误作里实而下之；有干呕不能食，易误作邪高而吐之，故有"尚未吐下"之警句，缘病起于太阳，易误作太阳治之也。

病之将传而未传，将变而尚在未变中，最易扰乱视听，给辨证制造困难。如能细心体察，则胁下硬满者，胸胁苦满也；干呕不能食者，心烦喜呕而嘿嘿不欲饮食也；脉沉紧者，弦之甚也。唯往来寒热为少阳不变之证，则小柴胡汤为少阳不变之方，盖证有差异，方有加减，予小柴胡汤者，示人规矩，加减化裁之可也。

二六七、若已吐、下、发汗、温针①**，谵语**②**，柴胡汤证罢**③**，此为坏病**④**，知犯何逆**⑤**，以法治之**⑥**。**

【提要】论少阳坏病的治法。

【校疏】①**若已吐下发汗温针**：句承上条。邪入少阳，法宜和解，迭施误治，坏病之因也。②**谵语**：少阳误治，邪陷于里，正虚邪实，扰于心则谵语。③**柴胡汤证罢**：邪离少阳，悉陷入里。④**此为坏病**：唐容川云："若柴胡证罢，则邪逆于腑，为三阳坏病；邪逆于脏，为三阴坏病。谵语者，邪逆于脏腑之一端也。"⑤**知犯何逆**：参第一六条注，本条具体指详察汗、吐、下、温针，究属何误。⑥**以法治之**：即随证治之也，用相应的办法处理坏病。

【按语】本条承上条，申明针对误治之治法。张隐庵云："此总结上文之义。夫少阳不可吐下，吐下则悸而惊；少阳不可发汗，发汗则谵语。若已吐下发汗，则温针谵语，夫温针者惊也。"

嗟乎！一部《伤寒论》，一本救误书。第一六条云"观其脉证，知犯何逆，随证治之"，今又言"知犯何逆，以法治之"，前后呼应，示人应变之法。观其脉证者，察其变化也；知犯何逆者，明其误治也。盖坏病之变，变化多端，证候复杂，难以六经规其名，无以定方范其治，法随变定，治从证出，虽无法而实赅万法，不立法而胜于立法。明乎此，则既见森林，又见树木，能出能入，出入自如，俾能达炉火纯青之境。

二六八、三阳合病①**，脉浮大**②**，上关上**③**，但欲眠睡**④**，目合则汗**⑤**。**

【提要】论三阳合病之脉证。

【校疏】①**三阳合病**：为太阳、阳明、少阳证候同时俱见。②**脉浮大**：

浮属太阳，大属阳明。意同"太阳之为病，脉浮……""伤寒三日，阳明脉大。"③**上关上**：上，凌驾、欺凌之意。《国语·周语中》："民可近也，而不可上也。"韦昭注："上，凌也。"引申为超过。意指在寸关尺三部，此浮大之脉下起于尺，上凌于关上，其浮大长直之象已见，自类于少阳之弦象矣。④**但欲眠睡**：三阳热实，充斥内外，内困心神，则但欲睡眠。此与少阴病之"但欲寐"有天渊之别。⑤**目合则汗**：夫寤而汗为自汗，寐而汗为盗汗。寐则阳入于里，热自内蒸，热迫津泄则为汗，乃内热之征。

【按语】《医宗金鉴》云："脉浮大弦，三阳合病之脉也。浮大弦皆见于关上，知三阳之热邪皆聚于阳明也。热聚阳明，则当烦不得眠，今但欲眠睡，是热盛神昏之昏睡也。昏睡自然目合，热蒸则汗自出也。若施治得宜，使邪还于表而解，否则未可卜也，宜以柴胡、桂枝、白虎三汤，酌其所当，合而用之可也。"

盖三阳合病者，证偏阳明，治重白虎，如第二一九条；证偏少阳，治重小柴胡，如第九九条；太阳少阳兼治，如第一四六条。由是观之，三阳合病，须视合病之轻重，而定治法之归属，自然无误矣。

二六九、伤寒六七日①，无大热②，其人躁烦者③，此为阳去入阴故也④。

【提要】辨表邪传里证。

【校疏】①**伤寒六七日**：病发于阴，六日愈；病发于阳，七日愈。至已愈之期而未愈，表邪欲入里也。②**无大热**：表无大热，表邪轻。③**其人躁烦者**：成无己云："表为阳，里为阴，邪在表，则外有热。六七日邪气传里之时，外无大热，内有躁烦者，表邪传里也。""所谓躁烦者，谓先发躁而迤逦复烦也……内热曰烦，谓心中郁烦也；外热曰躁，谓气外热躁也。"④**此为阳去入阴故也**：表为阳，里为阴，乃表病入里之谓。

【按语】本条叙证简略，外证笼统言伤寒，内证仅云烦躁，而论表病传里之兆，入于何经，仅凭躁烦尚难定论。

柯韵伯云："此条是论阳邪自表入里证也。凡伤寒发热至六七日，热退身凉为愈，此无大热则微热尚存，若内无烦躁，亦可云表解而不了了矣。伤寒一日即见烦躁，是阳气外发之机；六七日乃阴阳自和之际，反见烦躁，是阳邪内陷之兆。阴者，指里而言，非指三阴也。或入太阳之本而热结膀胱，或入阳明之本而胃中干燥，或入少阳之本而胁下硬满，或入太阴而暴烦下利，或入少阴而口燥舌干，或入厥阴而心中疼热，皆入阴之谓。"柯氏之论甚精，宜参。

二七〇、伤寒三日①，三阳为尽②，三阴当受邪③。其人反能食而不呕④，此为三阴不受邪也⑤。

【提要】论少阳不传三阴。

【校疏】①**伤寒三日**：伤寒，谓表病。三日，约略之词，谓病尚表浅，实指少阳病。②**三阳为尽**：尽，竭尽。邪之入也，邪盛则传三阳，正虚则中三阴。阳尽入阴之际，此述少阳病将息。③**三阴当受邪**：阳病将息，由阳入阴，邪气传里。④**其人反能食而不呕**：反，强调辨证眼目为能食而不呕。能食者，中州健运。不呕者，邪未入腑，引出不传三阴的种种迹象。⑥**此为三阴不受邪也**：一不见太阴腹满而吐，二不见少阴之欲吐不吐，三不见厥阴之饥不欲食、食则吐蛔，故云三阴不受邪也。

【按语】"伤寒三日"之"三日"，乃约略之词，非《内经》"一日太阳，二日阳明，三日少阳"之意，大论有"伤寒一日，太阳受之，脉若静者为不传"及"伤寒三日，阳明脉大"可鉴。但三日自非八九日可比，盖言表病轻浅之互词。如汪苓友云："此承上条之病而言，乃少阳之邪自然不传于阴经也。伤寒三日者，即《素问》相传日数，上条言六七日，此止言三日，可见日数不可拘也。邪在少阳，原呕而不能食，今反能食而不呕，可征里气之和，而少阳之邪自解也。既里和而少阳邪解，则不传三阴，断断可必，故云三阴不受邪也。"汪氏以少阳呕不能食为对照作解，合情合理，系得三昧者也。

二七一、伤寒三日①，少阳脉小者②，欲已也③。

【提要】辨少阳病欲愈之脉象。

【校疏】①**伤寒三日**：意同上条，指少阳病。②**少阳脉小者**：少阳脉本弦，今云"小"，邪退病愈之兆。③**欲已也**：意为少阳病将愈。

【按语】少阳病以脉弦为主脉，今仅凭脉由弦变小而揣测其当病愈，义本《素问·离合真邪论》"大则邪至，小则平"之旨，但临床须脉症合参，方不致有误。若脉小，其症状渐轻，为邪衰正复之象，则欲已也；反之，仅见脉小，而症状日趋严重，则为邪盛正虚之候，正虚邪陷，自不可与本条同日而语也。

二七二、少阳病①，欲解时，从寅至辰上②。

【提要】测度少阳病欲解时。

【校疏】①少阳病：言少阳病，则具少阳八症状，即口苦、咽干、目眩、往来寒热、胸胁苦满、默默不欲饮食、心烦喜呕、脉弦。②从寅至辰上：从寅到辰，即3～9时。陈修园云："少阳之气旺于寅卯，至辰上，而其气已化，阳气大旺，正可胜邪故也。"

【按语】张隐庵云："日出而阳气微，少阳之所主也。少阳乃阴中之初阳，秉阳春之木气，从寅至辰上，乃寅卯属木，又得少阳气旺之时而病解也。"少阳病欲解于寅至辰，卯为中心时间，盖卯属东方，是日出之时，少阳病解于此时，是被郁之少火，随太阳之升而容易疏发，这和柴胡之发越郁阳有相同之处。人体阳气随昼夜朝夕有不同的变化，也必然对不同的疾病有着不同的影响。所谓"欲解"，并不等于一定解，只是说明，那段时间人体阴阳气血的变化有利于扶正或祛邪，病在一定程度上有自解的条件，即"欲解"之机。提示可以利用这些时机及时治疗，以达到更佳效果。当然，"欲解"也含着自愈的意思，但必须在邪气已衰、正气来复的条件下，才有可能变成现实。

辨太阴病脉证并治

二七三、**太阴之为病**①，**腹满而吐**②，**食不下**③，**自利益甚**④，**时腹自痛**⑤。**若下之**⑥，**必胸下结硬**⑦。

【提要】太阴病之提纲。

【校疏】①**太阴之为病**：太阴，伤寒六经分证之一。临床见腹满而吐，食不下，下利，时腹自痛，舌苔白，脉缓弱等证候，称为太阴病。②**腹满而吐**：寒湿不化，气机滞则腹满，即"脏寒生满病"。寒湿中阻，胃气上逆则呕吐。③**食不下**：寒湿中阻，脾失健运则食不下。④**自利益甚**：自利，成无己云："自利者，有不经攻下，自然溏泄者，谓之自利也。"益，逐渐。《礼记·坊记》："故乱益亡。"孔颖达疏："益，渐也。"甚，多。《汉书·王莽传上》："而上书者愈甚。"脾气不升，寒湿日盛，则自利逐渐变多。⑤**时腹自痛**：时，时常，经常。自痛，未经攻下而痛。脾虚湿盛，脾络凝滞则腹自痛。张隐庵云："时腹自痛者，脾络不通也。"⑥**若下之**：下之，指苦寒攻下。⑦**必胸下结硬**：胸下结硬，即胃脘部痞结胀硬。攻里不远寒，寒以寒治，脾阳益虚，客邪内陷，气机阻滞，则可能胸下结硬。

【按语】夫实则阳明，虚则太阴，阳明、太阴互为表里。出则阳明，入则太阴，且阳明主燥，太阴主湿，燥湿相济，共司中焦升降出入之机。但燥之太过、湿之太盛则为病矣，故阳明以燥伤津而化热，多实热证；太阴以湿遏阳而化寒，多虚寒证。就其病证而言，皆具腹满、吐、食不下、利、腹痛五大症状。就其性质言，阳明之腹满为燥屎阻滞，腹满不减，减不足言；太阴之腹满，为阳虚寒滞，腹满时减，复如故。阳明之吐，为胃热而失其和降；太阴之吐，为中寒而胃气上逆。阳明之不能食，为郁热留中而饥不能食；太阴之不能食，为脾失健运而食不下。阳明之自利，为热结旁流；太阴之下利，为寒湿下注。阳明之腹痛，为燥屎内结而气机阻滞；太阴之腹痛，为寒湿内阻而气机壅滞。虽症状有类属，而又有寒热虚实之别，不可不辨。太阴之为病，见是证，则曰是病。其始也，有饮食生冷而成者，有风寒中于太阴者，有阳明传里而成者。他如太阴自病，太阳误下，阳明清下太过，皆可成病。如尤在泾云："然太阴为病，不特传经如是，即直中亦如是，且不特伤寒如是，即杂病亦如是，但有属阴属阳、为盛为虚之分耳。"其治也，温中健脾燥湿，理中、四逆辈。如明代医家黄仲理云："太阴之为病……腹满自痛者，宜理中汤。"其禁也，不可下之，"若下之，必胸下结硬"。

二七四、太阴中风①，四肢烦疼②，脉阳微阴涩而长者③，为欲愈④。

【提要】太阴中风向愈的脉证。

【校疏】①**太阴中风**：太阴虚寒，复中风邪，非太阳中风传来也。②**四肢烦疼**：成无己云："太阴，脾也，主营四末。太阴中风，四肢烦疼者，风淫末疾也。"脾主四肢，脾阳虚而风邪外袭，营阴郁滞则烦痛。钱天来云："四肢烦疼者，言四肢痠疼而烦扰无措也。"即疼而作心烦之状。③**脉阳微阴涩而长者**：此处之阴、阳，作浮沉取脉解，即浮取而微，沉取而涩。微者，邪已不盛；涩者，里虚湿滞。而，有强调之意，重点突出"长"。长者，脉形长而非短也。一个"长"字，道出脾气尚强，有渐复之机，邪微正复之机存焉。④**为欲愈**：邪微正复，其病将愈。

【按语】六经各有中风一条，《医宗金鉴》云"太阴中风者，谓此太阴病是从太阳中风传来者"，大谬。既云太阴，自具太阴本质。太阴本质是什么？是虚寒。体质虚寒，复中风邪，则为太阴中风。其阳微阴涩，既指脉象，又指病机。脾阳不足则脉道不充，脉则见微；阴寒内盛，脉气阻滞，脉则见涩，一语道出病机所在。阳虚寒盛之本质，历历于纸上。

欲愈之机，关键在"而长"上。由微而长，正气来复，其病向愈。柯韵伯云："风脉本浮，今而微，知风邪当去；涩则少气少血，今而长，则气治，故愈。"临床应结合整体症状，全面分析，才能得出结论。另一方面，从脉象的变化，也提示治疗应切合病机，方可获得最佳疗效。

二七五、太阴病①欲解时，从亥至丑上②。

【提要】论太阴病欲解的时间。

【校疏】①**太阴病**：云太阴病，自见太阴病脉证，如第二七三条之提纲证。②从亥至丑上：亥至丑，即夜晚 9 时至次日凌晨 3 时。陈修园云："太阴为阴中之至阴，阴极于亥，阳生于子，至丑而阳气已增，阴得生阳之气而解也。"

【按语】《素问·金匮真言论》云："合夜至鸡鸣，天之阴，阴中之阴也。"又云："腹为阴，阴中之至阴，脾也。"人与天地相参，而亥至丑的中心时间是子时，此时阴尽阳生，阴寒极盛而阳气已萌，所以子时为阳生之时。阳从内生，犹姜、附之温，故太阴病欲解于兹。但是，欲解不是定解，只是有解的内在条件。只有在阳气来复、阴寒自衰的情况下，才有自愈的可能。提示临床用药应注意天人相应的自然现象，或于阳萌之前用温里散寒之辈，其效更佳。

二七六、太阴病，脉浮者①，可发汗②，宜桂枝汤③。

【提要】论太阴兼表之治法。

【校疏】①脉浮者：太阴病，脉尺寸俱沉细，今见浮，为在表之邪未罢。②可发汗：可，斟酌之意，非"当"之属。虽表邪未罢，然太阴本无汗法，今表邪加身，宜先表后里，故发汗前加一"可"字。③宜桂枝汤：程知曰："不用麻黄者，阴病不当大发其汗也，桂枝汤有和里之意焉。"

【按语】太阴而脉浮，表里皆病焉。日人山田正珍云："此太阳太阴合病，以内寒不甚，故先治其表。若至于下利清谷，宜先救里，而后解其表也。"夫表里同病而先解表，必太阳重而太阴轻，乃可发汗；若里急则宜先治里，如第九一条、第九二条；表里同急，则如第一六三条之桂枝人参汤证。虽则一为误下里寒，一为素体虚寒，而理本一贯，标本缓急尽在辨证之中。虽云解表，亦桂枝之属，而非麻黄之辈，和里之义历历可鉴。

二七七、自利不渴者①，属太阴②，以其脏有寒故也③。当温之④，宜服四逆辈⑤。

【提要】论太阴下利之证治。

【校疏】①自利不渴者：脾阳不升而自利，寒湿为患则不渴，脾虚湿盛之象。②属太阴：太阴为阴土，主湿。病从阴寒化，故属太阴。③以其脏有寒故也：以其，因为。脏有寒，指脾脏虚寒。中焦阳虚，寒湿为患，是自利不渴之因。④当温之：寒则热之，寒湿为患，当温运之。⑤宜服四逆辈：辈，同一类群之人或事物。《史记·孙子吴起列传》："马有上、中、下辈。"四逆辈，即四逆汤一类方剂，轻则理中汤，重则四逆汤也。钱天来云："曰四逆辈而不曰四逆汤者，盖示人圆活变化之机，量其轻重而为进退，无一定可拟之法也。若胶于一法，则非圆机也。"

【按语】 实则阳明，虚则太阴。从阳热化者，正气亢旺，阳明也；从阴寒化者，正气内虚，太阴也。阳则热势鸱张，伤津化燥而渴；阴则寒湿弥漫，津从湿化而不渴。故"自利不渴"是太阴下利的特点，这是一般情况，"不渴"仅相对"大渴"而言。验之于临床，虚寒下利而喜热饮，并非不渴，而"脏有寒"则一句定性，最具辨证意义。是脏而非腑，病自然深了一层；是寒而非热，性质则迥异。治从证出，法自性立。而"当温之"，宜用四逆辈，理法方药赅备而无余蕴矣。

二七八、伤寒脉浮而缓①，手足自温者②，系在太阴③。太阴当发身黄④，若小便自利者⑤，不能发黄⑥。至七八日⑦，虽暴烦下利⑧，日十余行⑨，必自止⑩，以脾家实⑪，腐秽当去故也⑫。

【提要】 论太阴发黄与脾实自复证。

【校疏】 ①**伤寒脉浮而缓**：伤寒脉浮，病从太阳来。缓，太阴之脉，病起于太阳，而终于太阴。②**手足自温者**：太阴证与太阳证之鉴别。太阳病手足冷而不温，为寒遏而阳郁；太阴病手足自温，为阳气外达，表里不同如此。③**系在太阴**：系，归属。《周礼·天官》："以九两系邦国之民。"郑玄注："系，联缀也。"虽从太阳始，而以太阴终，故属太阴也，其里虚寒可见一斑。④**太阴当发身黄**：当，将要，乃推断之意。《仪礼·特牲馈食礼》："佐食当事，则户外南面。"郑玄注："当事，将有事而未至。"当发身黄，即身体将发黄而未发黄。太阴为湿土之脏，寒湿内郁，自存发黄之机。⑤**若小便自利者**：小便自利则湿行于下，无湿郁之机。⑥**不能发黄**：湿去则发黄之机消，湿从下泄，黄无从发。⑦**至七八日**：发于阳，七日愈。当已愈之期而未愈。⑧**虽暴烦下利**：虽，表假设，即使。暴，突然。烦，多，《尚书·说命中》："礼烦则乱。"暴烦下利，即突然出现下利多的情况。因太阴下利乃自利益甚，即自利渐甚，又突然增多。⑨**日十余行**：每天十余次。⑩**必自止**：突然下利多的现象会自然停止。⑪**以脾家实**：实，正气充实。脾家实，指脾阳恢复正常。利止的原因是脾阳来复而祛邪外出。⑫**腐秽当去故也**：腐秽，即腐败秽浊。正气复则邪气去。

【按语】本条与前第一八七条上半条相同，彼论阳明病，此论太阴病，同工异曲，病虽同，而机变异焉：一从燥化而见大便硬，为太阴转系阳明；一为暴烦下利而脾阳自复，祛邪外出，即"实则阳明，虚则太阴"之理。但阳明胃家之实乃邪气实，太阴脾家之实为正气充。至于"暴烦下利"与"自利益甚"更不能同日而语，一为祛邪外出之佳兆，一为病情加重之表现。当然，除下利外，还应当四诊合参。如果神志爽慧，手足自温，脉实苔化，为向愈；若手足不温，神志昏蒙，脉弱苔腻，则非但利不能自止，脾家亦不得实也。

又按：本条应与第二七六条鉴别。虽二者脉浮同，但彼为太阴感寒而里虚不甚，故主以桂枝汤；此则太阴感寒而里虚寒为主，故云系在太阴。关于"烦"字，注家多从心烦讲，于理欠通。下利而心烦，临床鲜遇，从多、频繁讲，切合临床。

二七九、本太阳病①，医反下之②，因尔腹满时痛者③，属太阴也④，桂枝加芍药汤主之⑤；大实痛者⑥，桂枝加大黄汤主之⑦。

【提要】太阳误下转属太阴的两种病变。

【校疏】①**本太阳病**：本，原本。病从太阳来。②**医反下之**：太阳病当汗，下之为误，故云"反"，即违反治疗原则。③**因尔腹满时痛者**：因尔，因而。攻里不远寒，误下伤脾，脾伤气滞络滞，则腹满时痛作，与提纲证之"腹满痛"来路不同。④**属太阴也**：寒下伤中，脾虚络滞，故属太阴。⑤**桂枝加芍药汤主之**：太阳误下，表未解而腹满时痛，故用桂枝汤以解表，倍芍药以和里，亦救误之法。⑥**大实痛者**：此句下，成本另析一条。大者，甚也。实痛，按之痛。素有食积，复感外邪，误下伤脾，实滞内阻，气机不畅则大实痛。⑦**桂枝加大黄汤主之**：桂枝汤升阳举陷，加大黄以去腐秽之滞。

【按语】脏有虚实，腑有寒热，下有微甚，病有区别。同一下法，脏寒者，下之则邪陷太阴；脏热者，下之则邪入阳明。同一脏腑，下甚则邪陷太阴，下微者邪入阳明。故同一治法，有实则阳明、虚则太阴之别；同一脏腑，亦有实则阳明、虚则太阴之分。前者因于外，后者因于内。本条太阳病，以汗解为顺，而误下之，素体虚寒，则病入太阴，而用桂枝加芍药汤，内寓建中之意；内素蕴热，则病入阳明而见大实痛，用桂枝加大黄汤，略试承气之味。

又按： 本条历代争议较多，一为兼表无表之争，二为属虚属实之争，三为阴实阳实之争。平心论之，病起于表而入于里，是为治里，桂枝汤乃彻内彻外之方，纯里而无表，则表里之争可以休矣；吐下之后，定无完气，况"属太阴也"，一句敲定，属虚无疑，虚实之争息矣；桂枝加大黄，虽大黄苦寒，但全方究属温暖，何以成阳实？如大黄附子汤类，能以一味定阴阳否？正如冉雪峰云："桂枝为群方之魁，泛应曲当，可以和外，可以和内，究之温煦暖营，是为温法；加芍药，加大黄，是为寓温法于下法之中，适合太阴下而不下、不下而下意旨。总以上观，此是太阴的温法，不是其他的温法；太阴的下法，不是其他的下法。桂枝而纳入大黄，定法中有活法；大黄而融入桂枝，活法中又有定法。反不失正，变不乖常，始终仍是用温，始终仍是禁下。"

桂枝加芍药汤方

桂枝三两（去皮）　芍药六两　甘草二两（炙）　生姜三两（切）　大枣十二枚（擘）

上五味，以水七升，煮取三升，去滓，温分三服。本云：桂枝汤，今加芍药。

桂枝加大黄汤方

桂枝三两（去皮）　大黄二两　芍药六两　甘草二两（炙）　生姜三两（切）　大枣十二枚（擘）

上六味，以水七升，煮取三升，去滓，温服一升，日三服。

二八〇、**太阴为病，脉弱**①，**其人续自便利**②，**设当行大黄、芍药者**③，**宜减之**④，**以其人胃气弱**⑤，**易动故也**⑥。

【提要】 承上条，论胃气弱者慎用大黄、芍药。

【校疏】 ①**太阴为病，脉弱：** 太阴病而脉弱，中气之虚如此。②**其人续自便利：** 太阴本虚寒，复加脉弱，中焦已虚，脾虚气陷，最易腹泻，故有续自便利之候，与提纲证之"自利益甚"类同焉。③**设当行大黄、芍药者：** 当行，当用。承上条，论桂枝加芍药汤证及桂枝加大黄汤证者。④**宜减之：** 中阳不足之人，即使当用大黄、芍药，也要注意用量，以免过量而损伤正气。⑤**以其人胃气弱**：脾虚气陷，不耐药力故也。⑥**易动故也**：易动，易于行动，即推导作用。脾胃本虚，不耐大黄、芍药之药力克伐，则为易动。

【按语】 本条宜与上条合参。上条言病从太阳来，此条言病自太阴起；上条误下而属太阴，本条未下而自便利，这是病机上的不同处。从此条脉弱，反衬出上条脉非弱，虽下之而正气损伤不甚；从上条可知，此条之当行大黄、芍药，应有腹痛甚或大实痛者。前后互勘，其义始明。再者，此条脉弱，示人中气已虚，虽具备用大黄、芍药之证，亦当减之，示人治病用药当因人而异，不但要结合临床表现，还要脉症合参，全面分析，审时度势。这对于临床运用有克伐作用的药物具有普遍的指导意义，具体地体现了辨证施治之精髓。

辨少阴病脉证并治

二八一、少阴之为病①，**脉微细**②，**但欲寐也**③。

【提要】少阴病之提纲。

【校疏】①**少阴之为病**：少阴，伤寒六经之一，包括手少阴心和足少阴肾二经，主阴气出入，位于太阴、厥阴之间，又称二阴，起着转枢内外的枢纽作用，故云"少阴为枢"。少阴病乃六经病之一，指以脉微细、但欲寐为主要临床表现的病变。柯韵伯云："少阴一经，兼水火二气，寒热杂居，为病不可捉摸，其寒也，证类太阴；其热也，证似太阳，故仲景以微细之病脉，欲寐之病情为提纲，立法于象外，使人求法于病中，凡证之寒热，与寒热之真假，仿此义以推之，其阴阳虚实见矣。"②**脉微细**：微，即微弱无力，似有若无，肾阳之鼓动无力。细，乃脉细如丝，心主少阴，心血不足，脉道之充盈不足。沈尧封云："微，薄也，属阳虚；细，小也，属阴虚。"微细之差可别阴阳之虚也。③**但欲寐也**：少阴阳气虚衰，阴血不足，更为邪困而致神失所养，精神萎靡，似睡非睡，欲睡难睡，呈昏沉模糊之态。

【按语】《素问·六微旨大论》云："少阴之上，热气治之，中见太阳……本之下，中之见也，见之下，气之标也。"可见少阴本热而标阴，中见太阳寒水之气化，因其标、本之气迥异，故少阴气化应本、标两从，则有从阴寒化、从阳热化两端，这是少阴病变化的内在因素。其他致病因素，亦影响其从化。如张隐庵云："少阴之上，君火主之，本热而标阴，火上而水下，火之精为神，水之精为精。脉微者，神气微也；细者，精气虚也。此少阴水火为病，而见于脉也。少阴主枢，外内出入，但欲寐则神气不能外浮，而阴阳枢转不利。此少阴阴阳为病，而见于证也。少阴标本，不外水火阴阳，故此节首论水火阴阳，而为少阴病之总纲也。"

二八二、少阴病①，欲吐不吐②，心烦，但欲寐，五六日③，自利而渴者④，属少阴也⑤，虚故引水自救⑥。若小便色白者⑦，少阴病形悉具⑧。小便白者，以下焦虚有寒⑨，不能制水⑩，故令色白也⑪。

【提要】辨水火不济之少阴虚寒证。

【校疏】①**少阴病**：云少阴病，则见少阴脉证。②**欲吐不吐**：即想吐而不能吐。盖肾阳虚衰，浊阴上逆，胃失和降，则欲吐；而胃中无物，则复不能吐也。③**五六日**：病发于阴，六日愈，既云五六日，将至愈期而未愈。④**自利而渴者**：自利，未经攻下而泄利便溏。而，强调渴。火不下交，脾土失燠则自利；水不上济，津不上承则口渴。⑤**属少阴也**：诸证皆由肾阳虚衰，阴寒内盛使然，为少阴病之主要病机，故属少阴病。⑥**虚故引水自救**：释口渴之因，此渴乃肾阳不能蒸津上承，非火热伤津之口渴可同日而语，故云虚故也。⑦**若小便色白者**：白，洁净。《易经·说卦》："巽为木……为白，为长，为高。"孔颖达疏："为白，取其风吹去尘，故洁白也。"洁净即小便色清无杂色。如恽铁樵云"小便白，疑白字当作清字解"，极是。⑧**少阴病形悉具**：悉具，全有。指以上诸证俱为少阴病表现。有诸内必形诸外也。⑨**以下焦虚有寒**：下焦，这里专指肾。虚即肾阳虚，寒即阴寒盛，阳虚寒盛之机存焉。⑩**不能制水**：阳虚寒盛，化气行水不力。⑪**故令色白也**：阳虚寒盛，寒水无制，失却蒸腾，则清白趋下也。

【按语】本条申述少阴寒证的辨证要点，分别从吐、利、渴、烦、溲五个方面予以阐述。其吐为"欲吐不吐，心烦"，类似少阳病"心烦喜呕"（虽古人厘定有声无物谓之呕，有物无声谓之吐，但总归呕吐之类），然有寒热之别。其小便色白为辨证眼目，一锤定音而为下焦有寒，非他病所及。

其利与太阴病之下利均属寒利，伴见寒象自不待说，但经文明训"自利而渴者属少阴""自利不渴者属太阴"，可见渴与不渴乃是区别少阴下利与太阴下利的重点。太阴下利之阳虚程度不及少阴下利，故不渴；少阴阳虚，不能蒸津上承则渴，病已深了一层；与厥阴病之下利口渴更为寒热之别，不可不辨。其渴乃虚而引水自救，必饮而不多，喜热饮，非阳明病之大烦渴、喜冷饮者能及。

其烦，乃阳虚之虚烦，非三阳病之实烦。其小便色白，更与热证之小便黄赤者迥异。故本条虽论吐、利、烦、渴、溲五种类似症状，但疑似之间，相去甚远。其欲吐不吐与太阴之腹满而吐不同，心烦但欲寐与心烦不能寐不同，自利而渴与自利不渴者不同，小便色白与小便黄赤不同。如能细心演绎，综合分析，明辨疑似，则三昧自备矣。

二八三、病人脉阴阳俱紧①，反汗出者②，亡阳也③，此属少阴④，法当咽痛而复吐利⑤。

【提要】辨少阴亡阳之脉证。

【校疏】①**病人脉阴阳俱紧**：此阴阳乃指尺寸。少阴以微细为主脉，今阴阳俱紧，紧脉必按之有力而主里寒。此由微而紧为里寒已盛，较之微细有力，比之太阳病之阴阳俱紧差矣，不可不辨。②**反汗出者**：少阴脉紧，为里寒盛，不应汗出，今汗出，故云"反"。为里寒太甚，迫阳外越，则汗随之出，其汗当属冷汗之类。③**亡阳也**：寒证汗出，阳随汗泄，故云"亡阳"。④**此属少阴**：本句乃肯定之词。脉阴阳俱紧，非太阳伤寒之脉，确认系少阴证，并引启下文。⑤**法当咽痛而复吐利**：补出少阴病之兼见证。少阴虚阳上浮于咽则痛，少阴经脉循咽之故。阴盛于内，中阳不守则上吐下利。

【按语】本条之"脉阴阳俱紧"亦见于第三条，彼为伤寒实证，其脉自沉紧，实而有力；此则较之脉微细而无力，若凿注沉紧则于经文相悖。太阳伤寒之脉阴阳俱紧乃浮紧，且伴发热、恶寒、无汗、头痛等症；少阴之脉阴阳俱紧乃微细而紧，法当咽痛、恶寒、汗出、吐利。虽皆为"脉阴阳俱紧"，但有虚实之别。其亡阳之变，宜温之，当选四逆、真武、附子辈。

二八四、少阴病，咳而下利①，谵语者②，被火气劫故也③，小便必难④，以强责少阴汗也⑤。

【提要】论少阴火劫发汗之变证。

【校疏】①**咳而下利**：《医宗金鉴》云："少阴属肾，主水者也，少阴受邪，不能主水，上攻则咳，下攻则利。"下利为少阴本证，咳则病及手太阴也。②**谵语者**：火损阴津，心阴受损，心神浮越则发谵语。③**被火气劫故也**：火气，火热之气，指艾灸所产生的病理变化。如第一一六条云："火气虽微，内攻有力。"劫，意犹逼迫。方有执云："强夺而取之之谓劫。"尤在泾云："火劫即温针、灼艾之属。少阴不当发汗，而强以火劫之，不特竭其肾阴，亦并耗其胃液。"全句意为咳而下利、谵语，为火气劫于少阴取汗之故。④**小便必难**：必，必然。肾者主水，司二便，今强迫少阴之汗，津液受伤，化源不足，排便不畅则小便难。⑤**以强责少阴汗也**：强责，过分强求，这里指不当发汗而发汗。少阴本阴阳俱乏之病，法当禁汗，今强施汗法，伤于手少阴则谵语，伤于足少阴则小便难。

【按语】少阴本寒化、热化两端，咳而下利之寒化者，真武汤证也；热化者，猪苓汤证也。何以咳而下利而汗之耶？盖此证有类大小青龙证，如第三九条告诫"无少阴证者"云云，第四〇条有咳、利之变，二者有感寒史，具恶寒证。而少阴阳虚则外寒，二者有类似证。若认证不确，少阴误作太阳，故有误汗之举。而谵语之变，乃可悟出误汗之因于火劫，则少阴首戒强汗也。

又按：谵语之变，尤在泾以为胃液被劫，实为心阴被损，手足少阴俱病焉，不可不察。

二八五、少阴病，脉细沉数①，病为在里，不可发汗。

【提要】论少阴禁汗之脉。

【校疏】①**脉细沉数**：细为血虚，沉为在里。细沉而数，为里虚寒而虚阳浮躁之象，非有热之"数"也。

【按语】《素问·阴阳应象大论》云："其在皮者，汗而发之。"今病已属里，自当禁汗，此常理也。唯此条脉数之故，古今大致有两种解释：一者认为是少阴热化证，细为阴虚，沉为在里，数为有热，育阴清热为其治；二者如上述，认为系少阴寒化证，脉沉细中见数，为阳虚寒盛、虚阳浮躁之数，非有热之数，其形按之无力而散，祛寒回阳为其治。因原文叙证简略，寒化、热化皆系学者揣度，但作为少阴里证而禁汗，则是值得肯定的。

二八六、少阴病，脉微①，不可发汗②，亡阳故也③。阳已虚，尺脉微涩者④，复不可下之⑤。

【提要】论少阴病不可汗下之脉。

【校疏】①**脉微**：本证已含脉微细，今复强调脉微，是知阳虚更甚于前条。②**不可发汗**：里证脉微，正气内虚，无源作汗，故不可发汗。③**亡阳故也**：阳加于阴谓之汗，今阳微于里，强汗之则有亡阳之虞。此是对"不可发汗"的补充说明。④**尺脉微涩者**：尺以候里，属阴。今见微涩，为阴血虚，对应阳已虚，为阴阳两虚证。⑤**复不可下之**：指不可汗，又不可下。阴阳俱虚，禁用汗下，否则竭阴亡阳可立待。

【按语】 汗下为祛邪之法，在祛邪的同时亦损正气，祛邪亦可扶正，邪去则正复也，非补法之扶正可同日而语。故汗下耗阴损阳，换来的是祛邪外出，若肌体阳微阴虚，纵能祛邪外出而正虚不耐其力，不特不能扶正而祛邪，在祛邪的同时正气亦耗竭殆尽，故经文再三论禁，发人深思。

二八七、少阴病，脉紧①，至七八日，自下利②，脉暴微③，手足反温④，脉紧反去者⑤，为欲解也⑥。虽烦⑦，下利必自愈⑧。

【提要】 论少阴下利阳复自愈之脉证。

【校疏】 ①**脉紧**：少阴本脉细微，今见紧，为里寒内盛。②**自下利**：未经治而下利，转归有二：一为寒盛而利，二为阳复祛寒之兆。③**脉暴微**：暴，急骤，《诗经·邶风·终风》："终风且暴，顾我则笑。"毛传："暴，疾也。"脉急骤由紧而微，寒邪随利而泻。④**手足反温**：少阴病阳虚寒盛，本应手足厥冷，今云"反"，手足复温，邪去正复之兆。⑤**脉紧反去者**：脉由紧变微，四末由冷变温，非邪盛正衰之象，为阳气来复之兆。⑥**为欲解也**：脉症俱转，邪去正复，故向愈。⑦**虽烦**：此烦提示前自下利，有心烦作。虚阳上扰则烦，逐寒外出则利。⑧**下利必自愈**：从脉象由紧而微，四肢由冷而温，可知烦而下利为阳复寒去，故下利必自愈。尤在泾云："虽烦下利，必自止者，邪气转从下出，与太阴之秽腐当去而下利者同义，设邪气尽，则烦与利，亦必自止耳。"

【按语】 本条之少阴病，脉不见细微而云紧，可征阳虚寒盛，虚寒至极，其转归不外二途：若下利而脉紧不去，手足不温，则阴寒益盛，阳气愈衰，其病为进；但病至七八日，阳气来复之时，"手足反温，脉紧反去"则为阳复之佳兆。经文两个"反"字，极具辨证眼目。前贤钱天来云："少阴病，其脉自微，方可谓之无阳。若以寒邪极盛之紧脉忽见暴微，则紧峭化为宽缓也，乃寒邪弛解之兆也。曰手足反温，则知脉紧下利之时，手足已寒。若寒邪不解，则手足不当温，脉紧不当去，因脉本不微，而忽见暴微，故手足得温，脉紧得去，是以谓之反也，反温反去，寒气已弛，故为欲解也。虽其人心烦，然烦属阳而暖气已回，故阴寒之自利必自愈也。"

二八八、少阴病，下利，若利自止①，恶寒而踡卧②，手足温

者③，可治④。

【提要】 论少阴阳复之可治。

【校疏】 ①**若利自止**：利止则寒去阳复而病退，利不止则阳随寒去而病进。②**恶寒而蜷卧**：蜷卧，即屈身躺卧，张路玉云："蜷卧者，身蜷而手足不伸也。"阳气者，若天与日，阳气不温则恶寒；阳气者，柔则养筋，阳气内虚则蜷卧。柯韵伯云："背为阳，腹为阴，阳盛则作痉，阴盛则蜷卧。"下利而兼恶寒蜷卧，阳虚至极，寒盛至极。③**手足温者**：少阴病本手足不温，利止而手足温和，是阴证回阳，为阳复阴退之征。④**可治**：利止而手足温，阳气有来复之机，虽恶寒蜷卧仍在，犹不失治疗之机，故云"可治"，则四逆、白通之类在义中矣。

【按语】 钱天来云："大凡热者，偃卧而手足弛散，寒则蜷卧而手足敛缩，下文恶寒蜷卧而手足逆冷者，即为真阳败绝而成不治矣。若手足温，则知阳气来复，以其阳气尚能温暖四肢，故曰手足温者可治，然治之之法，亦无外乎温经复阳之法也。"本条较之上条为重，彼云自愈，此则云可治，存可治之机。少阴而下利，阴寒趋下，恶寒而蜷卧，阴寒在外，利止则中阳复，手足温则阳气达，虽阴寒盛，有下利蜷卧等险恶之象，但利能自止，手足自温，阴证回阳，故云可治，则用理中、四逆可也。

二八九、少阴病，恶寒而蜷，时自烦①，欲去衣被者可治②。

【提要】 论少阴病之阳气欲复者可治。

【校疏】 ①**时自烦**：时，有时。自烦，不治而烦，阳气来复，与邪争则烦。②**欲去衣被者可治**：恶寒甚则加衣被，阳气复则恶寒减，恶寒减则欲去衣被，故云可治。

【按语】《千金翼方》云："少阴病，恶寒而蜷，时自烦，欲去其衣被，不可治。"两相对照，一为可治，一为不可治，二者证同，而转归则大相径庭。但细绎原文，实有异曲同工之妙，关键在欲去衣被句。若阳气来复而四肢温、欲去衣被，则可治；若阴盛格阳、四肢不温而躁烦不安、欲去衣被，则不可治，下文有躁不得卧者死，即可印证。又本条仅据"时自烦，欲去衣被"一证，尚不能断可治与否，要在四肢之温与不温，如无阳回证，则必死无疑。

二九〇、少阴中风[①]，脉阳微阴浮者[②]，为欲愈[③]。

【提要】 论少阴中风欲愈之脉象。

【校疏】 ①**少阴中风**：指少阴经脉感受风邪所形成的病变。尤在泾云："少阴中风者，少阴之经自中风邪，不从阳经传入者也。"亦少阴阴盛阳衰之体质复感风邪也。②**脉阳微阴浮者**：章虚谷云："阳微者，寸微也；阴浮者，尺浮也。"少阴本脉沉细，今阳脉微，知邪不盛；阴脉浮而不沉，正气尚能抗邪。以脉衡证，正气有祛邪外达之象。③**为欲愈**：外感风邪，正盛而邪衰，故为欲愈候。

【按语】 此条仅从脉象判别少阴中风之欲愈候。少阴中风表证何在？经文未明，魏念庭云："今言少阴中风，乃少阴证忽变为似乎太阳之中风也，何以见之？以其热自发而汗自出定之也。少阴病之反发热、反汗出，乃内真寒而外假热，直中寒邪之所有之证也。"魏氏以《太阳篇》第一二条之"阳浮者，热自发；阴弱者，汗自出"而补出欲愈表证，发热者虚阳尚能抗邪，汗出者弱阴足以祛病，则病不愈者何？

二九一、少阴病欲解时，从子至寅上[①]。

【提要】 预测少阴病欲解时间。

【校疏】 ①**从子至寅上**：子时（23 时～次日 1 时）、丑时（1～3 时）、寅时（3～5 时）。陈修园云："盖各经解于所主之时，而少阴独解于阳生之时。阳进则阴退，阳长则阴消，即所谓阴得阳则解也。"

【按语】 成无己云："阳生于子，子为一阳，丑为二阳，寅为三阳。少阴解于此者，阴得阳则解也。"子至寅，指子、丑、寅三个时辰，即 23 时～次日 5 时前之 6 个小时，较之太阴病欲解时只迟一个时辰，是一日内人身阳气由初萌至渐长之时。此时一阳初生，渐长至隆，亦为阴盛之极时，较之夜半更甚，阴阳相搏较剧，邪盛于斯，正气亦复于斯。如阳虚之五更泻，不泻于子时而泻于寅时，黎明之黑暗较之夜半更甚，一日之气温黎明最低。少阴病全身阳虚，阴寒内盛，治疗中贵在扶助肾中真阳，必得天时人气之助，得之，则人体阳复有助于消除全身阴寒，如日丽中天，阴霾自散。综其义有三：一曰得自然、人身阳复之助；二曰此时服药更为有利，曲尽人工之助；三曰解于斯，阳复之机也，亦死于斯，阳不复之谓也。

二九二、少阴病，吐利①，手足不逆冷②，反发热者③，不死④。脉不至者⑤，灸少阴七壮⑥。

【提要】辨少阴病预后及脉不至可灸。

【校疏】①吐利：《脉经》《千金翼方》作："其人吐利。"少阴阳衰阴盛，火不生土，寒邪上逆则吐，下焦失煦则利。②手足不逆冷：少阴本阴盛阳虚，阳气弗达四末，而常见四肢逆冷，今手足不逆冷则阳气尚能敷布四末，故尔。③反发热者：少阴本恶寒，今云发热，不同于一般情况之不发热或阳浮发热，故云"反"。是以可知乃阳气来复、阴寒渐逝之佳兆。④不死：有一分阳气，便得一分生机，其证手足不逆冷而发热，虽吐利同见，但必自止，病无大碍，是为顺证，故尔不死。⑤脉不至者：吐利暴作，阳气乍虚，阴液乍亏，阳之鼓动力怯，阴之充养不济，则脉一时不续。⑥灸少阴七壮：即灸少阴经脉循行之穴位，以加速阳气来复，其脉自至。壮，艾灸一炷为一壮，七壮为七个艾柱。

【按语】少阴病属阳虚阴盛之证，阳气的盛衰是存亡的关键，而判别阳气的征兆则从手足之温否、发热之有无着眼，临床是否二者同见就成了辨证的关键。程郊倩云："手足逆冷之发热，为肾阳外脱；手足不逆冷之发热，为卫阳外持。"实为临床经验之谈。辨证施治，唯宜心细，厚积薄发，全在功底。喻嘉言云："《内经》曰，下利发热者死，此论其常也；仲景曰，下利手足不逆冷，反发热者，不死，此论其暴也。盖暴病有阳则生，无阳则死，故虚寒下利，手足不逆冷，反发热者，或其人脏中真阳未离，或得温补药后其阳随返，皆是美征。此但可收拾其阳，协和其阴，若虑其发热，反如常法，行清解之药，鲜有不杀人者矣。"这些问题是很值得临床注意的。另，灸少阴之论，多数注家主张灸太溪穴，肾之输、原合一，皆出太溪，药力尚嫌迟缓，宜急灸之，阳气得复则阴霾四散，犹可挽其立倾也。

二九三、少阴病八九日①，一身手足尽热者②，以热在膀胱③，必便血也④。

【提要】论寒邪化热而肾移热于膀胱。

【校疏】①少阴病八九日：曰八九日，自非二三日、六七日之属，其病已深，生变之时。②一身手足尽热者：邪从热化，阴邪转阳之候，寒邪内解之兆。③以热在膀胱：少阴邪从热化，肾与膀胱相表里，邪热还腑，客于膀胱，故知热聚膀胱。④**必便血也**：必，揣度之意。邪从热化，外燔肆虐，必伤阴络，脏邪传腑，少阴与太阳相表里，还腑于手太阳则便血，还腑于足太阳则溺血。

【按语】 少阴本阳虚寒盛，云八九日，病延日久也，生变之时，鲜得有发热者。今云手足一身尽热，一反寒冷之域，是阳气来复、寒邪化热之兆，而非阳虚外越之戴阳。柯韵伯云："太阳主一身之表，为诸阳主气，手足者，诸阳之本，故一身手足尽热。太阳经多血，血得热则行，阳病者上行极而下，故尿血也。此里传表证，是自阴转阳则易解，故身热虽甚不死。"又说："少阴传阳证者二，六七日腹胀不大便者，是传阳明；八九日一身手足尽热者，是传太阳。下利便脓血，指大便言；热在膀胱而便血，是指小便言，轻则猪苓汤，重则黄连阿胶汤，可治。"经文未明便血云何，则大小溲皆可，前太阳之蓄血从大便而下也，故不可拘于一说。

二九四、少阴病，但厥无汗①，而强发之②，必动其血③，未知从何道出④，或从口鼻⑤，或从目出者⑥，是名下厥上竭⑦，为难治⑧。

【提要】 论少阴动血之变证。

【校疏】 ①**但厥无汗**：厥，腕、踝以下曰冷，肘以下曰厥，肘以上曰逆。无汗，阴伤于内，阳虚于下，无源作汗，则但厥无汗。②**而强发之**：强，强行。本句指对少阴病人强行发汗。③**必动其血**：必，必然。动，伤也。动其血，伤及血分。汗法耗阳损阴，本已阴阳俱竭，此乃雪上加霜之举。④**未知从何道出**：何道，失血之道，血出之孔窍也。未知何道，云不知从哪里而出。⑤**或从口鼻**：血动波及脾肺，则血从之而溢出其窍。⑥**或从目出者**：血动波及肝，则血从目出也。⑦**是名下厥上竭**：是名，这叫作。厥者，阳衰也。下厥，阳衰于下之谓也；上竭，阴竭于上之谓也。本阴虚阳衰，反耗阴损阳，故阴阳俱竭也。⑧**为难治**：犯"虚虚"之戒，阴竭于上，阳衰于下，阴阳将离，故曰难治。

【按语】 少阴乃阴阳俱虚之证，本无汗法，何故强发之？必是将厥而无汗之畏寒，误当作太阳之恶寒肢冷，妄施汗法，耗阴损阳，生气厥于下则阳亡，厥从下起；阴血竭于上则阴亡，血从上出。下厥者非温不复，上竭者温则变生他证，故云难治。本条与第二九三条同属少阴血出，但彼则血从下竭，为脏病传腑，由虚转实，热迫血行；此则血从上溢，阴阳两竭，出自孔窍。一上一下，一虚一实，自不可同日而语也。日人丹波元简云："下厥上竭，惟景岳六味回阳饮（人参、附子、干姜、熟地、甘草、当归）滋阴回阳两全，以为合剂矣。"施之临证，或可挽回万一。

二九五、少阴病①，恶寒身蜷而利②，手足逆冷者③，不治④。

【提要】论纯阴无阳之危候。

【校疏】①**少阴病**：阴盛阳虚之格局已定。②**恶寒身蜷而利**：阳虚不煦则恶寒，阳虚寒盛则身蜷。而，有强调之意。恶寒身蜷，复下利加身，纯阴之端倪已显，独阴无阳之危机。③**手足逆冷者**：阳虚欲脱则手足逆冷，较之厥冷更甚也。④**不治**：真阳已败，独阴加身，孤阴不生，故云"不治"。

【按语】蜷，一作踡，即蜷卧，本书凡四见。张路玉云："蜷卧者，身蜷而手足不伸也，凡人冬日独寝，则蜷曲不伸，天气稍暖，则手足舒畅，安有蜷卧之理，故一见蜷卧，即属阴寒可知。"本条与上第二八八条、第二八九条皆见蜷卧，但预后不一：第二八九条时自烦而欲去衣被，为阳气来复之佳兆；第二八八条利止而手足自温，亦为阳复之征，少阴贵持阳气，阳气来复，则云可治；此条下利不止而手足不温，独阴无阳，危在旦夕。如柯韵伯云："若利不止而手足逆冷，是纯阴无阳。所谓六腑气绝于外者，手足寒；五脏气绝于内者，下利不禁矣。"故有不治之断，然不治之中尚容游刃，自不可坐以待毙。舒驰远云："此证尚未至汗出息高，急投四逆汤加人参，或者不死。"仁人之心，昭然若揭。

二九六、少阴病，吐利①，躁烦②，四逆者死③。

【提要】论阳不胜阴、虚阳欲脱之危候。

【校疏】①**吐利**：既吐复利，为阴寒极盛，阳气欲竭之证。②**躁烦**：少阴阴盛阳衰，阳气衰微则烦，阴气将竭则躁。阴之将竭则躁烦，阳之将脱则烦躁。③**四逆者死**：逆则寒近于身躯，阴寒极盛之候，吐利未止而四逆已生，阴阳离决在即，故云"死"。

【按语】本条与第三〇九条吴茱萸汤相类，但一云可治，一云主死，预后大相径庭。本条先见吐利、躁烦，而后见四逆，且以躁为主，说明虚阳虽勉为其力，但争而弗胜，残阳欲绝，欲后不良，虽药石难以力挽狂澜。而吴茱萸汤证则先见手足逆冷，后见烦躁欲死，且以烦为主，表明阴邪虽盛，而阳气尚能与之抗衡，故与吴茱萸汤泻浊通阳为治。烦属阳，躁属阴，一阴一阳，一死一生，大相径庭。前贤尤在泾云："少阴病，吐利烦躁，四逆者死，此复以吴茱萸汤主之者，彼为阴极而阳欲绝，此为阴盛而阳来争也，病证则同，而辨之于争与绝之间。"或投大剂参附，冀望阳复欤！

二九七、少阴病，下利止而头眩①，时时自冒者②，死③。

【提要】论少阴病上脱下竭之危候。

【校疏】①下利止而头眩：阳虚至极，阴竭于下则利止；头为诸阳之会，阳脱于上则头眩。②时时自冒者：自冒，倏忽瞑眩、两眼发黑之状。清阳弗升，虚脱于上则时时自冒。③死：阴竭于下，阳脱于上，阴阳离决，性命消亡，故死。

【按语】本条与第二八八条俱论少阴下利之预后，彼则可治，此则断死，同为下利，一死一生。第二八八条利止而手足温，知利止为阳气来复；此则利止而昏冒，为阴液已竭，阳失所依而浮越于上，阴阳离别在即，则断言必死。尤在泾云："下利止，非利自愈也，脏阴尽也。眩，目黑而转也；冒，昏冒也。阴气既尽，孤阳无附，而浮乱于上，故头眩而时时自冒也。而阴气难以卒复，孤阳且易上散，虽有良药，亦无及矣。是以少阴病，阳复利止则生，阴尽利止则死也。"尤氏所论，珠玑自在其中矣。

二九八、少阴病，四逆，恶寒而身踡，脉不至，不烦而躁者①，死②。

【提要】论少阴病阴盛阳绝之危候。

【校疏】①不烦而躁者：柯韵伯云："阳盛则烦，阴极则躁。烦属气，躁属形。烦发于内，躁见于外，形从气动也。时自烦，是阳渐回；不烦而躁，是气已先亡，惟形独存耳。"阴寒极盛，则不烦而躁。②死：纯阴无阳，神气将绝，故死。《素问·痹论》云"阴气者，静则神藏，躁则消亡"。

【按语】本条与第二九二条均有"脉不至"，然彼为吐利交作、脉气一时不续之暂局，且手足不逆冷，反发热，阳气自复之生机历历可见；此则为阴阳俱竭，不能充脉之象，且伴不烦而躁，纯阴无阳，生气已绝，纵投大剂参附以为三年之艾，犹杯水之于车薪，难挽一绝之阳，故死矣。

二九九、少阴病，六七日，息高者死①。

【提要】少阴病肺肾俱脱者死。

【校疏】①**息高者，死**：尤在泾云："息高，气高而喘也。"即呼吸表浅，喘促息短，有出无进之游息。张令韶云："一呼一吸为一息，呼出心与肺，吸入肾与肝。息高者，少阴肾气绝于下，止呼出而不能吸入，生气上脱，有出无入，故死。"

【按语】息高每多见于肾气衰竭之危候，临床将亡之多种病证皆可见之，非独少阴病也。目之则死期已定，命在顷刻矣。唯其救治，宜乎识于机先，庶可挽回万一，则人参、沉香、蛤蚧、附子之属可参也。

三〇〇、少阴病，脉微细沉①，但欲卧②，汗出不烦③，自欲吐④。至五六日⑤，自利⑥，复烦躁⑦，不得卧寐者⑧，死⑨。

【提要】论少阴病阴盛阳脱之危候。

【校疏】①**脉微细沉**：阴虚则脉细，阳虚则脉沉，阴阳俱虚之象。②**但欲卧**：阴盛阳衰，神颓不振则只欲卧。③**汗出不烦**：阴不得有汗，无源作汗，盖无所禀也。今汗出，乃阳气外亡之兆。不烦，则虚阳已极，无力扰心作烦也。④**自欲吐**：欲吐，非能吐也，肾阳竭于下，脾阳衰于中，中阳已颓，欲伸不能之象。⑤**至五六日**：迁延日久，一线残阳已达将绝之期。⑥**自利**：阳气已竭，阴自下脱，则自利。⑦**复烦躁**：复，又见到。虚阳将绝则烦，真阴将竭则躁。⑧**不得卧寐者**：少阴本证为但欲寐，今不得卧寐，非正气来复，而是残灯复明之兆，乃阴阳将别、离决涣散之乖乱现象。⑨**死**：阳虚已脱，阴邪独加于身，孤阴不生，故死。

【按语】此条衍化出少阴病从阴盛阳衰直至死亡的完整画卷，残灯复明之兆清晰可见。若能及时救治，有者求之，无者求之，必先五胜，疏其血气，令其调达，识于机先，则何死之有哉？唯不治、失治、误治，则蹈覆辙于此。嗟乎，命之尽欤？人之咎欤？

前贤程郊倩之论，不啻为脑后金针、医门棒喝，如谓："以今时论之，病不至于恶寒踡卧、四肢逆冷等证迭见，则不敢温。嗟呼！证已到此，温之何及哉？况诸证有至死不一见者，则盍于本论中要旨一一申详之？少阴病脉必沉而细微，论中首揭此，盖已示人以可温之脉矣；少阴病但欲寐，论中又已示人以可温之证矣；汗出在阳经不可温，在少阴宜急温，论中盖已示人以亡阳之故矣，况复有不烦、自欲吐以互之，则真武、四逆，诚不啻三年之艾矣。不此绸缪，延至五六日，在经之邪，遂尔入脏，前欲吐，今且利矣；前不烦，今烦且躁矣；前欲卧，今不得而卧矣。阳虚已脱，阴盛转加，其人死矣。"

三〇一、少阴病，始得之①**，反发热**②**，脉沉者**③**，麻黄细辛附子汤主之**④**。**

【提要】少阴感寒之证治。

【校疏】①**始得之**：素体阳虚阴盛，复感寒邪。②**反发热**：反，又，表示相继出现。外感风寒之邪，正邪争于表则发热。③**脉沉者**：外感发热，其脉应浮；今脉沉，属里。少阴阴寒在里，不可发汗。④**麻黄细辛附子汤主之**：发热则太阳受邪，脉沉则少阴阳虚，治当温经发汗，表里双解。麻黄细辛附子汤以麻黄解太阳之表，附子温太阴之里，细辛则辛温雄烈而两助之，合而发表温经，故主之。

【按语】徐灵胎云："少阴病三字所赅者广。"首云"少阴病"，则阳虚阴盛之体质可窥矣。少阴病，阴寒为甚，发热多见于浮于外之虚热或戴阳，伴见畏寒肢冷、下利踡卧等。今只言发热，未及余证，以方测证，当见恶寒、体痛等太阳感寒证，自不可与虚阳浮越之发热同日而语。

又按：本条与第九二条同为脉沉发热，彼为《太阳篇》，太阳感寒重而兼少阴阳虚；此则太阳感寒轻而少阴阳虚重。前者以太阳为主，论脉时云"反"；后者以少阴为主，论发热时云"反"。一言脉反，一言证反，均以救里为主，少阴太阳本表里，实则太阳，虚则少阴，学者当游刃乎其中耳。

麻黄附子细辛汤方
麻黄二两（去节）　细辛二两　附子一枚（炮，去皮，破八片）
上三味，以水一斗，先煮麻黄，减三升，去上沫，内诸药，煮取三升，去滓，温服一升，日三服。

【按语】第九二条救里用四逆汤，直温其里；此则两解表里，何耶？前贤赵嗣真云："均是脉沉发热，以其头痛，故为太阳病。阳证当脉浮，今反不能浮者，以里虚久寒，正气衰微所致。又身体疼痛，故宜救里，使正气内复，逼邪出外，而干姜、生附子亦能出汗而解。假使里不虚寒，则脉当见浮，则正属太阳麻黄证也。均是脉沉发热，以无头痛，故名少阴病。阴病当无热，今反热，则寒邪在表，未传于里，但以皮腠郁闭为热，而在里无热，故用麻黄、细辛以发表间之热，附子以温少阴之经。假使寒邪入里，则外必无热，当见吐利厥逆等证，而正属少阴四逆汤（证）也。由此观之，表邪浮浅，发热之反犹轻；正气衰微，脉沉之反为重，此四逆汤不为不重于麻黄附子细辛汤也。又可见熟附配麻黄，发中有补；生附配干姜，补中有发，仲景之旨微矣。"

三〇二、少阴病①，得之二三日②，麻黄附子甘草汤微发汗③，以二三日无证④，故微发汗也⑤。

【提要】少阴感寒之微汗法。

【校疏】①**少阴病**：阳衰阴盛之体质。②**得之二三日**：得之，指外感寒邪。《医宗金鉴》云："此详上条少阴病得之二三日，仍脉沉发热不解者。"③**麻黄附子甘草汤微发汗**：少阴阳虚，感寒不甚，故稍微汗之。④**以二三日无证**：无证，成本作"无里证"。无里证，指无吐利等里证，阳虚不甚，感寒亦微。⑤**故微发汗也**：虽本阳虚，但感外寒，故微汗之以使邪出耳。

【按语】本条补述少阴兼表又一证治。从病程上讲，上条云始得之，此条则云得之二三日，可知证势稍缓而正气较虚。从症状上讲，上条云"反发热"，此则云"无里证"，两相印证，则发热恶寒脉沉等证皆实。从治疗上讲，前者云"主之"，此则"微发汗也"，显然证微治亦微。从方药上讲，二者均用麻黄解表，附子温经，符合"少阴证见，当用附子；太阳热发，习施麻黄"的治疗常规。所异者，一用细辛以辛温散寒，一用甘草以甘和温散，亦即《医宗金鉴》云"温散之中有和意"也，全在一个"微"字上着眼，方能读破经旨，悟其三味矣。

麻黄附子甘草汤
麻黄二两（去节）　甘草二两（炙）　附子一枚（炮，去皮，破八片）

上三味，以水七升，先煮麻黄一两沸，去上沫，内诸药，煮取三升，去滓，温服一升，日三服。

【按语】本方与麻黄附子细辛汤相较，麻黄、附子无异，只以一味甘草易细辛。甘草之性，生则泻火，炙则温中，与附子合则温经扶阳，与麻黄合则甘缓发汗。如王晋三云："少阴无里证，欲发汗者，当以熟附固肾，不使麻黄深入肾经劫液为汗，更妙在甘草缓麻黄，于中焦取水谷之津为汗，则内不伤阴，邪从表散，必无过汗亡阳之虑矣。"由此可窥仲景立法遣方，证急方亦急，证缓方亦缓，研精殚思如此。在用水上亦甚考究，前者一斗以煮取三升，其煎也久，其味也浓；后者七升以煮取三升，其煎也缓，其味亦清，读者不可不细绎之也。

三〇三、少阴病①，得之二三日以上②，心中烦③，不得卧④，黄连阿胶汤主之⑤。

【提要】论少阴感寒化热、阴虚阳亢之证治。

【校疏】①**少阴病**：少阴内寓真阴真阳，心火温于下，肾水济于上，谓之心肾相交，外邪入于少阴，寒邪伤阳，热邪耗阴。虽邪有寒热，亦趋从化，阳气不足病从寒化，阴液亏损则病从热变。②**得之二三日以上**：二三日，非初得之；以上，病已生变之时。尤在泾云："少阴之热，有从阳经传入者，亦有自受寒邪，久而变热者，二三日以上，谓自二三日至四五日，或八九日，寒极而变热也。"③**心中烦**：肾阴亏于下，心火亢于上，热扰于心则心中烦。④**不得卧**：心为五脏六腑之大主，心烦则身亦烦，故不得卧也。⑤**黄连阿胶汤主之**：黄连阿胶汤上清心火，下滋肾阴，肾阴滋则心火降，心火降则心烦消，故主之也。

【按语】本条叙证简略，但寓意深刻。以方测证，病当见咽干口燥、舌红苔黄、脉沉细数等症，而主症心烦不得卧则应倍加甄别。第六一条汗下后见昼日烦躁不得眠，为阳气虚衰，主以干姜附子汤；第三〇〇条阴盛阳脱之烦躁不得卧寐者，主死；第三四四条虚阳欲脱之躁不得卧者死，三者均属阳虚寒盛之心烦不得卧。第七一条津伤胃燥之烦躁不得眠，第七九条栀子厚朴汤之心烦卧起不安，第三一九条水热互结之烦躁不得眠及本条，皆属虚热内扰之心烦不得卧。虽症状相似，而病机径庭。喻嘉言云："心烦不得卧而无躁证，则与真阳发动迥别。盖真阳发动，必先阴气四布，为呕，为下利，为四逆，乃至烦而且躁，魄汗不止耳。今但心烦不卧，而无呕利、四逆等证，是其烦为阳烦，乃真阴为邪热煎熬，如日中纤云，顷刻消散，安能霾蔽青天也哉？故以解热生阴为主治，始克有济，少缓则无及矣。"

黄连阿胶汤方
黄连四两　黄芩二两　芍药二两　鸡子黄二枚　阿胶三两

(一云：三挺)①

上五味，以水六升，先煮三物，取二升，去滓，内胶烊尽，小冷②，内鸡子黄，搅令相得③，温服七合，日三服。

【校疏】①三挺：挺，量词。山田正珍云，"挺"与"桯""铤"古通用。《正字通》"桯"字注云："他顶切。木枝条桯出也。《孟子注》赵岐曰：桯，杖也。《字典》铤字注曰：音挺，念铤也……若夫挺者，劲直貌。"则"挺"为条状物之计量单位，约与三两相当。②小冷：即稍冷。稍冷则防鸡子黄凝结。③搅令相得：谓搅之则药汁与鸡子黄和合均匀。

三〇四、**少阴病**①，**得之一二日**②，**口中和**③，**其背恶寒者**④，**当灸之**⑤，**附子汤主之**⑥。

【提要】论少阴感寒邪从寒化。

【校疏】①少阴病：阳虚阴盛之体。魏念庭云："少阴病三字中，赅脉沉细而微之诊，见但欲寐之证。"②得之一二日：阳虚之体，复感外邪，一二日，病浅未深。③口中和：指口中不苦、不燥、不渴，食而知味。里无热邪，胃气调和，故口中和。如成无己云："口中和者，不苦不燥，是无热也。"④其背恶寒者：督脉统摄诸阳，循于背部。少阴阳衰，寒湿不化，寒凝经脉则背恶寒。⑤当灸之：寒则热之，灸之则助阳消阴，温经散寒。⑥附子汤主之：寒则温之，虚则补之，附子汤温经扶阳，除湿止痛，故云主之也。

【按语】本条"口中和"三字是辨证要点，结合首论少阴病及背恶寒，则阳虚之证跃然纸上，而灸法温药，相得益彰。与本条相较，第一六九条口中燥渴引饮而背恶寒，隶于阳明病，方用白虎加人参汤，一寒一热，一补一泻，天壤之别，宜细心玩味。

又按：灸之，当灸何处？汪苓友云可灸膈俞、关元、背俞第三行，或大椎、关元、气海、百会等穴皆可也。

附子汤方

附子二枚（炮、去皮、破八片） 茯苓三两 人参二两 白术四两 芍药三两

上五味，以水八升，煮取三升，去滓，温服一升，日三服。

【按语】本方名附子汤，独重附子二枚，较之真武汤倍之，其性辛甘大热，如天之大宝，一轮红丸出则阴寒四散。前贤汪苓友说得好："四逆诸方，皆有附子，于此独名附子汤，其意重于附子，他方皆附子一枚，此方两枚可见也。附子之用不多，则其力岂能兼散表里之寒哉？二枚生用，生则辛热兼走，不独温少阴之经，而又走卫气以治背恶寒也。邪之所凑，其气必虚，参、术、茯苓，皆甘温益气，以补卫外之虚，辛热与温补相合，则气可益而邪可散也。既用生附子之辛热，而又用芍药者，以敛阴气，使卫中之邪，不遽全进于阴耳。"

三〇五、少阴病，身体痛①，手足寒②，骨节痛③，脉沉者，附子汤主之。

【提要】论少阴阳虚寒湿之证治。

【校疏】①身体痛：阳虚阴盛，寒湿不化，寒性收引，湿性重着，气血为寒湿所滞，循行不畅则身体疼痛。②手足寒：少阴阳虚，复感寒湿，四末失煦则手足寒。③骨节痛：阳虚寒湿不化，浸渍流注于筋脉骨节之间，气血运行不畅则骨节痛。

【按语】本条身体痛、骨节痛，宜与麻黄汤证相鉴别，唯身不热而脉不浮也。以病程看，一新一久；从性质论，一虚一实。麻黄汤证之身体痛、骨节痛伴见酸楚、恶寒发热；此则畏寒，得温则减。在治疗上讲，前者非汗不除，后者非温不解。外受寒邪则为其所共。罗田万氏云："此阴寒直中少阴，真阴证也。若脉浮则属太阳麻黄证，今脉沉知属少阴也，盖少阴与太阳为表里，证同脉异也。"可谓一语中的，要言不烦。

三〇六、少阴病，下利①便脓血者②，桃花汤主之③。

【提要】论少阴虚寒下利便脓血之证治。

【校疏】①下利：阳虚寒盛，火不生土，寒湿中阻，健运失司，滑脱不禁则下利。②便脓血者：脾肾阳虚，统摄无权，络脉不固则血下，湿渍肠道则脓见。③桃花汤主之：桃花汤温可祛寒，涩可固脱，主之则下利脓血自止。

【按语】下利便脓血有寒热之分，大抵新病属热属实，久病属虚属寒。属热者必见血色鲜红、气味臭秽、肛门灼热；属寒者则色多晦暗或淡，其气不臭而腥。属热者如第二五八条之血热伤阴络之便脓血，第三三四条热入下焦之便脓血，第三四一条热伤阴络之便脓血，第三六二条血为热蒸而便脓血，第三六六条阳复太过而便脓血；属寒者如本条及以下第三〇七、第三〇八条皆是。

前贤汪昂云："窃谓便脓血者固多属热，然岂无下焦虚寒、肠胃不固而亦便脓血乎？若以此为传经热邪，仲景当用寒剂以彻其热，而反用石脂固涩之药，使热闭于内而不得泄，岂非关门养盗，自贻伊戚也耶？观仲景之治协热利，如甘草泻心、生姜泻心、白头翁汤等，皆用芩连黄柏，而治下焦虚寒下利者，用赤石脂禹余粮汤，比类而观，斯可见矣。此证乃以虚见寒，非大寒者，故不必用热药，惟用甘温之剂，以镇摄之耳，本草言石脂性温，能益气调中固下，未闻寒能损胃也。"汪氏分析入微，堪值后学体会。

桃花汤方①

赤石脂一斤（一半全用，一半筛末)②　　干姜一两　粳米一升

上三味，以水七升，煮米令熟，去滓，温服七合③；内赤石脂末方寸匕④，日三服。若一服愈，余勿服。

【校疏】①**桃花汤方**：一说赤石脂质地有红白相间之花纹，色如桃花，或曰桃花石，故名。王晋三云："桃花汤非名其色也，肾脏阳虚用之，若寒谷有阳和之致，故名。"②**赤石脂一斤**：云一斤，实煮半斤，余末冲服。③**温服七合**：未言煮取多少，从三服看，可知煮取二升。七升煮二升，久煎之也。④**内赤石脂末方寸匕**：兑入赤石脂粉末。余半斤，每次仅冲方寸匕。

三〇七、**少阴病，二三日至四五日**①**，腹痛**②**，小便不利**③**，下利不止，便脓血者，桃花汤主之。**

【提要】补述虚寒下利便脓血之证治。

【校疏】①**二三日至四五日**：非二三日，亦非四五日，是病由二三日延至四五日，则寒邪长驱直入，入里更深，虚寒益甚。②**腹痛**：阳虚寒盛，火不生土，寒湿中阻，气血寒凝，脾络不和则腹痛，必见其痛绵绵，喜温喜按。③**小便不利**：火不生土，脾阳不足，转输失职，气化不行，水液不循常道，偏渗大肠则小便不利。

【按语】本条补出桃花汤主证，至此则全豹可窥矣。首云少阴病，则阳虚阴寒之体具焉，面黄肌瘦、形体不华、畏寒肢冷、精神倦怠、其脉微细而沉；次论下利证，下利便脓血至下利不止，大便稀薄，杂下脓血，血多晦暗，或见浅淡，腥冷不臭，滑脱不禁，魄门不热，里不急而后不重，表现跃然纸上；三论腹痛，则可知痛在少腹，其痛绵绵，其势隐隐，喜温喜按，虚胀难忍，得热则减，黎明即甚；四论小便不利，其证非欲溲难忍者，乃下利不止，水走大肠，州渚州都之官不充，津液乏源，溲量极少之谓也。明乎此，则能从无字中读出有字来，从无证处悟出有证来也，而魏念庭、喻嘉言、舒驰远皆云利由热成，徒增笑柄，前人谓妄若舒驰远，僻若黄元御，恰如其分。

三〇八、少阴病，下利便脓血者，可刺①。

【提要】论少阴病下利便脓血之刺法。

【校疏】①可刺：刺，针刺之法。方有执云："刺，所以通其壅瘀也，壅瘀通，便脓血自愈，可者，仅可之词。"

【按语】盖上古重砭石，中世则针药并施，拯救之法，妙用者针，诚不我欺也。药石具寒温之性，以合病之热寒，唯针刺一法，无论寒热皆可施之，唯在手法耳。譬之临床下利一证，无问寒热，均可刺而愈。曾治热性下利便脓血，穴取天枢、足三里、阳陵泉；寒性下利便脓血，穴取关元、天枢、上下巨虚，热泄寒补，无不如鼓应桴。经文云可刺，示人以规矩而矣，切不可死于句下。《伤寒论诠解》凿论刺为泻法治热证，灸为补法治寒证，而误将本条作热利治，差矣。少阴寒热均见下利，热证何尝不施灸法？寒证何尝不施刺法？一叶蔽目，所见不广也。

三〇九、少阴病，吐利，手足逆冷，烦躁欲死者①，吴茱萸汤主之②。

【提要】论少阴寒浊上犯之证治。

【校疏】①烦躁欲死者：阳虚寒盛，寒浊上逆，正争则烦，邪盛则躁。阳虽虚，但能与阴搏，虽云"欲死"，但不死也。②吴茱萸汤主之：温中则寒散，降浊则阳通，吴茱萸汤温中降浊，故主之可也。

【按语】本条眼目在句首"少阴病"及"烦躁欲死"句，尤其是"欲死"二字，足堪斟酌。首揭少阴病，自不比阳明之寒呕；次论"欲死"，又有别于少阴病之死，证虽危急，但生机在望。前第二四三条食谷欲呕属阳明，用吴茱萸汤温中散寒，降逆止呕，本质尚未至阳虚寒盛；后第二九六条"少阴病，吐利，躁烦，四逆者，死"，已至阴阳离决。寒邪有轻重之别，正气有强弱之分，一个"欲死"，迥别于第二九六条矣。烦属阳证，烦躁欲死，先烦而后躁，正气尚能抗邪；躁属阴证，先躁而后烦，正气已趋消亡，故死不治。正如尤在泾云："少阴病吐利躁烦，四逆者死，此复与吴茱萸汤主之者，彼为阴极而阳欲绝，此为阴盛而阳来争也。病证则同，而辨之于争与绝之间，盖亦微矣。"大论微妙如此，能不细察之欤？

三一〇、少阴病，下利①，咽痛②，胸满③，心烦④，猪肤汤主之⑤。

【提要】 论少阴阳虚咽痛之证治。

【校疏】 ①下利：阳虚则下焦不温，水谷趋下则为利。如柯韵伯云："少阴病，多下利，以下焦之虚也。"②咽痛：少阴经脉从肾上贯肝膈，入肺中，循喉咙，虚阳上越，灼于咽中则痛，其痛与红肿不甚，唯干痛不适而已。③胸满：少阴经脉其支者从肺出络心注胸中，阳虚于下，胸阳不振则胸满。④心烦：虚阳上越，扰于心则心烦，为虚烦也。⑤猪肤汤主之：猪肤汤益阴引阳，滋肾润肺，服之虚阳得归，虚阴得滋，故主之可也。

【按语】 本条历代医家均以少阴阴虚、虚火上炎为解释。如日人丹波元简云："按此条证，成氏以降，诸家并以为阳经传入之热……若果为热邪，则宜用苦寒清热之品，明是不过阴证治标之药耳。"虽云少阴病，但与少阴阳虚阴盛之证不可同日而语，仅以类证比附而已。从症状上看，下利、咽痛二症均存疑窦，阳虚下利，何以不投姜、附温阳？阴虚咽痛，何以不用地、芍滋阴？窃以为乃阴阳俱虚之证，浮阳上越，既不同于阳虚寒盛之体，复区别于阴虚火旺之躯，故阳虚不投姜、附，阴虚不用地、芍，仅以滋阴甘缓、引阳入阴为法，燮理阴阳，则浮阳得降，虚阴得滋，阴平阳秘，斯证乃平耳。若贸用姜、附，则阴虚无以相配，浮阳益炎，攻寒日深而热病更起；若投地、芍，则阳虚无权固秘，必致治热未已而冷疾已生，寒生而外热不除。此理唐代王冰论之最详，若不明乎此，则学未精深之辈耳。

猪肤汤方

猪肤①一斤

上一味，以水一斗，煮取五升，去滓，加白蜜一升，白粉②五合，熬香③，和令相得，温分六服。

【校疏】 ①**猪肤**：肤，古作"膚"，指人或动物体表的一层组织，即皮肤，亦指肌肉。《孟子·告子上》："无尺寸之肤不爱焉，则无尺寸之肤不养也。"焦循正义："肤为肌肉。"猪肤，指猪之表皮组织，也包括一部分肥白者。②**白粉**：即米粉，白米之粉。③**熬香**：熬，指用微火烘烤，此指炒米粉而见香味，非用水熬猪肤于米粉而见香也。山田正珍云："熬香二字，特于白粉言之，喻昌兼猪肤说之，非也。"后之"和令相得"四字亦肯定此说，否则何以言和？

【按语】 此证此汤，争论颇多。方之争，焦点在猪肤及白粉，猪肤究为何物？出于猪，无异议。唯肤之争，有谓猪皮，如黄坤载云"猪肤即猪皮，能清热润燥"；有谓皮内之白膏，如张路玉云"其肤者，皮上白膏是也，取其咸寒入肾，用以调阴散热……余尝用之，其效最捷"有谓燖猪时刮下之黑皮，如喻嘉言云"肤乃是燖猪刮下黑皮，《礼运》疏云：革，肤内浓皮；肤，革外薄皮。语云肤浅，义取诸此"；他如王海藏主用鲜肉皮，唐容川主用猪项皮。以临床印证论，黄氏、张氏之说是。余曾以白膏熬油和白蜜治慢性咽喉痛，服之甚效，则张路玉之说诚不我欺也。然皮不离脂，脂不离皮，皮脂相连，状若蜂窝，焉能决然分之哉？则皮连部分白膏，皆可谓之猪肤。喻嘉言谓之黑皮，本污垢之物，岂能入药？断然不是。

白粉一物，有谓之白米粉，如喻嘉言云"白粉，乃白米粉也"；有谓粟粉，如钱天来云"至于白粉五合，亦未明言是何谷之粉，致历代注释，俱无分辨。愚考之本草，李时珍云：惟粟之味咸淡，气寒下渗，乃肾之谷也，肾病宜食之。虚热消浊泄痢，皆肾病也。渗利小便，所以泄肾邪也，降胃火，故脾胃病宜之，以此拟之，既曰熬香，味亦可啖，仲景所用，或此意也"。从临床看，久病畏新谷，以体虚不胜谷气也，用陈仓米以养胃气，培中焦，则白米、粟米皆可用。

至于猪肤汤效之争，亦见仁见智。成无己云："猪，水畜也，其气先入肾，解少阴之客热。加蜜以润燥除烦，白粉以益气断利也。"柯韵伯云："猪为水畜，而津液在肤，君其肤以除上浮之虚火，佐白蜜、白粉之甘，泻心润肺而和脾，滋化源，培母气，水升火降，上热自除，而下利止矣。"二贤之论甚是。阳虚不能投辛热，阴虚不能投甘寒，下利不能施固涩，咽痛不得用苦寒，唯此方甚善，实方外之方，法外之法，无法中之大法，无方中之妙方也，岂谓三百九十七法能涵盖之欤？

三一一、少阴病二三日①，咽痛者②，可与甘草汤③。不差者④，与桔梗汤⑤。

【提要】 少阴客热咽痛之证治。

【校疏】 ①少阴病二三日：云少阴病，则有热化、寒化两端；二三日，病之初也。②咽痛者：少阴之脉循喉咙而挟舌本。少阴病二三日，病从热化，阴火上冲，灼于咽则痛。③可与甘草汤：可与，区别于"主之"，盖斟酌之耳。甘草甘凉泻火，以缓其热，故可予之也。④不差者：甘草无以缓其痛，可知乃肺窍不利。⑤与桔梗汤：桔梗利肺散结，甘草清热泻火，二者合用，结散而热清。

【按语】 本条首倡少阴病，少阴为阴中之阴，脉微细而但欲寐，则既热亦为虚热客热，自不比实热壅结之证，故弃苦寒直折而为甘缓清热散结，则客热可除，咽痛得止。全方药仅二味，但立法谨峻，用药精炼，法度森严，遂为后世疗咽痛诸方之祖焉。

甘草汤方
甘草二两
上一味，以水三升，煮取一升半，去滓，温服七合，日二服。

桔梗汤方
桔梗一两　甘草二两
上二味，以水三升，煮取一升，去滓，温分再服。

【按语】 王晋三云："一药治病，是曰奇方。甘草为九土之精，生用则凉，故可代肾泻热治咽痛者，功在缓肾急而救阴液也。"少阴病二三日，专言少阴病从热化，虚火上炎则灼咽而痛，其治自不比苦寒清热，用甘草汤甘凉泻火，缓急止痛；不瘥者，肺气不宣，宜合桔梗以开肺散结。日人吉益东洞云："急迫而咽痛者，甘草汤主之；加肿及脓者，桔梗汤所治，不可混用也。"《金匮要略》甘桔汤治肺痈所同也。然临证不可拘泥。全方仅二味，实开后世治咽之法门，王好古《医垒元戎》论之甚详，宜参之。

三一二、少阴病，咽中伤①，生疮②，不能语言③，声不出者④，苦酒汤主之⑤。

【提要】论少阴病咽伤生疮之证治。

【校疏】①咽中伤：中（zhòng 众），即咽喉被创伤，一云客热伤咽。沈金鳌云："伤者，痛久而伤也。"②生疮：疮因伤生，伤发疮作。尤在泾云："少阴热气，随经上冲，咽伤生疮。"③不能语言：语言，即说话。方有执云，"不能语言者，少阴之脉，复入肺络心，心通窍于舌，心热则舌不掉也"，故不能语言。④声不出者：沈金鳌云："声出于喉，咽病则喉亦病，肺金为邪谷所伤，故声不出。"⑤苦酒汤主之：苦酒汤能祛瘀散结，清热消肿，敛疮止痛，故主之可也。

【按语】徐灵胎云："咽中伤生疮，疑即阴火喉癣之类……此必迁延病久，咽喉为火所蒸腐，此非汤剂所能疗，用此药敛火降气，内治而兼外治法也。"徐氏评说中允，一者云少阴病则阴阳俱虚之机存焉；二者少阴经脉循咽喉，病与少阴相干；三者如徐氏谓病延日久，必其势不甚，非热毒壅结之证，乃阴虚燥热之候。临床常遇此等病人，咽部虽生疮而肿不甚，色暗红，上覆脓苔，多属阴虚，日久燥热蒸腐，肉腐则成脓，溃疡生焉。曾治袁姓女，咽部生疮，声不得出已年余，视之肿不甚，色暗红，上覆灰白色脓苔，自诉咽部干痛难忍。形体羸弱，六脉沉细，余谓之少阴咽痛证也，遂与大生地片数枚，润湿后用刀从中割一口，将附子、硼砂等分为末，夹于其中，口中含化，适时啜苦酒汤，旬日而愈。

苦酒①汤方
半夏（洗，破如枣核②十四枚） 鸡子一枚（去黄③，内上苦酒，着鸡子壳中）

上二味，内半夏苦酒中，以鸡子壳置刀环中，安火上，令之沸，去滓，少少含咽之。不差，更作三剂。

【校疏】①苦酒：亦作法醋，即今之米醋，酸苦涩，归脾、胃、肾经。陶弘景云："醋酒为用，无所不入，愈久愈良，亦谓之醯。以有苦味，俗呼苦酒。"②**破如枣核**：枣核，指酸枣核。即将半夏击碎如酸枣核大小。③**去黄**：将蛋白、蛋黄皆去，唯少量蛋白附着壳内。

【按语】唐容川云："此'生疮'，即今之喉痛、喉蛾，肿塞不得出声。今有用刀针破之者，用巴豆烧焦烙之者，皆是攻破之使不壅塞也。仲景用生半夏，正是破之也。予亲见治重舌敷生半夏，立即消破，即知咽喉肿闭，亦能消而破之矣。"唐氏论之甚详，唯古之贤者皆详于方而略于具体做法。

苦酒汤做法，余尝亲试之，有几个问题必须解决，否则无法作汤。一者，半夏破如枣核十四枚，诸书及注家未明枣核是大枣核还是酸枣核。夷考半夏一物，古生用，其直径不过 0.2～1 厘米，而大枣核长亦和此物相当或稍长，何谓之破？则此枣核当指酸枣核，即如酸枣核大小。二者，去黄，当指将黄及大部分鸡子白去掉，否则容不得半夏，更纳不入苦酒，对照下文有"内半夏苦酒中"，未论及鸡子白如何及注文"去黄，内上苦酒，着鸡子壳中"，明明指出用的是壳，则说明是将壳内容物全部倒出，这样才能纳入苦酒及半夏，否则苦酒汤无法制成。管见妥否，祈望高明指正。

三一三、少阴病，咽中痛①，半夏散及汤主之②。

【提要】论少阴寒客咽痛之证治。

【校疏】①**咽中痛**：程知云："少阴病，其人但咽痛，而无燥渴、心烦、咽疮、不眠诸热证，则为寒邪所客，痰涎壅塞而痛可知。"②**半夏散及汤主之**：半夏散及汤散寒通阳，涤痰开结，客寒伤咽，故主之也。

【按语】本条叙证简略，以方测证，病属风寒客于少阴，痰湿阻络，咽虽痛但不红肿，苔则白而滑润，且多伴恶寒、气逆、痰涎多、咽中如炙脔、脉沉细弱等证，故治以散寒通阳、涤痰开结也。

半夏散及汤方

半夏（洗） 桂枝（去皮） 甘草（炙）

上三味，等分，各别捣筛已，合治之。白饮和，服方寸匕，日三服。若不能服散者，以水一升，煎七沸①，内散二方寸匕，更煮三沸，下火令小冷，少少咽之。半夏有毒，不当散服②。

【校疏】①**煎七沸**：即将水沸腾七次，寓阳数七之理，以祛阴寒也。②**半夏有毒，不当散服**：此二句与本论相悖，不宜作正文，疑是后人加注。

【按语】尤在泾云："少阴咽痛，甘不能缓者，必以辛散之。寒不能除者，必以温发之。盖少阴客邪，郁聚咽嗌之间，既不得出，复不得入，设以寒治，则聚益甚，投以辛温，则郁反通。《内经》微者逆之，甚者从之之意也。半夏散及汤，甘辛合用，而辛胜于甘，其气又温，不特能解客寒之气，亦能劫散咽喉怫郁之热也。"尤氏论之甚详，唯此方服法一方两法，最具奥理。为散者，散者散也，且米饮送服，借米汤黏性，药性留连于生病之所，可谓直捣窠臼是也。虽云汤法，实寓妙法于中，汤者荡也，荡散其邪，而先将水煮七沸，变水性下趋阴而为上扬阳，内散而轻沸之，亦发具升腾之性，且少少咽之，使药达病所，何愁病不蠲也？治方之精，用法之妙，良苦如是，后学岂能不留心于斯乎？

三一四、少阴病，下利①，白通汤主之②。

【提要】论少阴病阴盛戴阳下利之治法。

【校疏】①**下利**：阴盛阳虚，肾火衰微，火不生土，虚阳趋于上，寒水走于下，故下利。张路玉云："下利无阳证者，纯阴之象，恐阴盛而格其阳，最急之兆也。"可见此下利非一般之下利。②**白通汤主之**：白通汤功擅破阴回阳，宣通上下，故主之也。

【按语】本条叙述证候简略，但据第三一七条通脉四逆汤方后加减云"面色赤者，加葱九茎"，虽本方用葱四茎，亦当有面赤一症。后第三一五条云："少阴病，下利，脉微者，与白通汤。"则知脉微细与面赤、下利同见。面赤为虚阳越于上，下利为寒水趋于下，阳虚无以鼓动则脉微，阴虚无以充脉则脉细。高学山云："纯阴无阳之证，逼微阳于无何有之乡，主此汤。而名之曰白通者，盖用姜附以大温之，又恐真阳微极，而其所居之位，为寒邪捍格，而温药无可通之路，故以辛热之葱白，体空气利，为通阳之针线耳。"善哉斯言，非姜之老者安能有此言欤？

白通①汤方

葱白四茎②　干姜一两　附子一枚（生，去皮，破八片）
上三味，以水三升，煮取一升，去滓，分温再服。

【校疏】①**白通**：葱茎色白，其内通透，故名白通。又白入气分，气属阳，能通达上下内外，其味辛，故名之焉。②**葱白四茎**：茎，植物体的一部分，此作量词，用于称长条形的东西，犹言根。

【按语】钱天来云："盖白通汤，即以四逆汤，而以葱易甘草，甘草所以缓阴气之逆，和姜附而调护中州。葱则辛温行气，可以通行阳气，而解散寒邪，二者相较，一缓一速，故其治亦颇有缓急之殊也。"始四逆者，以逆为主，病重，故急温之；白通者，以通为主，病轻，故云主之也。虽皆用生附子一枚，但附子有大小之分，干姜有多少之别也。

三一五、少阴病，下利，脉微者，与白通汤①。利不止②，厥逆无脉③，干呕烦者④，白通加猪胆汁汤主之⑤。服汤，脉暴出者死⑥，微续者生⑦。

【提要】少阴下利厥逆无脉之证治及预后。

【校疏】①**与白通汤**：虚阳浮于上，阴寒趋于下，白通汤破阴回阳，宣通上下，以期虚阳归其位，水谷行其道。②**利不止**：服白通汤后利不止，虚阳不应其助，阴寒不任其温，不止则利下无度，不仅阳不得复，阴亦趋竭。③**厥逆无脉**：肢由厥而逆，阳虚已极，无以温煦；脉由微而无，虚阳已衰，鼓动无力，阴液内竭，脉道空虚则无脉。④**干呕烦者**：阴寒上逆于胃，呕而无物为干呕；虚阳上扰于心则烦；呕烦并作，阳欲上脱之证。⑤**白通加猪胆汁汤主之**：白通汤破阴回阳，宣通上下，恐虚阳不纳，佐以咸寒苦降之猪胆汁，以引阳入阴，俾阳复阴消，故主之也。⑥**服汤，脉暴出者死**：服汤，指服上汤药。暴出，指虚大、躁动之脉突见，为孤阳外发，阴液内竭，阴阳离决之候。尤在泾云："脉暴出者，无根之阳，发露不遗，故死。"⑦**微续者生**：微续，阳气得药力之助，脉均匀和缓，至而不断。尤在泾云："脉微续者，被抑之阳，来复有渐，故生。"

【按语】本条实际补述上条之善后及预后，宜互参。上条虽述下利一证，但少阴病三字及白通汤主之已将阴盛格阳之候展现目下，唯服后如何，尚难知，其路径不外三条：一者服汤已愈；二者服汤不效，如何救治；三者救治后，预后如何。

服药愈者，自是药病相投，阳得复而阴得消，其病向愈。若不效，非辨证不确，实虚阳越于上，阴寒趋于下，格拒不受，犹寒冷之瓷器，欲得急热之，则有破碎之虞耳，物理尚且如此，况于人乎？于证则见肢厥而逆，脉由微而无，呕烦由无而生，此时非但阳欲脱，阴亦趋竭也。用人尿、猪胆汁引阳入阴，譬犹冷水解冻物，较之热水更速也。人尿即童便，功擅益将竭之阴，为滋阴圣物，俗呼之轮回酒。如此合治，将格拒之阴阳和合，平秘相得，冀望其愈也。

然服后尚须决死生于脉中。脉暴出者，回光返照，犹将落之夕阳，将灭之残烛，药饵回天乏力，故断死；脉微续者，阴渐退而阳渐复，犹日出东方之冉冉，渐丽日于中天，阴寒自消，故断生。人与天地相参，理本一致。医者，意也，明乎此，则奥堂可窥也。

白通加猪胆汁汤方

葱白四茎　干姜一两　附子一枚（生，去皮，破八片）　人尿五合　猪胆汁一合

上五味，以水三升，煮取一升，去滓，内胆汁、人尿，和令相得，分温再服。若无胆，亦可用。

【按语】刘渡舟云：“白通加猪胆汁汤，在白通基础上加人尿、猪胆汁，一般认为这是从治、反佐立法，阴盛格阳于外，寒之极则拒受温热，故用人尿之咸寒、胆汁之苦寒，以便药能下咽，不致发生格拒，反佐姜附之回阳。我认为，吐逆下利，阴阳俱伤，不但阳虚，而且阴竭，下利不止，阴液走泄，已成涸竭之势。白通补阳有余，不能滋阴，阴涸阳衰，阴阳格拒，手足厥逆，至为危殆。惟有人尿、猪胆汁补阴液，滋涸竭，引阳补阴，此方独妙。”刘氏语论中肯，发前所未发，足资参考。

三一六、少阴病，二三日不已，至四五日①**，腹痛**②**，小便不利，四肢沉重疼痛，自下利者，此为有水气**③**，其人或咳**④**，或小便利**⑤**，或下利**⑥**，或呕者**⑦**，真武汤主之**⑧**。**

【提要】论少阴阳虚水泛之证治。

【校疏】①**至四五日**：病延久而未解，邪气日深。②**腹痛**：脾肾阳虚，阴盛于内，脾络为寒邪所凝则痛。③**此为有水气**：水气，偏义复词，重在水。气遇寒则凝为水，水得热则化为气。今阳虚不能化水为气，水湿则内外浸渍，缘出少阴本位，是为有水。④**其人或咳**：水寒射肺，肺气失宣则咳。⑤**或小便利**：肾阳虚衰，湿渍膀胱，水不化气，则小便利而清长。⑥**或下利**：肾阳虚衰，火不燠土，健运无权，湿胜则濡泄也。⑦**或呕者**：水寒触胃，胃气上逆则呕。⑧**真武汤主之**：真武汤温肾阳，制水源，利水气，

俾肾中真阳一振，犹阴霾中之红日再现，水自气化，水源得制，病水得利，则水病顿挫，故主之也。

【按语】少阴病肾阳本虚，二三日不已，至四五日，病日进而阳益虚，阳益虚而水日盛，寒水泛溢，诸症蜂起，一句"此为有水气"，涵症无余。但此"水气"二字，为偏义复词，重在于水，而不在气。气凝为水则病至，水化为气则病瘥，《黄帝内经》所谓阳化气，阴成形也，故治水气，重在阳气，阳气一振，水化为气，则水病自消。

又按：本条症状与《太阳篇》第八二条宜互参。实则太阳，虚则少阴，彼为太阳过汗，伤及肾阳，阳虚水动为患，故见心下悸、头眩、身瞤动、振振欲辟地诸症，症由太阳来；此则首冠少阴病，本为阳气虚衰，不能制水，而见下利、腹痛、小便不利、四肢沉重疼痛、或咳、或呕诸症，病由少阴自发。一为外患，一为内祸，病同治亦同，故主真武一方。又当与第六七条相鉴。彼为发汗、吐、下后，伤及脾阳；此为病在肾阳，故有温阳利水与健脾化饮之别，真武、苓桂术甘各行其制，不可不知。

此条还有两个问题，似有矛盾之处，余试析之。一者，云小便不利，又云小便利，看似矛盾，其实不然。经云：肾者主水，膀胱者州都之官，气化出焉。肾阳虚则主水失能，俾水聚而从其类。膀胱之气化出于肾，肾阳虚，失其温煦之能，水不能化气，则水聚不出而为之不利焉，重在阳虚；而小便利，必清白而长，亦为阳虚不能制水。但阳为气，阴为味，表现在阳，则司气化，表现在气，则司固摄。阳虚固摄无权，则小便清长，重在气馁，故临床阳虚，既可表现为水不利，亦可表现为水利。

二者，云呕者去附子的问题。真武汤以附子为主药，如《医宗金鉴》云"真武者，北方司水之神也，以之名汤者，施以镇水之义也"，汪苓友云"若去附子，恐不成真武汤"，看法似乎片面。临床运用真武汤，或以水为主，或以腹痛为主，或以下利为主，或以肤痛沉重为主，或以咳为主，或以呕为主，诸种病证，均以水犯于何地则以何证为主，不一而足。仲圣尚立加减一法，后人多生疑窦，似有添足之嫌，阳虚为主，附子必为首重，小便不利则重茯苓，腹痛甚则重芍药，咳为重则选姜、细、味，呕为重则重生姜，临证须知变通，方不废绳墨法度。就治呕言，附子必不及生姜，故去不去附子无关紧要，不能说无附子则不是真武汤，也不能说有附子就是真武汤。总其证而言，以阳虚水泛为患；就其治而言，以温阳利水为法；综其方而言，以真武汤出入加减。后世尚有"通阳不在温，而在利小便"之说，阳振则化气而便利，便利则水通而阳行，一言以蔽之，化气而已，则治水之道毕矣。

真武汤方①

茯苓三两　芍药三两　白术二两　生姜三两（切）附子一枚（炮，去皮，破八片）

上五味，以水八升，煮取三升，去滓，温服七合，日三服。若咳者②，加五味子半升，细辛、干姜各一两；若小便利者③，去茯苓；若下利者④，去芍药，加干姜二两；若呕者⑤，去附子，加生姜足前成半斤。

【校疏】①**真武汤方**：真武汤方首出《辨太阳病脉证并治中》，彼无加减法，此则具加减法，故重复列出。②**若咳者**：咳为水寒射肺。细辛、干姜温肺散寒止咳，五味子温敛肺气，成著名药对"姜细味"，为后世推崇。③**若小便利者**：小便利则无须利水，故去茯苓。④**若下利者**：下利为阴盛阳虚，故去芍药之苦泄，加干姜以增温里之功，则寒利自止也。⑤**若呕者**：呕为水寒犯胃，上重下轻，故去附子，加生姜以和胃降逆、温散寒饮。

三一七、少阴病，下利清谷①**，里寒外热**②**，手足厥逆，脉微欲绝**③**，身反不恶寒**④**，其人面色赤**⑤**，或腹痛，或干呕，或咽痛，或利止脉不出者**⑥**，通脉四逆汤主之**⑦**。**

【提要】论阴盛格阳及其治法。

【校疏】①**下利清谷**：下利见水者水、谷者谷，即完谷不化，脾肾阳虚，阴寒内盛，火不生土，腐熟健运失职则下利清谷。②**里寒外热**：阴盛格阳之病机及证候特点。里寒者，下利清谷；外热者，面赤咽痛，为寒热格拒之象。③**脉微欲绝**：心肾阳虚，不能鼓动血脉，由微而欲绝，阳衰益深。④**身反不恶寒**：少阴阳虚，失于温煦则恶寒蜷卧，今反不恶寒，为阴寒内迫，虚阳外越之假象。其热必不灼手，为久按无热之浮热。⑤**其人面色赤**：阴寒盛于下，虚阳浮于上则面色赤，其赤非壮热之赤，必状若游云，面如红妆，其色娇嫩。⑥**或利止脉不出者**：利止非阳回利止，乃下利过度，无物可下，阳气更衰，阴液内竭之候。阳衰无以充脉则脉不出，阴竭无以作利则利止息。⑦**通脉四逆汤主之**：通脉四逆汤破阴回阳，通达内外，寒盛得温，虚阳得复，故主之。

【按语】少阴本阳虚阴盛，一派凋零之象，今证见诸多假热，为阴盛格阳，故原文一个"反"字，指出诸多假象，反不恶寒、反面色赤、反身热、反咽痛、反利止。衰阳之体，何得热气？唯肢由厥而逆，脉由微而绝，是为铁证，急须破阴回阳，通达内外，尚冀一息真阳归位，一分真阴不竭，庶几回天有望，否则死矣。

通脉四逆汤方

甘草二两（炙） 附子大者一枚（生用，去皮，破八片） 干姜三两（强人可四两）

上三味，以水三升，煮取一升二合，去滓，分温再服。其脉即出者愈。面色赤者，加葱九茎；服中痛者，去葱，加芍药二两；呕者，加生姜二两；咽痛者去芍药，加桔梗一两；利止脉不出者，去桔梗，加人参二两。病皆与方相应者，乃服之。

【按语】喻嘉言云："面色赤者，格阳于上，加葱通阳气也，故名'通脉'。据此则葱应在方中，不当附于后也。"柯韵伯亦云："面色赤者加葱，利止脉不出者加参，岂非抄录者之疏失于本方，而蛇足于加法乎？"

又按：此方此证，汪苓友分析最详，祗录之，如谓："武陵陈氏云，通脉四逆即四逆汤也，其异于四逆者，附子云大，甘草、干姜之分量加重，然有何大异？而加通脉以别之，曰四逆汤者，治四肢逆也。论曰，阴阳气不相顺接，便为厥。厥者，阳气虚，故以四逆益真阳，使其气相顺接而厥逆愈矣。至于里寒之甚者，不独气不相顺接，并脉亦不相顺接，其证更剧，故用四逆而制大其剂，如是，则能通脉矣。同一药耳，加重，则其治不同，命名亦别……原方中无葱白，乃传写之漏，不得名通脉也……或问腹中痛，系里寒甚，何以加芍药？余答云，芍药之性平，用入芩连等剂，则和血分之热，用入姜附等剂，则和血分之寒，在配合之得其宜耳，且上文云，腹中痛系寒伤营，少阴之邪侵入中焦，脾气虚寒，故加芍药于四逆中。"

再按：方后云"其脉即出者愈"与第三一五条"服汤，脉暴出者死"，如何理解？此条病机乃阴盛格阳于外，虽见厥逆而脉微欲绝，但尚未至无脉；彼为阴盛格阳于上，见利不止而厥逆无脉，显然无脉较欲绝为重。这无与微之间显示虚阳之多寡，虚阳得助者，被抑之阳来复有渐，其脉得复故云脉即出者愈；而虚阳得助而不受者，无根之阳，发露无遗，则其脉暴出，如钱天来云："服汤后，其脉暴出者，是将绝之阳得热药之助，勉强回焰，一照而熄，故死。"两相对照，狐疑冰释矣！

三一八、少阴病①，**四逆**②，**其人或咳**③，**或悸**④，**或小便不利**⑤，**或腹中痛**⑥，**或泄利下重者**⑦，**四逆散主之**⑧。

【提要】论阳郁四逆之证治。

【校疏】①少阴病：首揭少阴病，实非少阴病，以逆、利相类而并论。张隐庵云："本论凡论四逆，皆主生阳不升，谷神内脱，此言少阴四逆，不必尽属阳虚，亦有土气郁结，胃气不舒，而为四逆之证，所以结四逆之义也。"②四逆：逆，寒冷过肘膝曰逆。肝郁气滞，气机不畅，阳郁不达则四逆。李中梓云："此证虽云四逆，必不甚，或指头微温，或脉不沉微，乃阴中涵阳之证，惟气不宣通，是以逆冷。"③其人或咳：肝气逆而犯肺，肺寒气逆则咳。④或悸：肝气上逆，心神被扰则悸。⑤或小便不利：肝气郁结，三焦阻滞，水道失调则小便不利。⑥或腹中痛：肝气郁滞，木邪乘土，脾络失和则腹中痛。⑦或泄利下重者：即泄利里急后重。肝失疏泄，木横侮土，肝脾不调则泄利，肝气郁滞则下重。⑧四逆散主之：《医宗金鉴》云："凡少阴四逆，虽属阴盛不能外温，然亦有阳为阴郁，不得宣达而令四肢逆冷者……今但四逆而无诸寒热证，是既无可温之寒，又无可下之热，惟宜疏畅其阳，故用四逆散主之。"柯韵伯云："仲景因有四逆证，欲以别于四逆汤，故以四逆散名之。"汤者荡也，其病也急；散着散也，其病也缓。昭昭义理，法度森然。

【按语】本条所论病证，历代争论颇多，见仁见智，莫衷一是，遂为千古疑案之一。以逆利论，不同于少阴病之阳虚阴盛；以脏腑论，不在心肾而在肝胃。历代主少阴本证者，如成无己、张路玉、张令韶、陈修园、钱天来等；主少阳者，如《医宗金鉴》；主厥阴者，如沈明宗、王晋三；更有舒驰远者，有"不通之至"之说。纵览之，名贤睿哲，见仁见智；细绎之，对于理解本条内涵大有裨益也。

以愚论之，诸论只见树木，未睹森林，或胶柱少阴以牵强之，或不明整体以附会之，皆有悖经义，所谓管窥而已。考大论第三三七条"阴阳气不相顺接，便为厥，厥者，手足逆冷者是也"，少阴病多阳虚阴盛，为阳虚不与阴气相顺接，此则阳气郁结不与阴气相顺接，一虚一郁，义理昭然。又《素问·举痛论》云："百病生于气也。"阴阳乖戾，气机逆乱，则四末失序，五脏皆及。四末失序者，逆、厥、麻木、肿胀、厥闷诸不适症见；

五脏皆及，非同时发病，故大论连用五个"或"字，及肺则为咳，及心则为悸，及肾与膀胱则小便不利，及脾胃则腹中痛，及肠则泄利下重。种种病证，范围广泛，或然证之多，前所未有。故强归一经，不能尽申其义，颇为牵强。欲明其理，一言以蔽之，气机逆乱而已，故而此证为气逆之祖证，此方为气逆之祖方。明乎此，则诸说不啻为笑柄耳，难怪舒氏有"不通之至"的叹息。古人认识世界，取象而比类，得其象而类比之，则逆与利，虽机变不同，而类比之可也，则四逆散列于《少阴篇》，又何疑之有哉？

四逆散方

甘草（炙）　枳实（破，水渍，炙干）①　柴胡　芍药

上四味，各十分，捣筛，白饮②和服方寸匕，日三服。咳者，加五味子、干姜各五分，并主下利；悸者加桂枝五分；小便不利者，加茯苓五分；腹中痛者，加附子一枚，炮令坼③；泄利下重者，先以水五升，煮薤白三升，煮取三升，去滓，以散三方寸匕，内汤中，煮取一升半，分温再服。

【校疏】①枳实（破，水渍，炙干）：枳实质地坚硬，必须打破，以水渍之，方易修治。炙干则气味变香，以加强行气解郁之功效。②白饮：米汤。柯韵伯云："和以白饮之甘，取其留恋胃肠，不使速下。"③坼（chè彻）：裂开。

【按语】历代医家对此条争议多，对此方议论亦多。条文争论之焦点集中在病机上，方剂争论之焦点集中在加减法上。如柯韵伯对悸加桂枝，腹痛加附子，以及大量用薤白等问题，认为有悖常规而提出质疑。从临床论，气机逆乱，有寒热、虚实之分，所谓方板而病不板。悸加茯苓，治的是水悸，而桂枝用于心阳虚之悸；腹痛加附子为寒痛，非芍药能比；大量用薤白，余曾亲试之，其效若神。如曾治一肠痈患者，证见泄利下重，以四逆散加大量薤白，效不旋踵，而加小量薤白治腹绞痛，应手取效。

关于热证用热药的问题，一者遵"火郁发之"，二者引火归原，三者反佐并使，皆为临床用药秘法。余曾用四逆散加附子治热性肠痈，即火郁发之也；理中汤加附子治虚寒口疮久不愈，细辛合代赭石治鼻衄，即引火归原也；泻心汤合理中汤治寒热错杂之顽固性口腔溃疡，附子泻心汤治心下痞，皆为寒热并用也。明乎此，则可窥堂室，临证能不落窠臼，左右逢源，

自无胶柱之嫌。

总而言之，历代医家奉此方为解郁祖方，与其临床所治病证是分不开的。推而广之，上至颠顶，下及足跟，内而五脏，外而毛皮，彻内彻外，无所不赅，加减变化，遐迩自同，所适病证，幽明斯契，可用于内妇儿外数百种病证，单方治病之广，无过其右者。学者临证留心，自悟其理。医者意也，岂只言片语而能尽之耶？

三一九、少阴病①，下利②，六七日③，咳而呕渴④，心烦不得眠者⑤，猪苓汤主之⑥。

【提要】少阴阴虚水热互结之证治。

【校疏】①**少阴病**：少阴病有寒化、热化之别，此论其热化。②**下利**：少阴为脏属肾，肾者主水，今少阴阴虚，主水失职，水液不循常道，偏渗大肠则下利。③**六七日**：病延日久，生变加病之时。④**咳而呕渴**：水气上逆，犯肺则咳，犯胃则呕，水热互结，津不敷布则渴，呕甚引水亦渴。⑤**心烦不得眠者**：阴虚生内热，热扰于心则心烦不得眠。⑥**猪苓汤主之**：猪苓汤育阴清热，化气行水，服之热得清，水得利，其阴自复。

【按语】猪苓汤亦见于第二二三条，彼为阳明津伤、水热互结，病从阳明来；此则少阴热化，本经自发，其津亏水停则一。彼此互参，当知尚有小便不利一证，方为完璧。

又按：本条心烦不得眠与黄连阿胶汤相类，但猪苓汤属少阴阴虚而水热互结，以水气不利为主而兼阴虚，但阴虚不甚，故有第二二四条"汗出多而渴者，不可与猪苓汤"的禁例；而黄连阿胶汤纯属阴虚有热，虚热与阴虚俱甚，而不碍水气，二者以此为辨。

三二〇、少阴病①，得之二三日②，口燥咽干者③，急下之④，宜大承气汤⑤。

【提要】辨少阴急下用大承气汤。

【校疏】①**少阴病**：论少阴病，自有热化、寒化两端，此论热化。②**得之二三日**：病程言其短，病势论其急，病情急转也。③**口燥咽干者**：邪从热化，肾液损伤，燥实内结，蒸灼津液，津亏不能上承则口燥咽干。如柯韵伯云："热淫于内，肾水枯涸，因转属阳明，胃火上炎，故口燥咽干。"

④**急下之**：急者，快也。童养学云："凡言急下、急温者，盖病势已迫，将有变也，非若常病可缓。如少阴属肾水，若口燥咽干而渴，乃热邪内炎，肾水将绝，故当急下，以救将绝之水。"⑤**宜大承气汤**：《医宗金鉴》："邪至少阴二三日，即口燥咽干者，必其人胃火素盛，肾水素亏，当以大承气汤急泻胃火以救肾水，若复迁延时日，肾水告竭，其阴必亡，虽下无及矣。"

【按语】本条即"少阴三急下"之一，为伏气内发。既论急下，一者非缓下可及，二者当见急下之征兆，方用大承气泻阳明之腑实。论少阴病，救将涸之肾液，急下则阴存津复，为急下存阴之发端。钱天来云："此条得病才二三日，即口燥咽干而成急下之证者，乃少阴之变，非少阴之常也……然但口燥咽干，未必即是急下之证，亦必有胃实之证。实热之脉，其见证虽属少阴，而有邪气复归阳明，即所谓阳明中土，万物所归，无所复传，为胃家实热之证据，方可急下而用大承气汤也……其所以急下之者，恐入阴之证，阳气渐亡，胃腑败损，必至厥躁呃逆，变证蜂起，则无及矣，故不得不急下也。"若非阅深历厚，安能出此言乎？

三二一、**少阴病**①，**自利清水**②，**色纯青**③，**心下必痛**④，**口干燥者**⑤，**可下之**⑥，**宜大承气汤**。

【提要】论少阴热化成实，热结旁流之证治。

【校疏】①**少阴病**：少阴病从阳化热。②**自利清水**：自利，不经泻下而利。"清"同"圊"。清水，即泻水。自利与清水，为同义复词，指泻下纯为清水。少阴热化，水竭而土燥，燥热之邪归并肠胃，结而成实，阻滞于肠，热邪挟津下迫，所谓结者自结，下者自下，热结旁流者也。③**色纯青**：纯，不杂也。青，黑褐色也。少阴邪蕴日久，腐秽邪热杂下，其色纯青。日人汤本求真云："自利清水，色纯青者，《瘟疫论》之所谓热结旁流者是也。"其气必臭秽难闻。④**心下必痛**：心下，胃脘部。必，可能。水竭土燥，燥实阻滞，胃气不通，故腹满痛连心下。⑤**口干燥者**：少阴邪从热化，燥热伤津，津不上承则口干燥。⑥**可下之**：可，《金匮玉函经》、成本作"急"。热结旁流，火炽津亏，急下以存阴也。

【按语】此论"少阴三急下"之二，热结而旁流。首论少阴病，亮出少阴之体质。则素体羸弱，病延日久可知。并非阳明经之多气多血、体实而壮可比。这是临床第一要义，虽证归阳明证，方出阳明方，而体则非阳明体，所谓"至虚有盛候"也，一个"宜"字，道出真谛，不可贸然施方，须再三斟酌。二者相较，从来路论，阳明从实热证起，病从阳证来；少阴自阴虚证生，病从阴证起。阳明燥实多热晡潮热，少阴急下证仅口燥而已，虽皆热证，未必相当。从成因论，少阴急下证由津枯化热，传出阳明；阳明急下证由表证内传或发汗太过致热盛伤津而成。虽属异病同治，但仍有霄壤之别。

又按： 少阴病有虚寒下利，与本条下利迥异，前者清稀如鸭溏，质薄而气腥，或下利清谷；此则下利清水而色纯青，臭秽难闻，无下利清谷。一寒一热，其义甚明。

三二二、**少阴病**①，**六七日**②，**腹胀不大便者**③，**急下之**④，宜大承气汤。

【提要】 论少阴热化、腑实壅滞之证治。

【校疏】 ①**少阴病：** 虽属少阴，但趋化热之途。②**六七日：** 六七日自非二三日可比。钱天来云："少阴病而至六七日，邪已入深。"已达生变之时。③**腹胀不大便者：** 少阴病久，邪从热化，腑气壅滞则腹胀起，燥屎阻结则不大便。④**急下之：** 肠腑阻滞，土实水竭，不下则腑愈实，津益枯，故急下之以存将竭之津，泻土以全水，围魏以救赵。

【按语】 此论"少阴三急下"之三，腑壅而气塞。此条腹胀不大便是辨证眼目，少阴病久，邪从热化，损已伤之津液，助虚羸之燥热，壅阳明之腑气，则腹为之胀，便为之结，成土实水竭之势，非急下不足以攻其实，通其壅，救其津。钱天来云："少阴每多自利，而反腹胀不大便者，此少阴之邪复还阳明也。所谓阳明中土，万物所归，无所复传之地，故当急下，与《阳明篇》腹满痛急下之，无异也。以阴经之邪，而能复归阳明之腑者，即《灵枢·邪气脏腑病形》篇所谓'邪入于阴经，其脏气实，邪气入而不能客，故还之于腑，中阳则溜于经，中阴则溜于腑'之义也。然必验其舌，察其脉，有不得不下之势，方以大承气下之耳。"

以上三条即所谓"少阴三急下证"。张路玉云："少阴三急下证，一属传经热邪亢极，一属热邪传入胃腑，一属温热发自少阴，皆刻不容缓之证，故当急救欲绝之肾水，与阳明急下三法，同源异派。"此三急下应与阳明三急下互勘，因经文叙证简略，各有侧重，当前后互参。阳明三急下者，大实有羸状也；少阴三急下者，至虚有盛候也。二者殊途而同归，异病而同治，有异曲同工之妙，不可不细察之也。

三二三、少阴病，脉沉者^①，急温之^②，宜四逆汤^③。

【提要】 以脉赅证论阳虚急温之治法。

【校疏】 ①**脉沉者**：少阴脉微细，今沉，阳虚已甚，察脉而度机。②**急温之**：急，非慢可比，证急治亦急。陈修园云："此言少阴之气不能由下而上也，脉沉，而四逆、吐利、烦躁等证已伏其机，脉沉即宜急温，所谓见微知著，消患于未形也。"③**宜四逆汤**：少阴脉沉，阳虚阴盛，四逆汤如日丽中天，旺阳消阴，故宜之。

【按语】 本条叙证简略，仅以"少阴病，脉沉"一句而裁定"急温之"，悬念顿起，耐人寻味。纵观少阴全篇，言"急温"者，仅此而已。成无己云："既吐且利，小便复利，而大汗出，下利清谷，内寒外热，脉微欲绝者，不云急温；此少阴脉沉，而云急温者。彼虽寒甚，然而证已形见于外，治之则有成法；此初头脉沉，未有形证，不知邪气所之，将发何病，是急与四逆汤温之。"中医主张四诊合参，仅凭脉沉而敲定急温，未免片面，识于机先，发于病前，有者求之，无者求之，必先五胜，方可疏其血气，而令和平，岂可一证定局，贸然施治哉？

愚意以为当脉症合参，以方测证，既云急温，当存急温之"急证"，纵贯全篇，前后互参汇通，方能求得真谛。寒者温之，一法既出，则心肾阳虚、阴寒内盛之本质已揭；一个"急"字，"吐利、四逆、烦躁、身热，面赤"等症跃然纸上，与"脉沉"共同构筑出一幅心肾阳虚之危候画面。不急，何以挽将夭之残阳？不急，何以消履霜之坚冰。"但凭脉以论治，曰少阴病脉沉者，急温之，宜四逆汤。然苟无厥逆、恶寒、下利、不渴等证，未可急与温法。愚谓学者当从全书会通，不可拘于一文一字之间者，此又其一也。"尤在泾之言，足堪深思。

三二四、少阴病，饮食入口则吐^①，心中温温欲吐^②，复不能吐^③，始得之，手足寒，脉弦迟者^④，此胸中实^⑤，不可下也^⑥，当吐之^⑦。若膈上有寒饮^⑧，干呕者^⑨，不可吐也^⑩，当温之^⑪，宜四逆汤。

【提要】 实证宜吐与虚证宜温。

【校疏】 ①**饮食入口则吐**：脾肾阳虚，寒中胃腑，胃气上逆则吐，为有实有痰之征。②**心中温温欲吐**：温温，《备急千金要方》作"愠愠"，指自觉心中蕴郁不畅，泛泛欲吐。痰饮实邪壅于胸膈，正气上趋欲祛邪外出，正邪分争之状。③**复不能吐**：谓邪不得随吐而出。④**脉弦迟者**：脉弦为内有痰饮，脉迟则阳气不足，少阴虚寒，痰饮为患之脉象。⑤**此胸中实**：胸中指上焦，实谓邪气实。邪结阳郁，填塞胸中，故胸中实。⑥**不可下也**：邪不在下，故不可下。⑦**当吐之**：《内经》云"其高者，因而越之"，因势而利导，吐之则实邪去。⑧**若膈上有寒饮**：寒饮居胸中，胸阳不振，寒饮停留。⑨**干呕者**：病深一层，饮邪及胃，胃气上逆则干呕。⑩**不可吐也**：病及中焦，非单纯胸中实，故不可吐，吐之则更戕中阳。⑪**当温之**：寒则温之，脾肾阳虚之本质已明。

【按语】本条宜做三截看，中间为插叙，从"少阴病……复不能吐"宜作一截理解，首揭少阴病，则阳虚阴盛之机已显，阳虚寒盛，中土不温，脾运不健则欲吐复不能吐；从"始得之"至"当吐之"，宜作追述病程论，此时病之初，正未虚而邪已实，用吐法，若少阴之体，何以胜"吐之"戕伐？病延日久，耗伤正气，始入少阴；从"若膈上有寒"至"宜四逆汤"始接前一段，补述少阴病胸中有寒饮的具体治法。要之，全条两层意思，始得之（此时体实）胸上有寒，当吐之，用瓜蒂散；日久阳虚，病入少阴，虽寒饮未去，不可吐，宜温之，用四逆汤。虚弱之体，虽邪实不可攻伐，扶正即所以祛邪也；邪实而正未虚，攻伐之所宜，攻邪即所以扶正也。

三二五、少阴病，下利，脉微涩①，呕而汗出②，必数更衣③，反少者④，当温其上⑤，灸之⑥。

【提要】论少阴虚寒下利的治法。

【校疏】①**脉微涩**：微为阳气虚，涩显阴血少。②**呕而汗出**：阳虚寒盛，胃气上逆则呕，卫外不固则汗出。③**必数更衣**：必，必定。阳虚寒盛，中气下陷则大便次数多。④**反少者**：指大便量少。方有执云："更衣反少者，阳虚则气下坠，血少，所以勤努责，而多空坐也。"⑤**当温其上**：经云"病在下，取之上"，寒则温之。⑥**灸之**：灸，用艾灸；之，指上部。即温灸上部之穴。

【按语】下利为少阴本证，脉由细而涩，不特阳虚，阴血亦少，且呕汗并作，浊阴上逆，卫外不固，数更衣而量少，阳虚寒盛而兼大气下陷，乃阴阳气血俱亏之候。

温阳则有碍血少，降逆则虑于下利，升阳则有碍于呕逆，不治则阳虚气陷难复，阴亏血枯罔及，故唯灸之一法，庶可升阳止利，固汗治吐。俾阳复而气得固，气固则血能生，阳秘而阴平。病已至此，施权宜之法，尚冀甘霖之及久旱，阴霾之逢红日，无法中之妙法也。

辨厥阴病脉证并治

三二六、厥阴之为病①，消渴②，气上撞心③，心中疼热④，饥而不欲食⑤，食则吐蛔⑥，下之利不止⑦。

【提要】 厥阴病之提纲。

【校疏】 ①**厥阴之为病**：厥阴，六经之一，居少阴之次，为三阴之尽。张令韶云："厥阴者，两阴交尽，阴之极也。"厥阴病，为六经病之一，是以寒热错杂为主要临床表现的病证。②**消渴**：不同于杂病之消渴病，这里指口渴、大量饮水而渴不解。成无己云："至厥阴成消渴者，热甚能消水故也。饮水多而小便少，谓之消渴。"③**气上撞心**：撞，冲、闯。《韩非子·内储说下》："于是撞西北隅而入。"心，泛指心胸部位。全句一是指病机概念，为肝气上犯于胸；二是指具体病证，即病人自觉有气向心胸部冲逆。肝为刚脏，木火燔灼，肝气横逆，则气上撞心。如汪苓友谓："气上撞心，心中疼热者，火生丁木，气即是火，火性急速，以故上逆之势如撞。"④**心中疼热**：心中，指胃脘部。厥阴之经脉上贯膈，邪入厥阴，肝郁化火，火炎于脘，则心中疼热。⑤**饥而不欲食**：木气横逆，克于脾土，热在上则饥，寒在下则不欲食。⑥**食则吐蛔**：胃寒于下，受纳无权，不食则胃中空，食则酿热。蛔闻食臭，窜动于上，热、蛔相搏，胃气上逆，蛔虫随之，故食则吐蛔。⑦**下之利不止**：攻里不远寒，攻则中气更伤，寒者更寒，势必下利不止。

【按语】 厥阴病是三阴，也是六经病发展的较后阶段，因其有阴尽阳生之特点，故临床多见寒热变化。若阴阳各趋其极，则见上热下寒；若阴阳消长，则见厥热胜复，寒热交错，这是厥阴病的主要特点之一。

本条系上热下寒。上热者，证见消渴、气上撞心、心中疼热；下寒者，饥而不欲食、食则吐蛔，下之寒益甚，则利不止。尤在泾云："伤寒之病，邪愈深者，其热愈甚，厥阴为阴之尽，而风木之气，又足以生阳火而铄阴津。津虚火实，脏燥无液，求救于水则为消渴。消渴者，水不足以制热，而反为热所消也。气上冲心，心中疼热者，火生于木，肝气通心也。饥而不欲食者，木喜攻土，胃虚求食，而邪热复不能消谷也。食入即吐蛔者，蛔无食而动，闻食臭而出也。下之利不止者，胃家重伤而邪热下注也。此厥阴在脏之的证，病从阳经传入者也。"

又按：本条为厥阴病之提纲，争论颇多。主热者如成无己、尤在泾；主寒者如张卿子、程郊倩；主上热下寒者如舒驰远、丹波元简。三者相较，持上热下寒之论较为合理。然既列于篇首，则揭示其病变特征，岂知仲圣书多举一以例万，以偏而概全。明乎此，则厥阴病中，无一病能涵盖其实质，则此为无提纲中之大提纲也，舍此则无复他求哉。

三二七、厥阴中风①，脉微浮②，为欲愈③；不浮④，为未愈⑤。

【提要】辨厥阴病欲愈和未愈之脉象。

【校疏】①**厥阴中风**：厥阴经自受风邪，即风邪直中厥阴，亦厥阴病复见中风表证。②**脉微浮**：柯韵伯云："厥阴受病，则尺寸微缓而不浮，今脉浮，是阴出之阳。"即邪还于表也。③**为欲愈**：里邪外出，其病向愈。④**不浮**：脉不浮，则邪着阴经，正气不能托邪外出。⑤**为未愈**：正不胜邪，故知其未愈。

【按语】此条叙证简略，仅以脉象推断预后，似有缺文之憾。尤在泾云："此厥阴经自受风邪之证，脉微为邪气少，浮为病在经，经病而邪少，故为欲愈。或始先脉不微浮，继乃转而为浮者，为自阴之阳之候，亦为欲愈。所谓阴病得阳脉者生是也。然必兼有发热微汗等候，仲景不言者，以脉赅证也。若不浮，则邪着阴中，漫无出路，其愈正未可期，故曰不浮为未愈。"

三二八、厥阴病欲解时，从丑至卯上①。

【提要】推测厥阴病欲解之时间。

【校疏】①**从丑至卯上**：即指丑、寅、卯三个时辰，即由凌晨 1 时开始至早晨 7 时的 6 个小时。比少阳阳升之时提前一个时辰。厥阴中见少阳，且与少阳相表里，此时厥阴得阳气相助，故病解于阴尽阳生之时。

【按语】厥阴病解于丑至卯上，即寅之前后。寅，《汉书·律历志》云："万物始生于蟪然也。"蟪，通蚓，"蟪然"即蚯蚓在地中蠕动之状，这表示寅时之阳不但已经萌动，而且即将萌芽，为阴尽阳生之时。这与少阳所主的日出之卯时只差一个时辰，只不过在少阳之卯时，阳气已出于地面，而厥阴所主之寅时是阳气氤氲，将出而尚未出地面之前奏，仅在土中"蟪然"罢了。《素问·金匮真言论》云："厥阴之表，名曰少阳。"又云："阴中之阳，肝也。"张令韶云："厥阴解于此时者，中见少阳之化也。"即阴得阳助而解。《素问·阴阳别论》云"一阴至绝，作朔晦"，道出厥阴、少阳本同一气，出地为朔即少阳，未出地为晦即厥阴。寅前寅后之"蟪然"，为阳欲出之氤氲期，譬如红日将升，天边早霞，红光四射，阴暗将明也。上条以阴证见阳脉，而断欲愈之候，即为此条注脚，而浮必见于丑至卯上，两相印证，其理自明。

至此，六经病欲解之六条已终。总而论之，三阳病均解于昼间，即日出、日中、日没九个时辰；三阴病均解于夜间，即夜半至日出前四个时辰。《素问·生气通天论》云："阳气者，若天与日，失其所，则折寿而不彰。"昼日，人身阳气得天阳相助，从而有助于祛邪外出；夜间，随阴尽阳生，正气得阳萌之资助，得以旺盛而祛邪。人与天地相参，一日之中，阴阳昼夜消长，人气随之，故病有旦慧、昼安、夕加、夜甚之别。由是观之，邪在三阳，正气未衰，故治三阳病以祛邪为主，祛邪即所以扶正，邪去则正安，矛盾焦点集中在邪气；邪入三阴，病深一层，正气已衰，故治三阴病以扶正为主，扶正即所以祛邪，正复则邪去，矛盾焦点集中在正气不足上。如此，天人一体，变化于阴阳消长之中，并指导临床治疗。

三二九、厥阴病①，渴欲引水者②，少少与之愈③。

【提要】厥阴阳复引水自救。

【校疏】①厥阴病：以下文揣度，为厥阴虚寒证。②渴欲饮水者：《医宗金鉴》云："厥阴病渴欲饮水者，乃阳回欲和，求水自滋，作解之兆。"③少少与之愈：阳初复而胃津亏，唯少少与之，始能补充胃津，以阴求得阳和而向愈。

【按语】本条叙证简略，历代医家认识不一，主要分歧在病性属寒属热上，主热者如汪苓友、尤在泾、黄元御，主寒者如张路玉、钱天来等。但权衡上下文，则主寒较为妥帖。阳复津亏，虽渴欲饮水，必少少与之，否则易生变证；热盛伤津，少少与之，为杯水车薪，无济于事，故主虚寒阳复也。

又按："少少与之"别含奥义，在临床护理上不容忽视。少饮则津复阳回，第七一条云"欲得饮水者，少少与饮之，令胃气和则愈"，与此同义。多饮则滋生变证，如第七五条饮水多而生喘，第一二七条饮水多而心下悸、小便少、苦里急。张路玉云："阳气将复，故欲饮水，然须少少与之，是谓以法救之。盖阴邪将欲解散，阳气尚未归复，若恣饮不散，反乃停蓄酿祸耳。"

三三〇、诸四逆厥者①，不可下之②，虚家亦然②。

【提要】虚寒厥逆禁下。

【校疏】①**诸四逆厥者：**诸，凡。陈修园云："手冷至肘，足冷至膝为四逆；手冷至腕，足冷至踝为厥。"举凡四肢厥逆之证，多属寒证。四肢者，诸阳之本，阳虚不达四末，则见四肢厥逆。②**不可下之：**张令韶云："诸病凡四逆者，俱属阴寒之证，故不可下。即凡属虚象而不厥逆者，亦不可下也。"虚寒禁下，实热之厥则不在此例。③**虚家亦然：**虚家，泛指体质虚弱之人。亦然，也是这样。下法伤阳耗阴，下之则犯虚虚之戒，故亦如此。

【按语】厥证有虚寒、实热之分，此虽云"诸四逆厥"，实指虚寒之厥，而虚家则赅气虚、血虚、阴虚、阳虚。凡此诸证，无论厥否，一律禁下。尤在泾云："此条盖言阴寒厥逆，法当温散温养之，故云不可下之。后条云厥应下之者，则言邪热内陷之厥逆也，学者辨之。虚家，体虚不足之人，虽非四逆与厥，亦不可下之。经云，无实实，无虚虚，而遗人夭殃，此之谓也。"

三三一、伤寒先厥①，后发热而利者②，必自止③，见厥复利④。

【提要】辨厥热与下利的关系。

【校疏】①**伤寒先厥：**伤寒，泛指广义伤寒。厥，指肢厥。汪苓友云："此条伤寒，乃厥阴中寒，厥利相连之证。"先，指利之先。伤寒而见厥，为阳虚阴盛，四末失煦者。②**后发热而利者：**后，厥之后，对应上句之先。

而，强调利随厥后，厥阴阳复则发热，阴盛则下利。③**必自止**：必，可能。利止踵于发热，发热为阳复，阳复则胜阴。阴得阳助则利止，暗含利止则厥回。④**见厥复利**：阳复不及，厥利复作，可知乃阳退阴进，其病日深。

【按语】 张兼善云："三阴伤寒，太阴为始则手足温，少阴则手足清，厥阴则手足厥逆。然病至厥阴，乃阴之极也，故有反发热之理。盖阳极则阴生，阴极则阳生，此阴阳推荡必然之理也。《易》云'穷则变'，穷者，至极之谓也。阳至极而生阴，故阳病有厥冷之证；阴至极而生阳，则厥逆有发热之条。凡言厥深热亦深者，乃事之极而变之常，《经》云：'亢则害，承乃制。'"无论阳极生阴或阴极生阳，皆物极必反之变，但是变化是有物质基础的，或得天阳之助，或得阳药之扶，或得人阳之复，方可胜邪，其病向愈。故此时用药，可获事半功倍之效。

三三二、伤寒始发热六日[1]，**厥反九日而利**[2]。**凡厥利者**[3]，**当不能食**[4]，**今反能食者**[5]，**恐为除中**[6]。**食以索饼**[7]，**不发热者**[8]，**知胃气尚在**[9]，**必愈**[10]。**恐暴热来出而复去也**[11]。**后三日脉之**[12]，**其热续在者**[13]，**期之旦日夜半愈**[14]。**所以然者，本发热六日，厥反九日，复发热三日，并前六日，亦为九日，与厥相应**[15]，**故期之旦日夜半愈**[16]。**后三日脉之而脉数**[17]，**其热不罢者**[18]，**此为热气有余**[19]，**必发痈脓也**[20]。

【提要】 辨除中与厥热之转归。

【校疏】 ①**伤寒始发热六日**：钱天来云："言始初邪入厥阴而发热者六日。"正胜则热，邪胜则寒。②**厥反九日而利**：而，同上条，强调厥利同见。即发热六日，厥利则九日，厥利多而发热少，阴盛阳虚之候。③**凡厥利者**：厥利者，言厥利同见，为内外阳虚、阴寒过盛之证。④**当不能食**：当，理应。阳虚阴盛，腐熟无权，纳谷不馨，故不能食。⑤**今反能食者**：阴盛阳虚之能食，有胃气来复与胃气将竭两种情况。⑥**恐为除中**：除中，古之病名，除指消除，中指中气。汪苓友云："除中者，胃中之真气所余无几，将欲尽除，求救于食，如灯将灭而复明之意。"即回光返照之象。全句意为：恐为中气将绝之败象。⑦**食以索饼**：食（sì 四），给他人东西吃。《诗经·小雅·绵蛮》："饮之食之，教之诲之。"索饼，即面条。《释名·释饮食》："蒸饼、汤饼、蝎饼、髓饼、金饼、索饼之属，皆随形而名之也。"王先谦补正引成蓉镜曰："索饼，疑即水引饼，今江淮间谓之切面。"食以索饼，即拿面条给病人吃，以探知胃气之存亡。⑧**不发热者**：指食索饼后未发热。⑨**知胃气尚在**：胃气在，则能化食消谷，故从不发热推知胃气尚存。⑩**必愈**：有胃气则生，无胃气则死。今胃气尚在，能化食，则中气旺而气血生，阳气复而阴寒退，故病愈。⑪**恐暴热来出而复去也**：暴热，指食后发热暴出。汪苓友云："其发热者，是为暴热，恐其骤来则能食。出，即来也。既来而复骤去者，此胃中真气，得食而尽泄于外。"⑫**后三日脉之**：脉，动词，指诊脉。后三日，指在热出后三日脉诊其候。⑬**其热续在者**：从脉诊知发热未去，发热仍在，说明阳复之兆存。⑭**期之旦日夜半愈**：期，预期。之，指病人。旦日，《汉书·高帝纪上》："于是飨士，旦日合战。"颜师古注："旦日，明日也。"则旦日为明日平旦。平旦则阳气始长，夜半为阴尽阳生时，人阳得天阳之助，复而胜阴，故愈。⑮**与厥相应**：厥利九日，发热九日，厥热相当，阴阳平半。⑯**故期之旦日夜半愈**：厥热相当，阳能胜阴，又得天阳之助，故愈。补述病愈之理，前应第三二八条"厥阴病欲解时，从丑至卯上"。⑰**后三日脉之而脉数**：厥回脉数，阳复太过。⑱**其热不罢者**：厥愈热张，厥阴风热有余，阳复太过，过则为灾。⑲**此为热气有余**：汪苓友云："此为邪热之气尚有余留。"⑳**必发痈脓也**：必，可能，揣度之意。厥阴主血，热气有余，血热久持，热盛肉腐，肉腐则成脓也。

【按语】本条应明了几个问题：初论伤寒发热，从发热则知病起三阳，从厥利生可知病止厥阴，此论病之来路，此其一。

厥利是虚寒抑或实热？钱天来认为是阴盛阳虚之寒证，汪苓友认为是阳气内陷之里热证，以临床论，真伤寒则前者居多，温热病则后者常见，欲识厥阴病，寒温合看明，二者均能说明病变本质，但因临床经验积累的不同，故而得出相悖的结论，均系临床经验之谈，殊途同归，可并存。阴盛阳虚，不温则为厥利，阳气来复，则厥回利止；邪热内陷，热深厥深亦为厥利，邪热从阴出阳，则厥回利止，故宜因病而论，无须拘泥，此其二。

厥为阴盛，热为阳复，厥多热少阴进阳消为病重之候；热多厥少，阳复太过则有痈脓之虞；唯厥热相当，则阴平阳秘，其病向愈，此其三。

病至厥利，其病已深，胃气必伤。能食者胃气有来复之机，但须警惕除中之证；不能食者，则胃气不复，有胃气则生，无胃气则死。病为除中，证已突变，热出暴失，若残灯之复明，夕阳之西落，然病热病寒有别，如柯韵伯谓胃阳竭乏能食为除中，热厥热利能食不为除中，深有见地，此其四。

除中、假热、戴阳、脉暴出、久病乍轻等证，均系病久危候，须四诊合参，方可定论，否则短期未知决诊，且慧夜甚不分，此其五。

索饼，有谓素饼，有谓煮饼，名目繁多，总以汤面条较合病情。久病之人，习以汤面调养，古今饼义不同，故以汤面之说较合情理，此其六。

期之旦日夜半愈，以厥热相应为前提。伤寒而厥利，阳损为甚，夜半阴尽阳生，阳生于子，真阳得长，不失其所，阳得阳助而愈；温热而厥利，阴损为甚，夜半阴盛，阴生阳长，阳得阴则解。厥阴病欲解时，从丑至卯上，皆概之可也，此其七。

三三三、伤寒脉迟六七日①**，而反与黄芩汤彻其热**②**。脉迟为寒**③**，今与黄芩汤复除其热**④**，腹中应冷**⑤**，当不能食**⑥**，今反能食**⑦**，此名除中**⑧**，必死**⑨**。

【提要】辨寒以寒治成除中。

【校疏】①**伤寒脉迟六七日**：脉迟属寒。寒盛则阳虚，而脉为之迟。②**而反与黄芩汤彻其热**：彻，治也。《诗经·大雅·崧高》："王命召伯，彻申伯土田。"毛传："彻，治也。"寒以寒治，故云"反"。两寒相搏，其病日深。③**脉迟为寒**：阳虚内寒，寒主收引，故脉迟为寒。④**今与黄芩汤复除其热**：用黄芩汤者，以为其下利与黄芩汤证相类也。汪苓友云："必其病初起便发厥而利，至六七日阳气回复，乃乍发热而利未止之时，粗工不知，但见其发热、下利，误认以为太少合病，因与黄芩汤彻其热。"全句重申用黄芩汤之误。⑤**腹中应冷**：应，很快。《三国志·魏志·华佗传》："若当灸，不过一两处，每处不过七八壮，病亦应除。"寒凉伤中，腹中很快变冷，即胃阳虚乏不足之证。⑥**当不能食**：中阳虚乏，不能腐热水谷，受纳无权，故不能食。⑦**今反能食**：汪苓友云："胃中无根之阳气所余无几，将欲尽除而求救于食。"故能食乃回光返照之象。⑧**此名除中**：这种现象是中气将绝之除中证。⑨**必死**：除中已见，如《易经·大过》所云："枯杨生华，何可久也？"故断为死候。

【按语】本条虽论寒证误用药而为除中证，但列于《厥阴篇》中，证当见厥利。其理由是，用黄芩汤，当有太少合病之发热、自下利等类证，且六七日为阳回之际，从而类于黄芩汤证；但从脉迟，可知阳气已虚，则四肢失温而厥，自在情理之中。若认证不清，误用黄芩汤治寒利，则中寒益甚，胃阳欲竭，直至除中。此时若能以索饼试之，不发热者，则胃气尚在；若暴热来出而复去，则必死无疑。

三三四、伤寒先厥而后发热①，**下利必自止**②。**而反汗出**③，**咽中痛者**④，**其喉为痹**⑤。**发热无汗**⑥，**而利必自止**⑦，**若不止**⑧，**必便脓血**⑨。**便脓血者，其喉不痹**⑩。

【提要】厥阴阳复太过而为痛脓。

【校疏】①**伤寒先厥而后发热**：伤寒先厥，则阳虚寒胜在先。后发热者，厥而后热，则存厥热胜复之机，寒极生热也。②**下利必自止**：利止踵于热后，则阳复胜阴，阴寒祛而利自止，义同第三三一条。③**而反汗出**：而反，强调意外。厥利本阴证，今发热利止为阳复；阴证本无汗，今见汗出，故云"反"。发热利止后，阳复太过，邪热熏蒸气分，迫津外泄则汗出。④**咽中痛者**：热灼咽喉，热胜则肿，肿甚则痛。⑤**其喉为痹**：痹者，痹而不通之谓。热壅于喉，红肿疼痛之候。⑥**发热无汗**：阳复太过之又一表现。阳多则发热，热攻于里而不近表则无汗。⑦**而利必自止**：阳多胜寒，寒除则利止。⑧**若不止**：利不随热止，则寒利趋变热利。⑨**必便脓血**：必，可能。邪热不外攻则内灼，热迫血分则便血，热盛肉腐则成脓。⑩**其喉不痹**：热并于内则不上灼，故喉不痹。

【按语】此条论厥热胜复，热多于厥，邪热上攻咽喉、下趋大肠的病理变化。章虚谷云："发热则邪从阳升，故下利必自止。热在阴经，不当有汗，反有汗者，以厥阴之脉上循喉后而至巅顶，邪热循喉而入肺，肺合于皮毛，故汗出而咽中痛为喉痹也。若发热而邪从阳升，虽无汗，其利亦必自止，若反不止者，热入于肠，必便脓血。热既入肠，不传于肺，故便脓血者，其喉不痹而无汗也。"关于其治法，常器之云："喉痹可与桔梗汤。"张路玉云："便脓血者，宜白头翁汤。"

厥热何以胜复？胜复的因素是多方面的，寒极生热，阴极则阳生。如寒邪太盛，若正气虚弱，则一"厥"不振；若正气尚存，寒郁必发热，则存胜复之机，此其一。寒邪直中厥阴，机体无胜复之机，而治寒以热，热药太过，胜厥有余，亦发热而为胜复，此其二。伤寒见厥，本身说明阴盛而阳虚，但若切合时宜，或得地气之回转，如春暖花开，或得天阳相助，如逢日中阳隆，则冰雪尽融，人体得自然界阳复之助，亦存胜复之机，此其三。人之禀赋有别，禀厚而元气壮，虽感寒邪而见厥，但元气壮盛，自存胜寒之力，胜阴则阳复，此其四。病虽见厥，但后天尚旺，饮食调理得宜，中州运而卫气盛，卫气盛则能胜厥，病中食复尚见发热，食复太过亦寓胜复之理于其中矣，此其五。明乎此，则胜复之机可明，胜复之理可了矣。

三三五、伤寒一二日至四五日①，**厥者必发热**②，**前热者后必厥**③，**厥深者热亦深**④，**厥微者热亦微**⑤，**厥应下之**⑥，**而反发汗者**⑦，**必口伤烂赤**⑧。

【提要】 厥深热深之治则。

【校疏】 ①**伤寒一二日至四五日**：伤寒已绵延有日。②**厥者必发热**：厥热相连，则热厥可知，厥由热生也。热盛郁遏阳气不能外达则厥，非寒厥之四末失温也。③**前热者后必厥**：热见于前，厥踵于后，则厥由热生。④**厥深者热亦深**：深，甚。《史记·商君列传》："教之化民也深于命，民之效上也捷于令。"司马贞索隐引刘氏云："教谓商鞅之令也，命谓秦君之命也，言人畏鞅甚于秦君。"厥深热深，由果知因，因热致厥，即热甚则厥甚。⑤**厥微者热亦微**：微，非微小之意，若训微小，则热微小不足以致厥焉，应训无。《国语·周语中》："微我，晋不战矣。"韦昭注："微，无也。"厥由热生，厥无则热无。⑥**厥应下之**：厥，指热厥。下之则邪热出，热除则厥回，故应下之。⑦**而反发汗者**：违反常规，以汗治厥。发表不远温，发汗则伤阴助热，犹抱薪救火。⑧**必口伤烂赤**：发汗伤阴助热，热势上炎，灼于口则口伤烂赤。

【按语】 本条论热厥成因、治法及治禁。热厥，顾名思义，因热而厥，外感寒邪，入里化热，热盛则郁遏阳气弗达四末而见厥。"厥者必发热"，云厥之病因为因热致厥；"前热者后必厥"，云厥之病理为厥由热生；"厥深者热亦深"，云厥之病势，从厥测热；"厥应下之"，指出热厥之治法，下之以荡其热，热去则厥回。但第三三〇条云"诸四逆厥者，不可下之，虚家亦然"，论虚寒致厥，故曰"不可下"；此条不在此禁。"而反发汗者"示热厥禁汗，发表不远温，热以治热，犹抱薪救火，未有不偾事者。

三三六、伤寒病①，**厥五日**②，**热亦五日**③。**设六日当复厥**④，**不厥者自愈**⑤。**厥终不过五日**⑥，**以热五日**⑦，**故知自愈**⑧。

【提要】 厥热相应，其病向愈。

【校疏】 ①**伤寒病**：病，动词。即患伤寒也。②**厥五日**：未云厥者必发热，则寒厥可知。阴盛则厥，阳不胜阴也。五日，约略之词。③**热亦五日**：

指热随厥后。阳气来复则发热。五日者，厥、热相当，阳复未过。④**设六日当复厥**：六日，阴数。六日复厥，则厥多热少，阳复不足胜阴，如第三三一条义，阴寒有复盛之机。⑤**不厥者自愈**：六日不厥，则厥、热相等，阳多胜阴，阴平阳秘，故病自愈。⑥**厥终不过五日**：非厥病限于五日，乃注解上文。厥不过五日，即阴不胜阳，厥、热相当。⑦**以热五日**：以，因为。厥终不过五日，热亦五日，厥、热相当，阴阳相合。⑧**故知自愈**：阴平阳秘，精神乃治，故向愈。

【按语】《医宗金鉴》云："盖厥热相胜则逆，逆则病进；厥热相平则顺，顺则病愈。今厥与热日相等，气自平，故知阴阳和而病自愈也。"厥为阴盛，热示阳复，阴平阳秘，精神乃治，阴阳偏胜，过则为灾。关于"厥终不过五日"句，黄元御泥为天地之数，五日气化为之变，云阴盛而厥终不过五日，甚谬。此句云厥不多于热，非拘于五日也，如此附会，有损经义。魏念庭云："厥热各五日，皆设以为验之辞，俱不可以日拘，如算法设为问答，以明其数，使人得较量其亏盈也。"又第三三二条"厥九日"之句，更能映其胶柱谬误也。

三三七、凡厥者①，阴阳气不相顺接②，便为厥。厥者，手足逆冷者是也。

【提要】概论厥证之病机及主证。

【校疏】①**凡厥者**：指所有厥证。②**阴阳气不相顺接**：阴阳气，意指表里之气。表里之气互相贯通，则四肢温和。不相顺接，包括阳气不与阴气相顺接，以及阴气不与阳气相顺接，即阴阳乖戾。陈平伯云："盖阳受气于四肢，阴受气于五脏，阴阳之气相贯，如环无端，若寒厥则阳不与阴相顺接，热厥则阴不与阳相顺接也。"

【按语】本条涵盖所有厥证之病机与特征，凡厥，俱见手足厥冷，是其共性。而病机概念"阴阳气不相顺接"之阴阳气，究属何解？历代名贤见仁见智，立论颇多，如主经脉说者有成无己、方有执，主肝胃说者如沈明宗，主脾胃说者如黄元御，主内脏之气与四肢之气不相顺接者如陈平伯、汪苓友。

以愚之见，"阴阳气不相顺接"是对厥证病机的高度概括。《素问·金匮真言论》云："夫言人之阴阳，则外为阳，内为阴；言人身之阴阳，则背为阳，腹为阴；言人身之脏腑中阴阳，则脏者为阴，腑者为阳。"可见阴阳在人身所指颇多，且又有阳中之阳，阳中之阴，阴中之阳，阴中之至阴的说法，故阴阳既无所指，又无所不指。而阴阳气在《灵枢·营卫生会》篇中指营卫之气，如谓："营在脉中，卫在脉外，营周不休，五十而复大会，阴阳相贯，如环无端。卫气行于阴二十五度，行于阳二十五度，分为昼夜，故气至阳而起，至阴而止。"这里已经指出人身正常的阴阳气循环规律，而厥证正是由于致病因素（如寒气、邪热、气郁、虫积等）导致其运行规律紊乱，即所谓不相顺接而已，所以这里的阴阳气当指营卫之气。

三三八、伤寒①，**脉微而厥**②，**至七八日**③，**肤冷**④，**其人躁无暂安时者**⑤，**此为脏厥**⑥，**非蛔厥也**⑦。**蛔厥者**⑧，**其人当吐蛔**⑨。**今病者静**⑩，**而复时烦者**⑪，**此为脏寒**⑫。**蛔上入其膈**⑬，**故烦**⑭，**须臾复止**⑮，**得食而呕，又烦者**⑯，**蛔闻食臭出**⑰，**其人常自吐蛔**⑱。**蛔厥者，乌梅丸主之**⑲。**又主久利**⑳。

【提要】论蛔厥之证治。

【校疏】①**伤寒**：泛指广义伤寒。②**脉微而厥**：真阳极虚则脉微，四肢失温则厥见。③**至七八日**：脉微而至七八日，阳微日进，不治将日深。④**肤冷**：由脉微而肢厥，由肢厥而肤冷，为真阳式微而肌肤失煦，阴寒极盛、真阳衰竭之象已显。⑤**其人躁无暂安时者**：暂，副词，表时间短暂。阴寒极盛则躁，真阳趋竭，脏气垂绝，则躁无暂安时。⑥**此为脏厥**：脏厥，由肾阳极虚而致四肢厥冷，此为脏厥。言见上述诸症者为脏厥。成无己云："脏厥者死，阳气绝也。"言其危重也。⑦**非蛔厥也**：蛔厥，病证名，因蛔而厥，时作时止，有暂安时，其厥在四肢。言脏厥与蛔厥有别。⑧**蛔厥者**：者，语气词，轻微地提示和复指蛔厥（的症状）。⑨**其人当吐蛔**：当，应该。言蛔厥有吐蛔现象。⑩**今病者静**：病者，指伤寒而厥者。静，安静。蛔安则人静。⑪**而复时烦者**：而复，而又。时烦者，蛔动内扰，气血运行受阻，心神不宁则烦。⑫**此为脏寒**：脏寒，指脾胃虚寒，区别于上述之脏厥。魏念庭云："此脏字即指胃，《内经》十二脏，并腑以言脏也，况胃寒未有不脾寒者。"⑬**蛔上入其膈**：蛔虫因寒而动，上行内扰。⑭**故烦**：蛔因寒动，烦因蛔生。⑮**须臾复止**：指烦有止息。联系上文，蛔动则烦生，蛔静则烦止。⑯**得食而呕，又烦者**：脾胃虚寒，虚不受食，胃气上逆，故得食而呕；蛔闻食动，动则内扰，故又烦生焉。⑰**蛔闻食臭出**：臭（xiù 秀），指食物气味。出，出动。蛔闻食而动，觅食之习性。⑱**其人常自吐蛔**：脾胃虚寒，胃气上逆，蛔闻食而动，随胃气上逆而吐出于口，是以可察蛔虫作祟也。⑲乌梅丸主之：上热下寒，因蛔致厥，乌梅丸酸苦辛温并用，蛔得酸则静，得苦则安，得辛则止，得温则伏，故主之也。⑳又主久利：此四字《千金翼方》只作细注。喻嘉言云："久利而便脓血，亦主此者，能解阴阳错杂之邪故也。"

【按语】本条论述蛔厥与脏厥的区别及蛔厥之证治。从病因看，一因真脏阳虚，一因蛔虫内扰。从症状看，虽皆见厥，但脏厥厥而肤冷，一派阴寒之象，且躁无暂安时；而蛔厥则静而复时烦，且伴吐蛔。从病性看，脏厥为纯阴无阳，蛔厥为寒热错杂。从治疗看，脏厥虽未出治法，理当回阳救逆，用四逆辈；蛔厥则寒温并施，扶正安蛔。二者虽厥相类，实则大异也。

厥阴是三阴，也是六经病发展的较后阶段，如成无己云："邪传厥阴，则热已深也。邪自太阳传至太阴，则腹满而嗌干，未成渴也；邪至少阴者，口燥舌干而渴，未成消也；至厥阴成消渴者，热能消水故也。饮水多而小便少者，谓之消渴。木生于火，肝气通心，厥阴客热，气上撞心，心中疼热。伤寒六七日，厥阴受病之时，为传经尽，则当入腑，胃虚客热，饮不欲食，蛔在胃中，无食则动，闻食臭而出，得食吐蛔，此热在厥阴经也。若便下之，虚其胃气，厥阴木邪相承，必吐下不止。"以成氏论，则乌梅丸证为肝热胃寒。此条与厥阴病提纲联系理解，病至厥阴，有阴尽阳生之特点，故出现寒热变化，且阴阳各趋其极，如厥热胜复、寒热错杂、上热下寒等，衍化病证之众，病情变化之杂，非其他五经可比，故有厥阴病为千古疑案之说。从本条与提纲证互勘，可以看出它揭示了寒热错杂的病理实质及治法，蛔厥只为其中伴症，非独专主蛔厥以乌梅丸也，故乌梅丸又主久利。正如柯韵伯云："仲景此方，本为厥阴诸证之法，叔和编于吐蛔条下，令人不知有厥阴之主方，观其用药，与诸证相符合，岂止吐蛔一证耶？"若能见树木，复睹森林，如此不落窠臼，厥阴病之疑案又何有哉？乌梅丸之所主病证又何止一蛔厥哉？

乌梅丸方

乌梅三百枚 细辛六两 干姜十两 黄连十六两 附子六两（炮，去皮） 当归四两 蜀椒四两（出汗）[①] 桂枝六两（去皮）人参六两 黄柏六两上十味，异捣筛，合治之，以苦酒渍乌梅一宿，去核②，蒸之五斗米下③，饭熟捣成泥④，和药令相得；内臼中，与蜜杵二千下，丸如梧桐子大。先食饮服十丸，日三服，稍加至二十丸。禁生冷、滑物⑤、臭食⑥等。

【校疏】①蜀椒四两（出汗）：《本草衍义》云："蜀椒须微炒，使汗出。"《雷公炮炙论》云："凡使蜀椒，须去目及闭口者，不用其椒子。"则微炒汗出，易于去其椒目也。②**以苦酒渍乌梅丸一宿去核**：苦酒，即醋。乌梅外皮黑褐而紧皱，以苦酒渍之，则皮肉膨胀，易于取用。③**蒸之五斗米下**：盛乌梅肉于米下，同蒸，令得谷气。④**饭熟捣成泥**：饭熟则乌梅肉熟矣。捣乌梅肉为泥，非与饭捣为泥。⑤**滑物**：指性质滑利能滑肠的食物。⑥**臭食**：指腐败变质，有难闻气味之食物。

【按语】前贤柯韵伯论此方最善，如谓："《内经》曰，必伏其所主，而先其所因，或收或散，或逆或从，随所利而行之。调其中气，使之和平，是厥阴之治法也。仲景之方，多以辛甘苦药为君，而此方用酸收之品者，以厥阴主肝而属木。《洪范》云：'木曰曲直……曲直作酸。'《内经》曰，木生酸，酸入肝，以酸泻之，以酸收之。君乌梅之大酸，是伏其所主也。佐黄连泻心而除痞，黄柏滋肾以除渴，先其所因也。肾者，肝之母，椒、附以温肾，则火有所归，而肝得所养，是固其本也。肝欲散，细辛、干姜以散之。肝藏血，桂枝、当归引血归经也。寒热并用，五味兼收，则气味不和，故佐以人参以调其中气，以苦酒渍乌梅，同气相求，蒸之米下，资其谷气，加蜜为丸，少与而渐加之，缓以治其本也……蛔为生冷之物，与湿热之气相成，故寒热并用以治之。且胸中烦而吐蛔，则连、柏是寒因热用，蛔得酸则静，得辛则伏，得苦则下，杀虫之方，无更出其右者。久利则虚，调其寒热，扶其正气，酸以收之，其利自止。"现代鲜得以古法炮制，临床习用汤剂，其效亦如桴鼓之应，能不留心此乎？

三三九、伤寒热少厥微①，指头寒②，嘿嘿不欲食③，烦躁④。数日⑤，小便利⑥，色白者⑦，此热除也⑧，欲得食⑨，其病为愈⑩。若厥而呕⑪，胸胁烦满者⑫，其后必便血⑬。

【提要】论厥证之轻者及转归。

【校疏】①**伤寒热少厥微**：微，少也。《易经·系辞下》："几者动之微。"孔颖达疏："初动之时，其理未著，唯纤微而已。"伤寒热遏阳气不达则厥，热深厥深，热少则厥少。②**指头寒**：寒冷尚未过腕，厥微之互词。热邪未盛，阳郁不达，仅指头为之不温，故指头寒。③**嘿嘿不欲食**：热郁而气滞，胃气不健则嘿嘿不欲食。张令韶云："嘿嘿者，默然无言，心主之神机不能外出，而阳明之胃络不和，故默默不欲饮食也。"④**烦躁**：郁热内扰心神则烦躁生。⑤**数日**：病延数日，生变转归之期也。⑥**小便利**：邪热已衰，津液已复，三焦通利，则小便利。⑦**色白者**：小便利而色白，非邪热灼津之短赤，即小便清长也，说明热势已衰，津气已复。⑧**此热除也**：重申从小便正常以测知热已不存之理。⑨**欲得食**：由嘿嘿不欲食至欲得食，胃气已苏，中气已复。⑩**其病为愈**：热除胃和，向愈之候，故其病为愈。⑪**若厥而呕**：病情发展之又一途径。厥而呕，则厥呕相连，厥则热未除，呕则胃不和，由不欲食至呕，病深一层，邪热不退，其病为进。⑫**胸胁烦满者**：即胸烦胁满。自觉胸中烦闷，两胁胀满，热扰胸中则烦；热及少阴，经气不利则胁满。王肯堂云："呕而胸胁满者，少阳证也，少阳与厥阴为表里，邪干其腑，故呕而胸胁烦满。"⑬**其后必便血**：后，指大便。热盛灼伤阴络则便血，亦即《灵枢·百病始生》："阴络伤则血内溢，血内溢则后血。"

【按语】 此条历代医家均认定为热厥轻证，其实不然，缘何云之？余谓全条首论伤寒，则为病热之始，自"热少厥微"句，是指热深厥深而转轻者，热去厥回之互词，非热轻能致厥也，热轻不足以遏阳气，故不致厥。外感邪热而致手足冷为病初邪遏阳气不达四末之暂局，非以厥名证，如外感初起之手足冷，并不称厥，所以此论热少厥微，乃热深厥深之由重而轻者，并非厥之轻者。既论厥，则病已深矣，正如沈明宗云"此厥微热微，自解之征也"。

其实，此条所论为热深厥深之两种转归。一则热衰厥回，由不欲食至欲得食，可测胃气已复；由小便色赤不利至小便利而色白，可知津液已复；由热扰烦躁至此热除也，可明邪热已去，故为向愈之候。一则热炽动血为病深，由厥深而知热深；由嘿嘿不欲食至呕，可测邪干胃腑；由烦躁而至胸胁烦满，可知经气不利；由小便赤少至大便下血，可知伤津而至动血，此由气分已传血分，故为病深矣。

三四〇、病者手足厥冷①**，言我不结胸**②**，小腹满**③**，按之痛者**④**，此冷结在膀胱关元也**⑤**。**

【提要】论冷结膀胱关元之厥。

【校疏】①**病者手足厥冷**：阳气弗达四末则手足厥冷。②**言我不结胸**：言，说。我，指病者。从问诊测知病不在胸膈，排除寒实结胸病。③**小腹满**：问诊所得，病位定于下焦少腹部。寒邪凝结下焦，气机不畅则小腹满。④**按之痛者**：触诊所得。寒邪内结，按之则甚，故按之痛。⑤**此冷结在膀胱关元也**：关元为任脉经穴，在脐下三寸。膀胱关元泛指下焦部位。此句给出手足厥冷、少腹满、按之痛之病因，为寒凝于内，遏阳于外，凝于内则少腹满痛，遏于外则手足厥冷。

【按语】尤在泾云："手足厥冷，原有阴阳虚实之别，若其人结胸，则邪结于上而阳不得通，如后所云，病患手足厥冷，脉乍紧，邪结在胸中，当须吐之，以通其阳者也。若不结胸，但少腹满，按之痛者，则是阴冷内结，元阳不振，病在膀胱关元之间，必以辛甘温药，如四逆、白通之属，以救阳气而通阴邪也。"此条若论满痛，则应与大结胸相鉴别；若论病性，则又当与脏结相鉴别也。

三四一、伤寒发热四日①，厥反三日②，复热四日③，厥少热多者④，其病当愈⑤。四日至七日⑥，热不除者⑦，必便脓血⑧。

【提要】辨厥热阳复与阳复太过。

【校疏】①**伤寒发热四日**：伤寒正胜则热，邪胜则寒。四日，约略之词，其病尚浅，正能抗邪。②**厥反三日**：伤寒邪盛则寒，寒甚则厥。三日，少于发热之四日，故云"反"。③**复热四日**：厥后见热，阳多胜阴之候。④**厥少热多者**：厥三日，而热八日，厥少热多，阳能胜阴。⑤**其病当愈**：柯韵伯云："伤寒以阳为主，热多当愈。"阳复胜阴，其病向愈。⑥**四日至七日**：四日指初发热四日至厥之时；至七日，涵厥三日，厥后发热四日，阳能胜阴。⑦**热不除者**：厥三日，热四日，阳能胜阴，热自除则病愈；热不除则阳复太过。⑧**必便脓血**：必，可能。阳复胜阴，其病向愈。阳复太过，灼伤阴络则血内溢，热盛肉腐则成脓，热迫血行则便血。

【按语】此条之厥，属寒属热，争论颇多，主寒者如柯韵伯、钱天来，主热者如尤在泾、成无己、汪苓友等。若以寒论，初发热则正邪抗争，至见厥乃阳虚寒盛之寒厥，复发热为阳复太过，便脓血为阳复太过而伤阴，说理亦通；若以热论，先发热而后见厥为热厥，热深厥深，绝无发热而向愈之理，凿论里邪传表则热，于理欠通。以愚之见，既列《厥阴篇》中，则不出厥阴藩篱。如《医宗金鉴》云："伤寒邪在厥阴，阳邪则发热，阴邪则厥寒，阴阳错杂，互相胜复，故或厥或热也。伤寒发热四日，厥亦四日，是相胜也。今厥反三日，复热四日，是热多厥少，阳胜阴退，故其病当愈也。当愈不愈，热仍不止，则热郁于阴，其后必便脓血也。"

三四二、伤寒厥四日①，热反三日②，复厥五日③，其病为进④。寒多热少，阳气退，故为进也。

【提要】 厥多于热，阳虚病进。

【校疏】 ①**伤寒厥四日**：伤寒寒盛，阳虚则寒，四末失温则厥。四日，约略之词。②**热反三日**：厥而发热微阳复，厥四热三，阳复不及。③**复厥五日**：阳复不足以回厥，为阴盛，阴盛则阳衰。④**其病为进**：厥三倍于热，阴益盛而阳益虚，故为病进。

【按语】 伤寒先厥，必阴盛阳虚，厥而复热，虚阳存来复之机，但终不胜阴，复厥五日，如是则厥三倍于热，阴盛阳衰，厥而后不复热，所谓一"厥"不振，故病为进也。程郊倩云："厥阴少阳，一脏一腑，少阳在三阳为尽，阳尽则阴生，故有寒热之往来。厥阴在三阴为尽，阴尽则阳生，故有厥热之胜复。凡遇此证，不必论其来自三阳，起自三阴，只论厥与热之多少。热多厥少，知为阳胜，阳胜病当愈；厥多热少，知为阴盛，阴盛病日进。热在后而不退，则为阳过胜，过胜而阴不能复，遂有便血诸热证；厥在后而不退，则为阴过盛，过盛则阳不能复，遂有亡阳诸死证。所以调停二者治法，须合乎阴阳进退之机，阳胜宜下，阴盛宜温，若不图之于早，坐令阴竭阳亡，其死必矣。"

三四三、伤寒六七日①，脉微②，手足厥冷③，烦躁④，灸厥阴⑤，厥不还者，死⑥。

【提要】 论寒厥之灸法及预后。

【校疏】 ①**伤寒六七日**：成无己云："伤寒六七日，则正气当复，邪气当罢，脉浮身热为欲解。"伤寒发于阴者六日愈，发于阳者七日愈。②**脉微**：阳虚无以鼓动血脉则脉微。③**手足厥冷**：阴盛阳虚，四末失煦。④**烦躁**：虚阳胜阴则烦，虚阳负阴则躁。阳气虽虚，尚可与阴寒相搏。⑤**灸厥阴**：灸性温热，可助阳气，灸厥阴者，厥阴为阴进阳生，灸之以助阳生。⑥**厥**

不还者死：灸以助阳，阳复胜阴则厥回，今灸而厥不回，则阳不得复而独阴加身，故为死候。

【按语】本条从病程看并不长，从症状看亦不重，但不药而灸则急，厥不回则死，预后不良，故《医宗金鉴》认为乃厥阴脏厥之重证。然脏厥只躁不烦，此条则烦、躁并见，一个烦字，道出真阳虽虚，但尚能与阴邪相争。此时倘能针灸、汤药并施，尚可挽回万一。虽仲景未出方药，则吴茱萸汤、四逆汤、附子汤在所胜任。至于灸厥阴何穴，常器之云灸太冲，张令韶云灸行间、章门，然虽云灸厥阴，他经回阳之穴未尝不可选用，以临床论，当灸百会、关元、气海，切不可死于句下。

三四四、伤寒发热[①]，下利厥逆[②]，躁不得卧者[③]，死[④]。

【提要】论热厥之阴竭阳绝者死。

【校疏】①**伤寒发热**：病起于阳，邪热盛则发热。成无己云："伤寒发热，为邪气独甚。"②**下利厥逆**：邪热趋于下则利，热遏阳气弗达四末则厥逆。③**躁不得卧者**：阳盛则烦，阴盛则躁，发热在先，下利趋后，阴阳俱竭，故躁不得卧。④**死**：邪热耗阴损阳，阴阳俱竭则死。

【按语】本条叙证简略，历代诸家均认为证属寒厥，余以为认识欠妥，应属热厥，其理由为：前论伤寒发热，则病起于阳，邪盛则热，继则下利，为邪热传里，热趋于下，踵而厥逆，为邪热郁遏阳气弗达四末，热利并作，伤阴损阳，则躁不得卧，阴竭阳脱，热深厥深，病情危殆，故断为死候。而倡寒厥者，云发热为阳复，或虚阳浮越，既为阳复或虚阳浮越，则厥应在先，而发热在后，今先热后利，厥躁其后，是因热致利，因热致厥，因热致躁，故为热厥而非寒厥也。

三四五、伤寒发热，下利至甚[①]，厥不止者[②]，死[③]。

【提要】论热厥厥不回为死证。

【校疏】①**下利至甚**：至，达到极点。《国语·越语下》："阳至而阴，阴至而阳。"韦昭注："至，谓极也。"甚，极，很也。《国语·晋语一》："吾闻申生甚好仁而强，甚宽惠而慈于民。"下利至甚，即下利极甚。热发于先，利踵于后，利由热起，是为热利。②**厥不止者**：邪热鸱张，协热下利，郁遏阳气弗达四末则见厥。厥不止，则热鸱张也，热深厥深之谓。③**死**：热发于先，利生于后，热利见厥，是因热致利，热利致厥也，厥不止则热不休，热不休则阳不复，利至甚则阴将竭，阴阳离决，其不死何？

【按语】 此条历代诸家多注为热为虚热，利为寒利，如周禹载、钱天来等。但细绎原文，为热利典型证候。"伤寒发热"一语奠其病性热，大论云："病有发热恶寒者，发于阳也。"热发于先，利下于后，则利由热生，为热利得证，安得为寒利乎？至利下至甚，厥生不回，热盛阴竭，阴阳两亡，必死无疑矣。

三四六、伤寒六七日不利①，便发热而利②，其人汗出不止者③，死④，有阴无阳故也⑤。

【提要】 论有阴无阳死证。

【校疏】 ①**伤寒六七日不利**："伤寒"下，《脉经》有"厥逆"二字，"不利"《金匮玉函经》作"不便利"。伤寒六七日，病程不长不短，不利则病未及里。②**便发热而利**：便，《金匮玉函经》作"忽"字。便，通"辨"，察看。《商君书·农战》："……则修守备，便地形，抟民力。"高亨注："便，借为辨，审察也。"而，连词，强调下利。前句不利，则更须审辨发热下利，若见发热下利为暴出，则下利为阴盛，发热为阳浮。③**其人汗出不止者**：汗随浮阳外出则亡阳在即。方有执云："发热而利，里阴内盛也，故曰有阴；汗出不止，表阳外绝也，故曰无阳。"④**死**：阴盛于内，阳亡于外，阴阳离决，故死。⑤**有阴无阳故也**：有阴指阴邪盛，无阳指阳外亡，是死之因也。

【按语】 尤在泾云："寒伤于阴，至六七日发热者，阳复而阴解，虽下利犹当自止，所谓伤寒先厥后发热而利者，必自止也。乃伤寒六七日，本不下利，而忽热与利俱见，此非阳复而热也，阴内盛而阳外亡也。若其人汗出不止，则不特不能内守，亦并无为外护矣，是谓有阴无阳，其死必矣。"平静中起波澜，独处已藏奸矣，要在细心体察，方能得其秋毫而不偾事。

以上三条均论厥阴危候，一则躁不得卧，为肾中阳气绝越之象；二则下利至甚而厥不止，为邪气独甚而脏腑气绝之象；三则汗利不止，为阴盛阳亡之象。皆为热病后期危急之候，由热而阴伤，由阴伤而亡阳，主要矛盾集中在亡阳上，故临证以救阳为首务，用大剂四逆汤合独参汤或生脉散，单刀直入，庶几可挽败局。

三四七、伤寒五六日①，**不结胸**②，**腹濡**③，**脉虚，复厥者**④，**不可下**⑤，**此亡血**⑥，**下之死**⑦。

【提要】论阴血亏虚，下之为厥。

【校疏】①**伤寒五六日**：外邪传里生变之时。②**不结胸**：邪热未与痰水相结，证不见大小结胸证。③**腹濡**：指腹部柔软。既无结胸之机，亦无结胸之证。④**脉虚复厥者**：脉虚，细弱无力之谓。复，又，在这里非指前有厥又出现厥，应训为连词，连接脉虚与厥，谓二者同见。脉虚者，血虚之证；复厥者，失濡之象。是阴气自虚，不与阳气相顺接而为厥也。⑤**不可下**：证无大结胸之可下，亦无阳明燥结之可攻，仅见脉虚复厥，可知血虚便结、津亏肠燥而大便不通，此乃虚秘，不可误以里实而下之。⑥**此亡血**："此"字下，《金匮玉函经》、成本有"为"字。亡血，即血虚之互词。⑦**下之死**：误施攻下，营血更伤，厥深脉脱，甚至死亡。

【按语】第三三○条云："诸四逆厥者，不可下之，虚家亦然。"此亦其例。陈修园云："伤寒五六日，六经已周也，不伤于气，而伤于血，故不结胸。既不结胸，则腹亦不硬而软濡。脉乃血脉，血虚则脉亦虚，阴血虚于内，不能与阳气相接于外，故手足复厥者，慎不可下。此厥不为热深，而为亡血，若误下之，则阴亡而阳亦亡矣，故死。"伤寒五六日，为传里生变之时，既无结胸，又无腑实，缘何下之？是为此条疑窦。腹濡无可下之征，脉虚无可下之脉，医家自明，言下者必具疑似可下之征，是为便结实，其不通为血虚失润使然，如此有者求之，无者求之，方能明其理而穷其证，方不致误下致死耶。

三四八、发热而厥①，**七日**②，**下利者**③，**为难治**④。

【提要】论发热而厥之危候。

【校疏】①**发热而厥**：论发热则病起于阳。热发于先，厥踵于后，是厥由热致，为热厥。②**七日**：七日为生变之时，或向愈之日。承前热而厥，则七日热厥未已。③**下利者**：厥热未已，反增下利，热趋于肠，内脱之虞已显。④**为难治**：外有厥热，内见下利。成无己云："邪气盛，里气虚，则为难治。"以祛邪则正气不支，扶正则有恋邪之嫌，故难治也。

【按语】本条叙述简略，历来看法不一，有论寒厥者，如钱天来、高学山、曹颖甫、吴谦等，其代表如《医宗金鉴》云："发热而厥至七日，若厥回利止，则可以自解矣。今发热而厥至七日，下利不止者，为难治也。盖上条有阴无阳，故主死；此条阴盛而阳不复，故为难治也。"主热厥者如汪苓友、尤在泾、章虚谷等，如尤在泾云："发热而厥者，身发热而手足厥，病属阳而里适虚也。至七日，正渐复而邪欲退，则当厥先已而热后除。乃厥热如故，而反加下利，是正不复而里益虚也。夫病非阴寒，则不可以辛甘温其里；而内虚不足，复不可以苦寒坚其下，此其所以为难治也。"二者相较，尤注为佳。

三四九、伤寒脉促①，手足厥逆②，可灸之③。

【提要】论阴盛阳衰脉促厥逆之灸法。

【校疏】①伤寒脉促：伤寒初期当见脉浮，今脉促。《伤寒论·辨脉法》云："脉来数，时一止复来者，名曰促。脉阳盛则促。"钱天来云："非结促之促，乃短促之促，阴邪太盛，孤阳不守，故脉作虚数而短促。"对照下文，当指后者。②手足厥逆：阴寒过盛，阳气虚馁，弗达四末则手足厥逆。③可灸之：寒则热之，灸之以温经通阳。

【按语】汪苓友云："此条乃厥阴中寒，阴极脉促，宜灸之证。脉促者，脉来数时一止复来是也，本阳极之脉，殊不知阴寒之极，迫其阳欲脱，脉亦见促。况外证又手足厥逆。"阴证见阳脉，大论多处论及，如第一二二条之阳虚脉数，他如阳虚寒盛，治用温法，热证禁灸亦可佐证此脉促为阳之虚，但手下应有虚弱无力之感，脉症合参，方臻无误。正如陈修园云："阳盛则促，虽手足厥逆，亦是热厥，忌用火攻，然有阴盛之极，反假现数中一止之促脉。但阳盛者，重按之指下有力；阴盛者，重按之指下无力。伤寒脉促，知其阳盛之假；手足厥逆者，知其阴盛之真，可于厥阴之井、荥、经俞等穴灸之，以通其阳，盖以厥阴为阴之极，贵得生阳之气也。"

三五〇、伤寒①，脉滑而厥者②，里有热③，白虎汤主之④。

【提要】论热厥之证治。

【校疏】①伤寒：病起于外感。②脉滑而厥者：钱天来云："滑者，动数流利之象，无沉细微涩之形，故为阳脉。"而，强调脉滑与厥同见，可以肯定厥不属虚寒而为实热，为真热假寒之象。③里有热：热伏于内，阳气不能宣通，阴阳气不相顺接，四末失温则厥，里热内盛，热而未结则脉见滑。④白虎汤主之：喻嘉言云："滑为阳脉，其里热炽盛可知，故宜行白虎汤以解其热，与三阳之治不殊也。"

【按语】 汪苓友云："伤寒本热病，热伤阳明则脉滑，脉滑者，《脉经》云，往来流利，乃热盛气壅之诊也。脉虽滑而外证见厥，厥者，手足逆冷也。叔和因其手足厥冷，遂撰入《厥阴篇》。以厥阴者，阴之尽，邪伤其经，不分冷热而外证见厥者多，殊不知阳明胃腑属土，土主四末，腑热亢极则气壅而血不流通，以故四肢之末见厥，在里之燥热实盛，乃热深者厥亦深也，故宜用白虎汤以解其里热。"本条证属阳明，而添列厥阴，以其厥鉴别于厥阴之厥也。仲圣每以相似证候互为鉴别，以教人以辨证之法，而非尤氏所云"此阳明热极发厥之证，误编入厥阴者也"。然全文叙证简略，仅仅脉滑而厥言其证，里有热定其性，则胸腹烦热、口渴、溲赤、舌苔黄燥等里热证跃然眼前，寒厥、热厥，其意明矣。

三五一、手足厥寒①，脉细欲绝者②，当归四逆汤主之③。若其人内有久寒者④，宜当归四逆加吴茱萸生姜汤⑤。

【提要】 论血虚寒厥与内有久寒之证治。

【校疏】 ①**手足厥寒**：汪苓友云："手足厥寒，与厥逆、厥冷略异，逆冷者，寒深入脏，故手足不顺利而为冷，斯为厥逆、厥冷。厥寒者，手足厥而自觉畏寒之甚，乃寒中于经。"血虚寒凝，气血运行不畅，失其温养之功则手足厥寒。②**脉细欲绝者**：血虚脉道不充则见细，寒凝脉道滞涩不利则脉欲绝。③**当归四逆汤主之**：当归四逆汤功擅养血通脉、温经散寒，服之厥寒消而脉道充，故主之也。④**若其人内有久寒者**：内有久寒之机，则伏久寒之证，寒凝于中则见腹痛，久寒犯胃则见呕吐，脾胃虚寒健运失司则见下利，种种寒证不一而足。⑤**宜当归四逆加吴茱萸生姜汤**：吴茱萸以温其脏之寒，生姜以散水之寒，则久寒虽盛亦可力拔也。

【按语】 理解本条，首先要明了三点：大论言手足厥寒而不云手足逆冷，是厥寒有别于逆冷也，其冷的程度轻，此其一；脉细欲绝非阳气将竭之兆，乃寒凝血脉，脉道滞涩不利之象，此其二；寒证之因起于血虚失濡而寒，血虚为主，阳虚次之，此其三。明乎此，则经义大白。柯韵伯、钱天来不别厥寒、厥冷，囿于四逆而欲解以四逆汤，血虚作阳虚论，主次不分，坠入寒厥藩篱，着实误人不浅。

又按：近贤陆渊雷云："今案本方方义，实为肌表活血之剂，血被外寒凝束，令手足厥寒，脉细欲绝，初非阳虚所致。日本医以本方治冻疮，大得效验，可以见其活血之功焉。"

当归四逆汤方

当归三两 桂枝三两（去皮） 芍药三两 细辛三两 甘草二两（炙） 通草二两 大枣二十五枚（擘，一法十二枚）

上七味，以水八升，煮取三升，去滓，温服一升，日三服。

当归四逆加吴茱萸生姜汤方

当归二两 芍药三两 甘草二两（炙） 通草二两 大枣二十五枚（擘） 桂枝三两（去皮） 细辛三两 生姜半斤（切） 吴茱萸二升

上九味，以水六升、清酒六升和，煮取五升，去滓，温分五服（一方，水酒各四升）。

【按语】此方虽名四逆，但仅厥寒而已，与四逆汤之四逆迥别。陈亮斯云："四逆之名多矣，此当归四逆汤，固不如四逆汤及通脉之热，亦不若四逆散之凉，盖四逆之故不同，有因寒而逆，有因热而逆，此则因风寒中于血脉而逆，当归四逆所由主也。"诸四逆而厥，则厥为共同表现，故列厥阴中以资鉴别之耳。亦古人取象比类之思维方式。

本方即桂枝汤去生姜，倍大枣，加当归、细辛、通草而成。芍药合当归、大枣，养血之功倍增；而佐以桂枝、细辛、通草之温通，共奏温运血行，散寒通脉之功。正如尤在泾云："手足厥寒，脉微欲绝者，阳之虚也，宜四逆辈，脉细欲绝者，血虚不能温于四末，并不能荣于脉中也……故欲续其脉，必益其血；欲益其血，必温其经。方用当归、芍药之润以滋之；甘草、大枣之甘以养之；桂枝、细辛之温以行之；而尤藉通草之入经通脉，以续其绝而止其厥；若其人内有久寒者，必加吴茱萸、生姜之辛以散之，而尤藉清酒之濡经浃脉，以散其久伏之寒也。"

三五二、大汗出①，**热不去**②，**内拘急**③，**四肢疼**④，**又下利，厥逆而恶寒者**⑤，**四逆汤主之**⑥。

【提要】表证过汗亡阳之证治。

【校疏】①大汗出：亡阳可大汗出，大热可大汗出，发汗太过可大汗出。②**热不去**：承上句则大汗出为过汗而大汗出。尤在泾云："大汗出，热不去者，邪气不从汗解，而阳气反从汗亡也。"③**内拘急**：指腹中疼痛，拘挛急迫而不舒。汪苓友云："此寒气深入于里，寒主收引，当是腹以内拘急。"④**四肢疼**：大汗伤阴，阳气外亡，四肢者诸阳之本，经脉失却温煦则四肢疼痛。⑤**又下利厥逆而恶寒者**：又，接踵之证。阴寒内盛则下利，为内拘急之更盛；阳气失煦则厥逆，为四肢疼之趋重；阴寒内盛，阳气外亡，失其皮毛之温煦则恶寒，实为畏寒之重者，非表证之未罢。⑥**四逆汤主之**：内有阴寒之凝聚，外有阳气之亡失，非破阴不足以回阳，非振阳不足以抑阴，故以四逆汤单刀直入以振阳抑阴。

【按语】本条过汗治法，难点在于"热不去"一句，多数注家均以为阴盛于内而阳亡于外，果如是，则发热当为阳浮，恶寒则为阳虚；但首句揭出"大汗出"，既云汗出，则用发汗之剂，次论热不去，则发热为原有之证，非止如此，又添下利厥逆，病势急转直下，热未去而恶寒在，则表证未罢而里气先伤。对照第九二条"病发热头痛，脉反沉，若不瘥，身体疼痛，当救其里，宜四逆汤"及第二二五条"脉浮而迟，表热里寒，下利清谷者，四逆汤主之"，三者如出一辙，似以原有内寒阳虚，或过汗而使表里同病，表轻里重，则当救里；如热不去为阳虚而浮阳外出，则当以通脉之类，非四逆所能胜任也。

三五三、大汗①，若大下利而厥冷者②，四逆汤主之③。

【提要】过汗阳虚厥冷之证治。

【校疏】①**大汗**：大汗为病汗，耗阴伤阳之候。②**若大下利而厥冷者**：利随汗至，厥踵汗生，则阳气外亡而阴寒内盛，寒凝于内则下利，阳气弗达四末则厥冷生焉。③**四逆汤主之**：外脱以汗，内竭以利，非温不足以回厥，非热不足以止利，故主之以四逆汤。

【按语】本条与上条相较，少了表证一层，暴寒骤中不足以大汗，则大汗仍为发汗太过，但随汗而证全属里，里寒亡阳之证暴露无遗，虽无内拘急之过度证候，但利云之大，足以病势急转直下，无停留，其势也急，其病也重，故仍主以四逆汤。上下文对勘，其理益明。《医宗金鉴》云："大汗，出汗不收者，桂枝加附子汤证也；大下利，利不止者，理中加附子汤证也。今大汗出，又大下利不止，而更见厥冷，乃阳亡于外，寒盛于中，非桂枝理中之所能治矣。当与四逆汤急回其阳以胜其阴，使汗利止而厥冷还，则犹可生也。"《医宗金鉴》之说，持论中肯。

三五四、病人手足厥冷①，**脉乍紧者**②，**邪结在胸中**③。**心下满而烦**④，**饥不能食者**⑤，**病在胸中**⑥，**当须吐之**⑦，**宜瓜蒂散**⑧。

【提要】论痰厥之证治。

【校疏】①**病人手足厥冷**：张隐庵云："曰病人者，非厥阴之为病，亦非外受之寒邪也。"病不从伤寒来，直言手足厥冷，则阳气不达四末使然。②**脉乍紧者**：乍，忽然。手足乍冷，则脉亦乍紧。尤在泾云："脉紧为实，乍紧者，胸中之邪能结而不能实也。"以脉测证，则知邪将结也。③**邪结在胸中**：病机概念。邪为何邪？当痰饮之属。是知厥冷起于痰也。④**心下满而烦**：痰饮结于胸中，胸阳不振，气机不畅，则心下满，满甚则烦生。⑤**饥不能食者**：饥者，脾不病。痰饮阻于胃中，则不能食。⑥**病在胸中**：含义与"邪结胸中"同。⑦**当须吐之**：在上者因而越之，因势利导，以利邪去，故吐之可也。⑧**宜瓜蒂散**：瓜蒂散涌吐痰实，痰饮去则阳气展，阳气展则满烦除，而厥冷回。

【按语】此条论痰厥，因手足厥冷，故列厥阴中，以资鉴别也。病人心下满烦，饥不能食，脉乍紧，为痰饮之的证。痰自内生，与外感无涉。痰为阴邪，最善遏人阳气，痰阻胸中，阳气弗达四末，则见厥冷，其病也缓，自霄壤之别于寒厥也。此条当与第一六六条互参，盖痰饮为患，非止一症，且变化多端，证象万千，不可不详之也。

三五五、伤寒厥而心下悸①，**宜先治水**②，**当服茯苓甘草汤**③，**却治其厥**④。**不尔**⑤，**水渍入胃**⑥，**必作利也**⑦。

【提要】论水厥之证治。

【校疏】①**伤寒厥而心下悸**：伤寒，广义述病之词。病可从外来，亦可自内生。厥而心下悸者，厥悸相连，则非阴盛阳虚，更异于热郁阳盛，有别于痰结胸中。②**宜先治水**：一语道出病因，则悸由水致，厥缘水起，水停于中，如《金匮要略·痰饮咳嗽病脉证并治》云"水停心下，甚者则悸"。水遏阳气，弗达四末则厥。③**当服茯苓甘草汤**：厥由水致，当先治水，水去则厥回悸止，故以茯苓甘草汤以治其水。④**却治其厥**：却，推后。《三国志·魏志·武帝纪》："公谓运者曰：却十五日为汝破绍。"因水致厥，水去厥回。假若厥不回，先治水，后治厥也。⑤**不尔**：尔，这样。不尔，指不这样先治水。⑥**水渍入胃**：渍，浸也。水不去则干于肠胃。⑦**必作利也**：水走胃肠，水性趋下，则利下矣。

【按语】《黄帝内经》云：治病必求其本。善哉斯言！观此条治法，悉如其法也。盖水性阴凝，为病伤遏阳气，则厥悸同见。治病求本，则先治水，水去则厥回；若水去厥不回者，后治其厥。不先治水，则水邪作祟，流入肠胃，并作厥利，这给治疗带来了困难。本条应与前第七三条互勘，除厥悸，尚可见汗出不渴、小便不利等证。

三五六、伤寒六七日①，**大下后**②，**寸脉沉而迟**③，**手足厥逆**④，**下部脉不至**⑤，**咽喉不利**⑥，**唾脓血**⑦，**泄利不止者**⑧，**为难治**⑨，**麻黄升麻汤主之**⑩。

【提要】伤寒误下致厥之证治。

【校疏】①**伤寒六七日**：病从表起，已臻生变之时。②**大下后**：攻里不远寒，大下既伤阴又损阳，是以阴阳两伤。③**寸脉沉而迟**：沉则气虚，迟则阳虚，下后阳气虚馁之征。④**手足厥逆**：阳虚弗达四末则手足厥逆。下后伤阳之明证。⑤**下部脉不至**：下部，以寸口言指尺部，以上下言则指趺阳与太溪脉。阴液弗充于脉则下部脉不至，下后伤阴之征。⑥**咽喉不利**：即咽喉疼痛，吞咽障碍之属。下后伤阴，肺热痹络，咽喉为之不利。⑦**唾脓血**：阴虚内热，热盛则肉腐，肉腐成脓则唾脓血。⑧**泄利不止者**：大下伤阴损阳，寒中脾胃，清阳下陷则泄利不止。⑨**为难治**：本患伤寒，误以大下，脾寒肺热。清热则碍寒，治寒则虞热，补虚则恋邪，泻实则虑虚，故为难治。⑩**麻黄升麻汤主之**：变证丛生，病机繁杂，难治中出难方，麻黄升麻汤清上温下，发越郁阳，是以主之也。

【按语】程知云："设以大热不解而大下之，则阴伤而阳亦陷。寸脉沉迟，手足厥冷，下利不止，伤其阳而气内陷也，下部脉不至，咽喉不利，唾脓血，伤其阴而热内逼也。一下之误，既伤其阳，复伤其阴，故为难治。"可谓论病简明扼要，切中病机。本条伤寒六七日，已至传变之期，以大下误治，是为坏病，变见手足厥逆，添列《厥阴篇》中以资鉴别，非真厥阴病也。大下之，必因其有大下之征，或大热不解，或大实滞中，或躁实将结。治病当恰如其分，过则为灾，下后不特病不解，反生变证，其来也速，其变也多。寸口脉随下而为沉迟，下部脉随下而不至，皆为暂局，非若真阳虚脱者可比。至下利不止，亦为大下所为，病不但下去，阴反为下伤，阴伤则内热炎起，熏蒸于上则咽喉不利而唾脓血。诸证皆为误下所致，故虽厥、利同见，不得以四逆辈；阴伤热起，不得以白虎辈。综观诸证，苟能合之，以合治之也。

综览全方，有麻黄、石膏、甘草相伍，寓越婢之义以发越郁阳；有知母、石膏、甘草相伍，寓白虎之义以清热存津；有桂枝、白芍、甘草、干姜相伍，寓桂枝汤之义以和营调卫；有茯苓、桂枝、白术、甘草相伍，寓苓桂术甘之义以治下后动经之证；有黄芩、芍药、甘草相伍，寓黄芩汤之义以治下利；有升麻、当归、甘草相伍，寓升麻鳖甲汤之义以治咽痛、唾脓血；有茯苓、桂枝、甘草相伍，寓茯苓桂枝甘草汤之义以治水停心下；有桂枝、甘草相伍，寓桂枝甘草汤之义以治大下之伤阳；有甘草、干姜相伍，寓甘草干姜汤之义以治误下之咽干与厥；有芍药、甘草相伍，寓芍药甘草汤之义以治误下之阴伤；有茯苓、白术、芍药、甘草、干姜相伍，寓桂枝去桂加茯苓白术汤之义，以治下后之表邪未解、水饮内停；有桂枝、芍药、麻黄、甘草、干姜相伍，寓桂枝二越婢一汤之义，以治伤寒大下后之热多寒少；有桂枝、甘草、干姜相伍，寓桂枝去芍药汤之义，以治下后之邪陷；有知母、葳蕤、天冬之滋阴液。虽组方庞杂，但杂而有章，各得其所，且药制不大，集十数方于一方，实难治中有治，无方中之妙方也。若能细心玩味，于误治之善后不无裨益也。

麻黄升麻汤方

麻黄二两半（去节）　升麻一两一分　当归一两一分　知母十八铢　黄芩十八铢　葳蕤十八铢（一作菖蒲）　芍药六铢　天门冬六铢（去心）　桂枝六铢（去皮）　茯苓六铢　甘草六铢（炙）　石膏六铢（碎，绵裹）　白术六铢　干姜六铢

上十四味，以水一斗，先煮麻黄，一两沸，去上沫，内诸药，煮取三升，去滓，分温三服。相去如炊三斗米顷，令尽。汗出愈。

【按语】此方由伤寒一十三方增减而成，虽药味仅十四味，但寒热并用，温清合施，各味药间分量轻重悬殊甚大，如麻黄用二两半，仅次于麻黄汤之用量，桂枝仅六铢，且一炊之间三服全尽，则取汗伸阳之意甚明，而方后又注云"汗出愈"。观全文伤寒六七日，若大下之则必病不解而施下法，今又施汗法，其目的不在表散寒邪，而在发越郁阳，正如王朴庄云：

"君以麻黄，取其捷于得汗也。升麻解毒，当归和血，故以为臣，然后以知母、黄芩清肺热，葳蕤、麦冬保肺阴，姜、甘、三白治泻利，复以桂枝、石膏辛凉化汗，入营出卫，从肺气以达四末，纪律森严，孰识良工心苦哉！"证杂则治杂，柯韵伯云"以治阳实之品，治亡阳之证，是操戈下石"，竟得"千古卓见"之誉，所见不卓，哂之远矣。

三五七、伤寒四五日①，腹中痛②，若转气下趣少腹者③，此欲自利也④。

【提要】伤寒欲作自利。

【校疏】①**伤寒四五日**：云伤寒，则病自表来。四五日，未达传变之期。②**腹中痛**：表证未去而里证已生，是表邪传里，阴寒凝滞则腹中痛。③**若转气下趣少腹者**：转气，为肠中辘辘之意。趣，同趋。下趋，向下行。里寒凝滞，寒邪趋下。④**此欲作利也**：腹中痛而转气下趋，是欲利之先兆。

【按语】此条伤寒欲作下利，有寒热之分：主寒者如成无己、张路玉；主热者如汪苓友。而汪氏提出，未利者用四逆散，已利者用白头翁汤。愚意以为，寒有寒证，热备热象，则临证自以四诊别其寒热可也。欲利者，未必利也，四逆散为两可之方；若为二阳合利，则与黄芩汤；属热利，则白头翁汤（然有下重者）；若为寒利，轻则理中汤，重则四逆辈，酌情而施。不可为寒热假象印定眼目，总以辨证为准，殊无差错。

三五八、伤寒①，本自寒下②，医复吐下之③，寒格④，更逆吐下⑤；若食入口即吐⑥，干姜黄芩黄连人参汤主之⑦。

【提要】论阴寒格阳之治法。

【校疏】①**伤寒**：病从表来。清代秦皇士云："言伤寒则为病热。"②**本自寒下**：本自，本来。一说本有虚寒下利，或寒下为下寒之互词。③**医复吐下之**：施吐则当有可吐之证，其高者，因而越之；施下则当有可下之证，中满者泻之于内。误以表热作祟，复施吐下。④**寒格**：指上热与下寒相格拒，原本上热下寒之证，寒热相格，故名。⑤**更逆吐下**：更，副词，表示动作之重复。指上句复吐下以治寒格为逆。⑥**若食入口即吐**：《金匮要略》云："食已即吐者，大黄甘草汤主之。"王冰云："食已即吐，是有火也。"本自寒下在先，胃热气逆后生，为逆吐、逆下而致。如秦皇士云："其人表热里寒下利，医者误认挟热复吐下之，则寒格而食入口即吐出。"⑦干姜黄芩黄连人参汤主之：干姜以温其下寒，芩、连以折其上热，人参以补其吐下不完之气。

【按语】此条"本自寒下"与"寒格"为全条眼目。"本自寒下"说明病人下寒，下寒何得以吐下之？当有新感邪热作祟。新感邪热在上，原有下寒在先，则为寒格，即上热下寒相格。本应清上热而温下寒，医误吐下之，故云"更逆吐下"。此举非但上热不除，反致食入口即吐，是寒下益甚而上热不除也。如程知云："言邪热入里，体虚之人不宜妄用吐下也。本自寒下，是其人素胃寒下利也，所以才病伤寒，即不可妄行吐下，与病人旧微溏，不可服栀子同义也。本自寒下，而复用吐下，则寒气格拒，病邪逆而吐下更甚，或食入口即吐也，故用干姜、人参以温补其胃，用芩、连之苦以下气逆，亦从治法也。"

干姜黄芩黄连人参汤方
干姜　黄芩　黄连　人参各三两
上四味，以水六升，煮取二升，去滓，分温再服。

【按语】陈蔚云："方用干姜辛温以救其寒，芩、连苦寒降之且以坚之。然吐下之后，阴阳两伤，胃气索然，必藉人参以济之，俾胃气如分金之炉，寒热各不相碍也，方名以干姜冠首者，取干姜之温能除寒下，而辛烈之气又能开悟而纳食也。"就全方组成而言，所治肠寒下利为轻，胃热气逆为重，为典型的寒、热、补共用之方。

三五九、下利①，有微热而渴②，脉弱者③，今自愈④。

【提要】下利阳复自愈证。

【校疏】①下利：仅云下利，则邪已及里。②有微热而渴：下利在先，微热口渴在后，则下利非起于热，虚寒下利，阳气渐复，则微热而渴。③脉弱者：一者下利伤正，其脉现弱；二者邪气已衰，阳气未复，其脉亦见弱。④今自愈：脉弱可度邪气已衰，发热示阳气来复，邪去阳复，故为自愈之象。

【按语】此条列于《厥阴篇》，则具阴尽阳生之机。病之属寒属热，汪苓友认为属热利，但大多注家认为属寒利。细研原文，"有微热"一句可排除利起于热，微热不足以致利，则下利为寒利。既列之于厥阴，则可度其利甚见厥也，阴尽阳生，阳不生则为死候，阳渐复则为自愈，阳复太过则口伤烂赤、喉痹痈脓大作。但文中所指其热微，则渴不甚，热微为阳复自愈之佳兆，非热甚之阳复太过，口渴是示人少少与饮之，令胃气和，故为自愈之候。

三六〇、下利①，脉数②，有微热汗出③，今自愈④。设复紧⑤，为未解⑥。

【提要】 论下利将愈之脉证及未解之脉象。

【校疏】 ①下利：邪已传里之证。②脉数：数本阳脉，下利脉微，一则为寒利阳复，一则为热利之脉。综观全文，当指前者。③**有微热汗出**：有微热，同上条，则利不为热，利下见于先，微热发于后，则微热为阳复之兆。阳气来复，表阳得通则汗出。④**今自愈**：寒利阳复，邪气已衰，故为自愈之兆。⑤**设复紧**：设，假设之词。一者寒利则原来脉紧，如《伤寒论·平脉法》云"假令下利，以胃中虚冷，故令脉紧也"，复紧则寒邪未衰；二者复紧说明利下属寒，脉数为寒利阳复之征。⑥**为未解**：承上句设复紧，以紧则为寒，紧不去则寒依然，故为未解也。

【按语】 本条当与上条对勘，皆论寒利阳复之候，均列《厥阴篇》中，揭示阴尽阳生之机。利必伴厥之证，夫有诸内则必形诸外，虚寒下利其脉见紧，当伴一派寒象，举凡脉数、微热、汗出、口渴，均为阳气来复之佳兆，譬犹冬至之阳生，冰封之惊蛰，皆向愈之象。一者揭示病证临床演变，二者提示此时应不失时宜及时予以积极治疗及护理，对于疾病之完全康复，缩短病程将大有裨益。

三六一、下利①，手足厥冷②，无脉者③，灸之④不温⑤，若脉不还⑥，反微喘者⑦，死⑧。少阴负趺阳者⑨，为顺也⑩。

【提要】 论厥利无脉之灸法及预后。

【校疏】 ①下利：病已传里。②**手足厥冷**：下利而手足厥冷，阳虚寒盛弗达四末使然。③**无脉者**：阳虚见脉沉，阴虚见脉弱，今脉无，为真阴真阳将绝之危候。④**灸之**：病情危殆，急灸之以冀阳复，又恐汤药之不济也。⑤**不温**：指灸后厥冷不回，引出两种转归。⑥**若脉不还**：脉不还，则阳不复而阴不充。⑦**反微喘者**：微，非微少之意（小喘无碍大疾），乃伺察之意，参第二〇九条注。肾阳绝于下，肺气脱于上则喘。⑧**死**：阴阳离决则脉不还，肾肺气绝则见喘。如第二九九条云："少阴病，六七日，息高者死。"⑨**少阴负趺阳者**：承前寸口脉不还，而少阴趺阳脉已见。少阴，指太溪脉。趺阳，指冲阳脉。少阴负趺阳者，即太溪脉小于趺阳脉。⑩**为顺也**：前云脉不至，今灸之，虽厥冷不温，但其脉已回。少阴属肾，趺阳属胃，虽少阴负趺阳，但说明胃气尚存，生化有源，故为顺也，即"有胃气则生"也。

【按语】本条下利厥冷无脉为厥阴下利之危候，与第三一五条少阴病"利不止，厥逆无脉"相类，第三四五条云"下利至甚，厥不止者，死"。急当灸之以冀挽回万一，然灸后有两种转归，厥不回，脉不还反增喘者，死；厥不回，少阴、趺阳脉已还者，生。又，古人诊脉，三部俱察，如大论序云"人迎、趺阳，三部不参，动数发息，不满五十"。可见仲景诊病，三部俱察，至《难经》方独取寸口。故原文之脉不至，指三部脉俱不至，非若有些注家所云寸口不至，少阴、趺阳尚存。既少阴、趺阳脉存，焉得论其"无脉者"？

本条历来争论颇多，多数认为本条应属少阴病，如方有执、喻嘉言、汪苓友等，而程知、柯韵伯索性将此条删除，关键在是否将此条列入厥阴病。其实两阴交尽是谓厥阴，少阴病的最后阶段也就是厥阴病的开始，一部《伤寒论》，《厥阴篇》囊病之多，变化之大，病性起伏跌宕，皆非他篇可比，后人叹《厥阴篇》为千古疑案，其原因仰或往此欤！

三六二、下利，寸脉反浮数①，尺中自涩者②，必清脓血③。

【提要】论阳复太过灼伤阴络。

【校疏】①**寸脉反浮数**：寸以候上，反浮数，则原不浮不数，下寒为虚寒下利，脉见沉迟，今寸脉见浮数，则示阳气来复。②**尺中自涩者**：尺以候下，涩为血少，则下焦之阴伤可知。③**必清脓血**：必，可能，度测之意。阳复太过，灼伤阴络则圊脓血。

【按语】此条论厥阴虚寒下利，阳复太过反而灼阴之证。厥阴虚寒下利，脉应沉迟，反见浮数，本为阳复佳兆，但寸浮而尺涩，阳盛而阴弱，是以可度伤阴便脓血，一者示人病机变化，二者适时予以清热凉血以遏过复之阳。

三六三、下利清谷①，不可攻表②，汗出必胀满③。

【提要】 里虚寒，误攻表，生胀满。

【校疏】 ①**下利清谷**：下利完谷不化，为脾胃虚寒之下利。②**不可攻表**：攻表即发汗。发汗伤阳损阴，故里虚寒不可汗。③**汗出必胀满**：发汗伤阳，中阳益虚，脾失健运，脏寒生满病，是以汗出必胀满。

【按语】 下利清谷，则脾胃虚寒，中阳不足，何以汗之？度之必伴见表证，虽如是，亦不可贸然发汗，否则中阳益伤而胀满随起。第九一条云："伤寒，医下之，续得下利，清谷不止，身疼痛者，急当救里……救里，宜四逆汤。"如此则里和而表自解；第八九条云："病人有寒，复发汗，胃中冷，必吐蛔。"为本有寒而误汗，致胃气上逆；此则本有寒而误汗，致气机不畅。虽表现不同，其误一也。

三六四、下利，脉沉弦者，下重也①；脉大者②，为未止③；脉微弱数者④，为欲自止，虽发热⑤，不死。

【提要】 从脉象辨下利轻重。

【校疏】 ①**下重也**：即里急后重，状若滞下。阴寒内盛，腑气凝滞则下重。②**脉大者**：正邪相持则脉大。邪虽盛，但正气能与之抗争。③**为未止**：正邪相持，利下不止。④**脉微弱数者**：脉微弱则正气虚，邪亦不盛矣。脉复具数，则阳气有来复之兆。⑤**虽发热**：脉数乃阳复之脉，发热乃阴病阳复之象。

【按语】 此条以脉辨厥阴下利之转归。下利孰寒孰热，历代伤寒注家均有阐释。主热者如汪苓友、吴谦之《医宗金鉴》；主寒者如钱天来、尤在泾、沈明宗等。连狂妄若舒驰远者，亦发"但言脉者，玄渺难凭，言不敢从"之感叹。其实站在《厥阴篇》的观点上，对于此条之寒热并不难理解。既到厥阴，必具其由，从全文看，是一个完整的病程。病之初，为热利下重之候，为白头翁汤的证，其理由是脉沉而弦，邪盛正亦不虚，非虚寒下利可比。失治则至病之中，言脉大者，为未止，还处于正邪相持阶段，《素问·脉要精微论》云"大则病进"，此时白头翁汤亦主之。若再失治，则至病之末，邪衰正伤，病势急转直下，由热而寒，脉见微弱，邪热已退，真阴已伤，此时当治之以白头翁加甘草阿胶汤合参脉饮，失治则直入为虚寒矣。至脉复弱而数，则有阳复之机，断以虽热不死。病既入厥阴，证情变化起伏，一日数变。故单纯以属寒属热，不能说明病变的全过程。重证下利，其来也速，其变也疾，如能脉症合参，结合临床，何有玄渺难凭之叹也！

三六五、下利，脉沉而迟①，其人面少赤②，身有微热③，下利清谷者④，必郁冒汗出而解⑤，病人必微厥⑥。所以然者，其面戴阳⑦，下虚故也⑧。

【提要】下利阳复见郁冒汗出。

【校疏】①脉沉而迟：沉为在里，迟为阳虚，则下利为虚寒下利。②其人面少赤：面少赤为两颧泛红如妆。阴寒趋于下，虚阳浮于上，如钱天来云："其人面少赤者，阴寒上逆，虚阳受迫而上浮，其面赤为戴阳，乃下焦真阳大虚故也。"③身有微热：机理同面少赤。虚阳为寒邪所迫，浮于外则身微热。④下利清谷者：脾胃阳虚，不能腐熟水谷，寒邪下趋，则下利清谷。⑤必郁冒汗出而解：必，可能。成无己云："郁为郁结而气不舒也，冒为昏冒而神不清也，世谓之昏迷者是也。"此郁冒为虚阳奋起抗邪，邪从汗解之先兆，阴寒虽盛，虚阳尚能与争，正能胜邪则汗出，故解，亦战汗之属。⑥病人必微厥：补述病证，阴寒内盛，阳气虚馁，四末失温则厥，所幸阳虚不甚，故其厥也微。⑦其面戴阳：戴阳，病人面色少赤，赤色为阳，犹如阳气戴面，故云戴阳，亦上文其面少赤之互词。⑧下虚故也：补述戴阳之因，寒盛于下，虚阳无与匹敌，浮现于上。

【按语】本条下利清谷，脉见沉迟，表明阴寒内盛；脉不沉细弱，表明阳虽虚不甚，尚见面少赤，身微热，手足微厥，更印证阳虚不甚；出现郁冒，更能说明阳气虽虚足以与寒邪相争；汗出则示邪随汗泄，故存自解的机理。

所论郁冒、面色少赤、下利汗出而厥，应与真阳虚竭之候相鉴别。第二九七条有"下利止而头眩，时时自冒"为阴竭阳脱之危候；此则郁冒重在一个郁字，其意郁滞烦闷，求伸祛邪之象，非时时自冒之死候可比。第三一七条通脉四逆汤有"其人面色赤"，为阴盛格阳于外之危候；此则里阴寒盛而阳浮于上，但虚阳未至离决。本条下利、汗出微热而厥，应与后第三六九条"下利……汗出而厥"，第三七六条"身有微热见厥"相鉴别，一重一轻不难分辨。要之，死证或脉微弱，或脉不出，此则脉见沉迟，正气虽虚未竭也。

三六六、下利，脉数而渴者①，今自愈②。设不差③，必清脓血④，以有热故也⑤。

【提要】辨虚寒下利阳复自愈与阳复太过下血。

【校疏】①**脉数而渴者**：热利见脉数而渴者为利久伤阴，寒利见脉数而渴者为阳复佳兆。②**今自愈**：热利伤阴须滋阴使愈，厥阴寒利见阳复为自愈之象，则此下利为虚寒下利，义与第三五九条、第三六○条同。③**设不差**：即病未自愈，仍下利、脉数而渴。④**必清脓血**：阳复太过则伤阴络，阴络伤则后血，为圊脓血也。⑤**以有热故也**：阳复胜阴，其病自愈；阳复太过，复生邪热，灼伤阴络，义同第三六二条。

【按语】尤在泾云："此亦阴邪下利而阳气已复之证，脉数而渴，与下利有微热而渴同义。然脉不弱而数，则阳之复者已过，阴寒虽解，热气旋增，将更伤阴而圊脓血也。"本条前半截应与第三五九条、第三六○条互参，皆论虚寒下利、阳气来复自愈之候，盖添列厥阴，则具阴尽阳生之机，寒利日久，病本少阴，至生变转化始入厥阴，是以厥利相协，其转归或一"厥"而不振，或厥回利止而阳复。阳复之机取决于多种因素，譬如平旦阳气生而胜邪，春季阳气升发而胜阴，治之温热以抑阴回阳，时值经气旺时而祛阴回阳，饮食调理益中气而复阳，凡此种种，不一而足，均说明阳复有其物质基础与条件，离开这些因素，阴尽阳生近乎渺茫。这些都从临床角度示人规矩，对于虚寒下利适时施治与调养，无疑是大有裨益的。此条后一截义与第三六二条同，阳复贵乎适宜，过则为灾，所谓矫枉过正矣，亦提示临床诊治虚寒下利应考虑上述诸多因素，药饵不可太过，以防热变，调养不可不慎，以防食复，否则会生清脓血之变，不可不慎之又慎也。

三六七、下利后脉绝①，手足厥冷，晬时脉还，手足温者生②，脉不还者死③。

【提要】下利脉绝，脉复则生，不复则死。

【校疏】①**下利后脉绝**：利不明寒热，利后脉绝，为阴竭无以充养，阳衰无以鼓动，是以阴阳俱竭矣。②**手足温者生**：脉还则阳气尚存，既鼓于脉，亦达于四末，则厥冷回而手足温，存得一分阳气，便得一分生机，故生。③**脉不还者死**：《金匮玉函经》作"不温不还者死"。脉不还则阴阳不会，各趋其极，阴阳离决，精气乃绝，故必死无疑。

【按语】钱天来云："夫寒邪下利而六脉已绝，手足厥冷，万无更生之理，而仲景犹云周时脉还，手足温者生，何也？夫利有新久，若久利脉绝，而至手足厥冷，则阳气以渐而虚，直至山穷水尽，阳气磨灭殆尽，脉气方绝，岂有复还之时。惟暴注下泄，忽得之骤利，而厥冷脉绝者，则真阳未至陡绝……故阳气尚有还期，此条乃寒中厥阴，非久利也，故云晬时脉还，手足温者生，若脉不见还，是孤阳已绝而死也。"若夫下利脉绝，手足厥冷，危殆至极，周时救治尚有时日，则四逆、白通昼夜立服，百会、丹田昼夜立灸，则脉不还者尚存生还之机，岂待晬时而决生死耶？

三六八、伤寒下利①，日十余行②，脉反实者③，死④。

【提要】正虚邪实者死。

【校疏】①伤寒下利：利不明寒热虚实，但属里证。②日十余行：利下无度，伤阳损阴益甚。③脉反实者：实，谓坚实有力。一个"反"字揭出原下利属虚属寒，虚极而见实脉。④死：虚证脉实，邪盛至极，并至虚有盛候之象，《素问·玉机真脏论》云"泄而脉大，脱血而脉实……皆难治"，故云死。

【按语】伤寒下利，则病由表及里也，日十余行，损阳竭阴也，脉应细弱欲绝，肢应厥冷不温，反见脉实为真阳虚竭而真脏脉见，寒邪鸱张而将噬真阳，无异于波涛中一草芥，旋即淹灭，不死曰何？

三六九、下利清谷①，里寒外热②，汗出而厥者③，通脉四逆汤主之④。

【提要】真寒假热之证治。

【校疏】①下利清谷：完谷不化，虚寒下利可知。②里寒外热：病机概念。阴寒内盛，则下利清谷；阴盛格阳，则可见外热诸象，如身微热、面少赤、身反不恶寒等。③汗出而厥者：虚阳将脱则汗出，虚阳失煦则见厥。④通脉四逆汤主之：下利清谷、汗出而厥为虚阳将脱，用通脉四逆汤破阴回阳，招纳将脱之逸阳。

【按语】下利清谷、里寒外热、肢厥与第三一七条少阴病相同，唯该条有脉微欲绝，身反不恶寒，其人面色赤；此则有外热、汗出。第一四八条云"阴不得有汗"，第二八三条云"病人脉阴阳俱紧，反汗出者，亡阳也，此属少阴"，一个汗出而厥，道出添列《厥阴篇》之缘由，证同第三一七条，但较之第三一七条为重，阳亡在即，若不急施救逆回阳，则一厥而亡，倘能及时予通脉四逆破阴回阳，庶几可挽回万一。此条又应与第三六四条相鉴别，一生一死，判若霄壤，钱天来云："此又立外热非表证之辨也。言下利清谷，则里寒已盛，而又外热，似有表邪，然犹汗出而四肢厥冷者，乃沍寒在内，逼阳于外，其外热非表证也。真阳大虚，卫气不密，故汗出而厥，非前郁冒之汗也，当于四逆汤内倍加干姜，名通脉四逆汤主之。"其厥之微甚，脉之沉迟，皆为辨证要点，前者郁冒汗出，为正气祛邪之象；此则汗出而厥，为虚阳欲脱之候，不可不辨也。

三七〇、热利①，下重者②，白头翁汤主之③。

【提要】 热利下重之治法。

【校疏】 ①**热利**：热、利相连，热为其因，利为其证，因热致利也。②**下重者**：下重即里急后重，邪热壅结，气机不畅则下重。程郊倩云："下重者，厥阴经邪热下入于大肠之间，肝性急速，邪热盛则气滞壅塞，其恶浊之物欲出而不得，故下重也。"③**白头翁汤主之**：下利由热起，下重为湿阻，故以白头翁汤清热燥湿，凉肝解毒。

【按语】 本条叙证简略，但言弥简而方弥备。正如陆渊雷云："热利，谓下利之属于热者，不必指身热，但脉舌、腹候有热象者皆是。下重即里急后重也。热言其性质，利言其所病，下重言其证候。凡热利下重之病，今世科学分为二种，一为传染性赤痢，一为肠炎。赤痢之病灶常在大肠，而直肠为甚，直肠有病灶，肛门之括约肌挛缩，则令下重；肠炎侵及直肠者，亦令下重。赤痢又分为两种，一为细菌性，一为阿米巴性，二者证候略同，鉴别惟恃验菌，惟阿米巴性者，多为慢性，或初起急剧，而转归亦成慢性。此外又有小儿之疫痢。中医之治疗，不惟其因，而惟其证，故不论肠炎、赤痢，苟有热象而下重者，白头翁汤悉主之。"

但本条热利，何以列于《厥阴篇》中？程郊倩以为肝性急速而下重，汪苓友提出肝主疏泄，柯韵伯提出湿热秽气郁遏广肠，魄门重滞而难出。诸说仿佛以下重而列入厥阴，余以为从临床论，热利之证，其来也速，其变也快，失治误治则厥利同见，是以入厥阴以鉴别也。如陈蔚云："厥阴标阴病，则为寒下，厥阴中见病，则为热利下重者，即经所谓暴注是也。"

白头翁汤方

白头翁二两黄柏三两　　黄连三两　秦皮三两

上四味，以水七升，煮取二升，去滓，温服一升。不愈，更服一升。

【按语】本方与黄芩汤、葛根芩连汤均主热利，但主证各不相同，盖黄芩汤之下利为太阳与少阳合病，证见邪郁少阳之口苦、舌红、苔黄、脉弦、腹痛，邪热主要在里在下，治重清解少阳；葛根芩连汤之下利为太阳病误下之下利，太阳之表未解，阳明里热已见，证见喘而汗出、口渴、舌红苔黄脉促，邪已传里，里热气逆，治重清解阳明；而白头翁汤主热利下重，为厥阴邪热下趋，治重清热燥湿、泻肝解毒。同治下利之方，不可不详辨之。

三七一、下利腹胀满①，身体疼痛者②，先温其里③，乃攻其表④。温里宜四逆汤⑤，攻表宜桂枝汤⑥。

【提要】虚寒下利兼太阳表证的治法。

【校疏】①下利腹胀满：阳虚寒盛，阴寒趋下则为利，阳虚浊阴不化则腹胀满，即脏寒生满病者也。②身体疼痛者：外感风寒，营阴郁滞，则身体疼痛。③先温其里：张景岳云："虽有表证，所急在里，盖里有不实则表邪愈陷，即欲表之，而中气无力，亦不能散。故凡见下利中虚者，速当先温其里，里实气强，则表邪自解，温中可以散寒，即谓此也。"④乃攻其表：里和而表不解之举，里气实，有源作汗，乃攻其表。⑤温里宜四逆汤：四逆汤用辛甘大热以散寒邪，寒去则利止胀消。⑥攻表宜桂枝汤：里气已实，表邪未去，宜用桂枝汤以调和营卫。

【按语】汪苓友云："下利至腹胀满，必下利久，中气虚寒而作腹胀满，其人既虚，风寒复袭，故身体疼痛，此系利后之兼证，非初病起而身疼痛也。与四逆汤先温其里，使真阳之气得复，而里和利止；后宜桂枝汤以攻表，乃散风邪，和营卫而止身疼痛也。假使先后倒施，则中气无主，岂堪外行发散耶？"本条与第九一条相较，彼为误下而寒伤脾阳，此则本为脾肾阳虚复感寒；但与第九二条同。盖表里同病，应甄别轻重，不能胶柱先里后表或先表后里，若表重则先表后里，表解里自和；表里同重则宜表里双解；表轻里重则先里后表，此时一如张景岳云里实气强表自解，一如此条表不解而施桂枝汤解表。

三七二、下利欲饮水者①，以有热故也②，白头翁汤主之③。

【提要】 论热利之证治。

【校疏】 ①**下利欲饮水者**：厥阴邪热下迫大肠则下利，邪热伤津，利下耗津，津伤引水自救则欲饮水。②**以有热故也**：申明下利、欲饮水乃属热之故。③**白头翁汤主之**：白头翁汤清热燥湿止利，利因于热，故主之也。

【按语】 此条与第二七〇条联袂理解，后条补出前条次证欲饮水，前条涵盖后条之下重，则白头翁汤主证跃然纸上。一曰"热"字，则见口渴、发热、舌红苔黄、小便黄赤、脉数诸热证；二曰"热利"，则具利下赤白或脓血、或恶臭难闻、肛门灼热诸证；三曰"下重"，则见里急后重、滞下难解、少腹疼痛或暴注下迫诸证。虽叙证简略，但与少阴病"自利而渴"之属寒者判若霄壤。如程知云："少阴自利而渴，亦有虚而引水自救者，犹当以小便之赤白、脉之迟数，种种细辨也。"

三七三、下利，谵语者①，有燥屎也②，宜小承气汤③。

【提要】 下利有燥屎之证治。

【校疏】 ①**下利谵语者**：下利、谵语同见，则下利为热结旁流，谵语为内有实热，浊热上扰神明则谵语。②**有燥屎也**：申述下利、谵语之因。阳明燥热内结，热结旁流则下利；实热熏蒸，神明不清则谵语。③**宜小承气汤**：宜，斟酌之词，小承气汤泻热去实，宽中除满，故宜之。

【按语】 本条实属阳明病，何以列于《厥阴篇》？一者是与厥阴病之下利相鉴别，如第二二五条四逆汤之列阳明病，是以汗出恶热与阳明病相鉴别；二者阳明下利谵语不治，热深厥深，亦可陷入厥阴；三者如陈修园谓："厥阴下利谵语者，中见火化，与阳明燥气相合，胃气不和，有燥屎也。厥阴忌下，有燥屎不得不下也，宜小承气汤微和胃气。"此理亦同厥阴阳复之下脓血，若认为厥阴无燥热之结，那么又如何理解少阴之三急下呢？两阴交尽，是谓厥阴，阴尽阳生为阴证转阳，热病而入厥阴为正气消耗殆尽之时，岂不寓胜复交尽之意欤？

三七四、下利后①，更烦②，按之心下濡者③，为虚烦也④，宜

栀子豉汤⑤。

【提要】论利后虚烦之证治。

【校疏】①**下利后**：云下利后，则可知下利已不甚，利后证起。②**更烦**：方有执云："更烦，言本有烦，不为利除而转甚也。"③**按之心下濡者**：濡，柔软之意。心下濡者，心下无实邪聚集而烦，是为虚邪内扰而烦。④**为虚烦也**：下利后胃气内虚，虚热扰心，故为虚烦。柯韵伯云："虚烦对胃家实热而言，是空虚之虚，不是虚弱之虚。"⑤**宜栀子豉汤**：宜，斟酌也。既为虚热内扰，则宜栀子豉汤轻宣郁热。唯其空虚，故按之而濡，为余热未尽，非胃实不除，故与栀子豉汤而不予调胃承气汤。

【按语】本条栀子豉汤列于《厥阴篇》，是将其利后虚烦与厥阴相鉴别也。蛔厥有心烦，如第三三八条；热厥轻证有心烦，如第三三九条；寒厥有心烦，如第三四三条；痰厥有心烦，如第三五四条；他如厥阴下利，日久阳气未复，证见郁冒、脉数而渴、微热汗出等证，未尝不见虚烦者。苟能细心辨识，则厥阴病中阳气来复，诸证未除，栀子豉汤宜之。有是病，用是药，唯其病而不唯其方，岂止三百九十七法耶？

三七五、呕家①，有痈脓者②，不可治呕③，脓尽自愈④。

【提要】因痈脓而呕，脓尽呕自止。

【校疏】①**呕家**：素患呕之人。②**有痈脓者**：此则说明呕由痈脓致。汪苓友云："痈者，壅也，言热毒壅聚而成脓也。"③**不可治呕**：呕由脓致，脓尽则呕止，治呕则蓄脓，故不可治呕。④**脓尽自愈**：呕由脓生，脓尽呕止，故脓尽自愈。

【按语】本条隶属阳明胃热成脓，何以列于《厥阴篇》中？曹颖甫云："厥阴一证，常以中见之少阳为病，少阳之证善呕，故呕亦为厥阴之正病。厥阴寒尽阳回之后，阳热太甚，伤及血分，下行则便脓血，上出则呕痈脓，所以病延血分者，以胆火伤及血络故也。"后第三七六条至第三八〇条皆有吐，故曹氏云呕为厥阴正病。类证相鉴别，寒热各不同。比类取象之思维方式，或以下利，或以呕哕，或以厥冷，或以发热，或以心烦，举一以例万，不厌其烦，胪列对比，方能相契，而不至谬误。否则差之毫厘，将谬以千里也。

三七六、呕而脉弱①，**小便复利**②，**身有微热**③，**见厥者难治**④。**四逆汤主之**⑤。

【提要】 阴盛阳虚呕逆之证治。

【校疏】 ①**呕而脉弱**：呕为气逆，脉弱正虚。程郊倩云："呕而脉弱，厥阴虚也。"②**小便复利**：复，非又、再之意，乃保持原状、没有变化之意。小便复利，即小便仍利。肾气虚寒，州都之官失其温约则小便利，亦"下焦虚有寒，不能制水"者。③**身有微热**：阴寒内盛，迫虚阳外浮，则身有微热。④**见厥者难治**：厥则阳虚弗达四末，寒逆于上，阳虚于下，阴盛于内，阳浮于外，故为难治。⑤**四逆汤主之**：《医宗金鉴》云："以四逆汤主之者，急壮其阳也，阳回则可望生矣。"

【按语】 本条乃厥阴、少阴皆虚之证。呕而脉弱，厥阴虚寒上逆，如《素问·六元正纪大论》云："厥阴所至，为胁痛呕泄。"小便利，为少阴虚寒制水不能；微热为阴盛格阳于外。见厥则一缕微阳不能自存，阴寒极盛而虚阳将脱，有类《素问·宝命全形论》所云"病深者，其声哕"，故云难治。然难治并非不治，病不见下利，而见呕逆，则宜四逆汤重加生姜主之。

三七七、干呕①，**吐涎沫**②，**头痛者**③，**吴茱萸汤主之**④。

【提要】 厥阴头痛之证治。

【校疏】 ①**干呕**：厥阴肝经受寒，寒邪挟浊阴犯胃，胃气上逆则呕。②**吐涎沫**：钱天来云"涎沫，黏饮白沫也"，即今之痰沫、口水之类。吴谦《医宗金鉴》云："吐涎沫者，清涎冷沫随呕而出，此由厥阴之寒上干于胃也。"③**头痛者**：汪苓友云："头痛为肝脏虚，厥阴大寒之气上攻，故头额与颠顶作痛，以厥阴之脉连目系，上出额，与督脉会于颠故也。"④**吴茱萸汤主之**：吴茱萸汤温降肝胃，通阳泄浊，故主之。

【按语】 古人常例：有物有声谓之呕，有物无声谓之吐，无物有声谓之干呕。今大论既云干呕，又说吐涎沫，似有抵牾，故柯韵伯有"干呕、吐涎是二证，不是并见"之论。其实验之于临床，二症可分见，亦可并发。干呕之甚，心中愦愦然，此时口中顿生涎沫，盖脾主涎，肺主沫，并为上逆之肝气所阻逆，涎沫不归脾肺，随口而出，曰吐曰唾皆可；亦有清白痰涎、顽沫从胃而吐出。大抵出于胃者，多伴不化之完谷等酸腐之物；出于口者，仅见涎沫、顽水之类。临床虽有区别，但病机总归厥阴寒浊上逆。

张路玉云："凡用吴茱萸汤有三证：一为阳明食谷欲呕；二为少阴吐利，手足厥冷，烦躁欲死；此则干呕、吐涎沫、头痛。经络证候各殊而治则一者，总之下焦浊阴之气，上乘于胸中清阳之界，真气反郁在下，不得安其本位，有时欲上不能，但冲动浊气，所以干呕、吐涎沫也；头痛者，厥阴之经与督脉会于颠也；食谷欲呕者，浊气在上也；吐利者，清气在下也；手足厥冷者，阴寒内盛也；烦躁欲死者，虚阳扰乱也。故主吴茱萸汤，以吴茱萸专主开豁胸中逆气，兼人参、姜、枣以助胃中之清阳，共襄祛浊之功。由是清阳得以上升，而浊阴自必下降矣。"张氏将大论三条吴茱萸汤，条分缕析，论理淋漓尽致，读后使人清明透彻，茅塞顿开。

三七八、呕而发热者①，小柴胡汤主之②。

【提要】 厥阴转少阳之证治。

【校疏】 ①呕而发热者：胆热犯胃则呕，《灵枢·四时气》云"邪在胆，逆在胃"是也。少阳郁热则发热，以方测证，此热乃往来寒热。②小柴胡汤主之：小柴胡汤解半表之邪热，实半里之正气，主之则呕止热息。

【按语】 夫厥阴、少阳，互为表里，禀风木而寄相火，下连寒水而为乙癸同源，上接心火而成子母相应。综其病性，实则少阳，虚则厥阴，少阳本火而标阳，中见厥阴风木；厥阴本风而标阴，中见少阳相火。其标本从化如此，故而厥阴、少阳证候颇类，如少阳咽干，厥阴消渴；少阳心烦，厥阴心中疼热；少阳默默不欲饮食，厥阴饥不欲食；少阳善呕，厥阴吐蛔；少阳往来寒热，厥阴厥热胜复。

本条虽属少阳病之证与治，实则不出厥阴之藩篱。盖两阴交尽，谓之厥阴，阴尽阳生，故中见少阳之火化；且互为表里，少阳为一阳之气，阳气初生，奠定阴尽阳生之基本条件，阴消阳长，寒负热复，中见少阳火化，则为呕而发热，病由厥阴而转出少阳，由阴而阳，是为顺证。故钱天来云："邪在厥阴，惟恐其厥逆下利，若见呕而发热，是厥阴与少阳脏腑相连，乃脏邪还腑，自阴出阳，无阴邪变逆之患矣。故当从少阳法治之，而以小柴胡汤和解其半里之邪也。"

三七九、伤寒大吐大下之①，极虚②，复极汗者③，其人外气怫郁④，复与之水⑤，以发其汗，因得哕⑥。所以然者，胃中寒冷故也⑦。

【提要】伤寒误攻而哕。

【校疏】①**伤寒大吐大下之**：伤寒不解，治施吐下，可知有吐下之证存焉，或胃脘呕胀，或便结不通。②**极虚**：吐下贵在祛邪，前云"大"，有矫枉过正之嫌，且吐下之后定无完气，过剂伤正，故云极虚。③**复极汗者**：成本"复极汗"作"复极汗出"。述误汗之由，必吐下不解，又汗之。极，大也。④**其人外气怫郁**：指大吐、大下后又大汗所致之变化。外气，指浮越于外之阳气。怫郁，汪苓友云："怫郁者，言其人面上之气，恰如外来之邪，怫郁于表也。此系阳明胃腑虚极，浮热之气，上升于面。"即吐下伤正，虚阳浮越，误作表证，而极汗之所致结果。⑤**复与之水**：与之水，即以水发汗，用冷水喷淋体表以退热的一种方法。误以浮阳作表证，予之水以发汗，类同第一四一条"病在阳，应以汗解之，反以冷水潠之"。⑥**因得哕**：大吐、大下在先，复极汗居次，以水取汗殿后，里阳益虚，胃寒益甚。阳虚水停，水寒相搏，胃气上逆，发为哕逆。⑦**胃中寒冷故也**：迭行吐、下、发汗，胃阳虚而中寒生焉。

【按语】本条有两个难点：一为外气怫郁，有解为表不解者，有解为阳虚外越者，有解为阴虚而阳无所附者。综观全证，大吐、大下后，里气必伤，解为虚阳浮越方为合理，并非如第四八条"阳气怫郁在表，当解之熏之"之证。彼证表邪尚在，当汗不汗故见烦躁，此则仅见怫郁。二为"复与之水，以发其汗"句，钱天来解为饮以热水以取汗，甚谬。《伤寒论·辨脉法》云："寸口脉浮大，而医反下之，此为大逆。浮则无血，大则为寒，寒气相搏，则为肠鸣。医乃不知，而反饮冷水，令大汗出，水得寒气，冷必相搏，其人即噎。"以愚观之，古人与冷水取汗，有喷与饮两法，不可不知。至于本条治法，呕而脉弱见厥者，参之第三七六条，可与四逆汤；呕而吐涎、头痛者，参之第三七七条，可与吴茱萸汤；仅以胃中虚冷而致哕者，用理中汤加半夏、砂仁可也。

三八〇、伤寒①**，哕而腹满**②**，视其前后**③**，知何部不利**④**，利之则愈**⑤**。

【提要】哕而腹满，利之则愈。

【校疏】①**伤寒**：病从表来。②**哕而腹满**：全见里证，胃气上逆则哕，实邪阻滞气机则腹满。③**视其前后**：视，诊察。前后指前阴与后阴，即诊察其大小便是否通利。④**知何部不利**：利指通畅。辨识大小便之通畅与否。

⑤**利之则愈**：利，指治疗法则，包括渗利小便与通导大便。利以荡其实邪，实邪去则哕逆自愈。

【**按语**】夫哕而腹满，有虚有实，有寒有热，本条仅论其实热者，属虚属寒，非利之所能愈。张令韶云："伤寒致哕，非中土败绝，即胃中寒冷，然亦有里实不通，气不得下泄，反上逆而为哕者。《玉机真脏论》曰：'脉盛，皮热，腹胀，前后不通，闷瞀，此谓五实。身汗，得后利，则实者活。'今哕而腹满，前后不利，五实中之一实也。实者泄之，视其前后二部之何部不利，利之则气得通，下泄而不上逆，哕即愈矣。夫以至虚至寒之哕证，而亦有实者存焉，则凡系实热之证，而亦有虚者在矣。医者审其寒热虚实，而为之温凉补泻于其间，则人无夭折之患矣。"推而广之，寒亦可不利，热亦可不利；实亦可不利，虚亦可不利；虚实夹杂可不利，寒热错杂可不利。则利之一法，涵义广矣：寒者热之谓之利，热者寒之谓之利，实者泻之谓之利，虚者补之谓之利，虚实夹杂者攻补兼施谓之利，寒热错杂者寒热并施谓之利。

第一六条"观其脉证，知犯何逆，随证治之"与本条"知何部不利，利之则愈"，皆揭示大论辨证施治之精髓所在，不特伤寒如此，杂病亦如此。其辨证之思维，论治之方法，垂范后世数千年，影响之大，教化之广，无与比肩者，正是其生命力之源泉不竭的原因。难怪前贤陈修园云："即一哕通结六经之证，以见凡病有虚实，不特一哕为然也。然即一哕，而凡病之虚实，皆可类推矣。故于此单提哕证一条，不特结'厥阴'一篇，而六篇之义，俱从此结敛，是伤寒全部之结穴处也。"嗟夫，不禁赞曰：伟哉张仲景，大哉《伤寒论》！杏林之孔圣，医门之《论语》。

辨霍乱病脉证并治

三八一、问曰：病有霍乱者何^①？答曰：呕吐而利^②，此名霍乱^③。

【提要】 论霍乱主症。

【校疏】 ①**病有霍乱者何**：病，疾病。者，代词，连于霍乱后，指霍乱病。何，表询问，意为怎样。全句意为：霍乱病的表现是怎样的？②**呕吐而利**：呕吐、下利并作，胃气上逆则呕吐，浊气下行则下利。③**此名霍乱**：此名，《金匮玉函经》、成本均作"名曰"，《千金翼方》作"此为"。意即呕吐与下利同见者为霍乱。

【按语】《灵枢·五乱》云："清气在阴，浊气在阳，营气顺脉，卫气逆行，清浊相干……乱于肠胃，则为霍乱。"张令韶曰："霍者，忽也，谓邪气霍然而至，防备不及，正气为之仓忙错乱也。胃居中土，为万物之所归，故必伤胃，邪气与水谷之气交乱于中，故上呕吐而下利也。吐利齐作，正邪分争，是名霍乱。"可见霍乱是一种暴发性肠胃病。饮食不节，冷热不调，或感受六淫之邪，导致寒热错杂，挥霍之间，缭乱骤起，清浊相干，升降失职，乱于中焦，吐利并作，伴见心腹胀痛等症状，临床囊括了以吐、利为主要临床表现的多种病证。

三八二、问曰：病发热，头痛，身疼，恶寒，吐利者，此属何病^①？答曰：此名霍乱^②。霍乱自吐下^③，又利止^④，复更发热也^⑤。

【提要】 辨霍乱疑似证。

【校疏】 ①**此属何病**：表里证俱见，非三阳之表，亦非三阴之里，寻病求因之词。②**此名霍乱**：名不正则言不顺，此正其名也。张路玉云："霍乱者，三焦混乱，清浊相干，阴阳乖隔，寒热偏胜，以致吐逆泄利，甚则转筋厥逆，而为挥霍撩乱也。"③**霍乱自吐下**：自，言非外因，即病从内发。吐，指呕吐。下，指下利。非外受表邪，邪气与水谷交乱于中，则自吐下。④**又利止**：利止，则里气已和，霍乱已平。⑤**复更发热也**：更，开始。病从内而外，里气虽和，表仍不解，故发热，阳气外浮而抗邪也。

【按语】钱天来云："此言有表证之霍乱也。发热头痛，身疼恶寒者，寒邪在表也；吐利者，寒邪在里也。言伤寒之邪，在太阳而发热头痛，身疼恶寒，则无吐利；若伤寒之邪，在阴经而有吐利恶寒，则无发热头痛。此虽较前又多表证，酷似伤寒，然吐利仍在，故此亦名霍乱。然始而吐下，继而利止，则霍乱之里邪已矣，复更发热者，表邪未解。"

盖霍乱之病，其来也急，挥霍缭乱之间，病已大作。临床表现各异，以吐利分，则有干湿之别。以表里分，则有先见表证，旋即或吐利、或腹痛者；有表里同发者；有先见里证、后见表证者。本条"霍乱自吐下，又利止，复更发热"，即指先里后表之霍乱，极具临床意义，也是霍乱与伤寒的鉴别要点之一。伤寒邪从外来，证发先表后里；霍乱为清浊相干，病从内生，证发先里后表。伤寒之太阳与阳明合病、太阳与少阳合病俱见下利，但前者重在太阳，故以葛根汤解表；后者重在少阳，故以黄芩汤和解半表半里；霍乱则治重和中，藿香正气之属为主方。

三八三、伤寒，其脉微涩者①**，本是霍乱**②**，今是伤寒**③**，却四五日**④**，至阴经上**⑤**，转入阴必利**⑥**，木呕下利者**⑦**，不可治也**⑧**。欲似大便**⑨**，而反失气**⑩**，仍不利者**⑪**，此属阳明也**⑫**，便必硬**⑬**，十三日愈**⑭**，所以然者，经尽故也**⑮**。下利后**⑯**，当便硬**⑰**，硬则能食者愈**⑱**；今反不能食**⑲**，到后经中**⑳**，颇能食**㉑**，复过一经能食**㉒**，过之一日当愈**㉓**。不愈**㉔**，不属阳明**㉕**也。**

【提要】辨霍乱与伤寒脉证与转归。

【校疏】①**其脉微涩者**：吐利后，气虚则脉弱，血虚则脉涩。表证未见表脉。②**本是霍乱**：本，方有执云："本，根原也。言根因原起自霍乱也。"指脉微涩由病霍乱来。③**今是伤寒**：霍乱后，气虚血弱，复感寒邪，而病伤寒，故云今是伤寒。④**却四五日**：却，后，表示时间。指伤寒后四五日。⑤**至阴经上**：至，到。上，时间或次序在前。即上四五日至传入阴经这段时间。⑥**转入阴必利**：邪转阴则脏受其邪。必，可能。邪传入阴则见下利。

成无己云："里虚遇邪，必作自利。"⑦**本呕下利者**：指原病霍乱，见呕吐、下利。⑧**不可治也**：成无己云："先霍乱，里气大虚，又伤寒之邪，再传为吐利，是重虚也，故为不治。"⑨**欲似大便**：欲似，好像。即意欲大便，胃气来复之象。⑩**而反失气**：而反，反而。失气，即矢气。邪转阳明，正胜邪却，滞气得行。舒驰远云："矢气二字，从前书中皆云失气，此误也。缘矢字误写出头耳，盖矢与屎同，矢气者，屁乃矢之气也。"⑪**仍不利者**：上文"转入阴必利"之互词。互文见义，邪未入阴。⑫**此属阳明也**：邪不入三阴，仅见阳明证候，此属阳明经界。⑬**便必硬**：利后伤津，胃肠失濡，则便为之硬。⑭**十三日愈**："却四五日"到十三日，为经气再周之期，胃气来复，正胜邪却，故愈。⑮**经尽故也**：邪至阳明，气势已衰，弗传他经，故云经尽。故也，释答十三日愈之原因。⑯**下利后**：指前所述霍乱之下利。⑰**当便硬**：利后津亏肠燥，大便当硬。⑱**硬则能食者愈**：胃气来复，消谷则能食，能食则津复，故虽便硬者愈也。⑲**今反不能食**：反而不能食，则胃气未复，津伤依旧。⑳**到后经中**：成无己云："到后经中，为复过一经，言七日后再经也。"即十三日后又历七日。㉑**颇能食**：颇，稍微，略微。略微能食，则胃气有来复之征兆。㉒**复过一经能食**：复过一经，即"到后经中"。之后又七日，颇能食至已能食，胃气已渐趋复原也。㉓**过之一日当愈**：胃气已和，故过之一日愈，与前之十三日愈同义，唯时日已晚至二十一日矣。㉔**不愈者**：前便硬能食则愈，今云不愈，当指便不硬复不能食者，亦即胃气未复也。㉕**不属阳明**：成无己云："不愈者，暴热使之能食，非阳明气和也。"不属阳明，则邪不却而正不复，故不愈也。

【按语】本条大旨，霍乱后复患伤寒也，经文"本是霍乱，今是伤寒"即为明证。霍乱及霍乱后复患伤寒，其转归划一。霍乱在先，则胃气已伤，胃气是否恢复，是为转归愈后之关键。阳明居中主土，万物所归，无所复传，此之谓也。霍乱在先，吐利复作，正气已伤，复感寒邪而病伤寒，脉不浮而见微涩，转入阴则利，利而复利，正气益伤，故云不治。此时若审时度势，则四逆辈抑或能治也。

似欲大便，预示正气来复，仍不利则邪气已衰，故云十三日愈。属阳明者，太阳阳明也，脾约类证，非正阳阳明之胃家实可比。利后便硬，正气已复，复见能食，为胃气消谷，故为预示向愈之佳兆。然不能食者，当视时日而定，胃气有渐复之象则颇能食亦为向愈。不愈者，则不能食，吐利伤中，中气不复。如《医宗金鉴》云："当属吐利后胃中虚寒不食之阳明，或属吐利后胃中虚燥之阳明也，此则非药不可，俟之终不能自愈也，理中、脾约择而用之可矣。"

三八四、恶寒脉微而复利①，**利止，亡血也**②，**四逆加人参汤主之**③。

【提要】霍乱阴脱阳虚之证治。

【校疏】①**恶寒脉微而复利**：阳虚失其温煦则恶寒，阳虚失其鼓动则脉微，阳虚不能胜阴则复利，三症见，阳益衰而阴益盛。②**利止亡血也**：阳气衰微，津液内竭，无物可下则利止。夫津与血，异名而同类，津亡则血亦亡矣。③**四逆加人参汤主之**：阴阳俱伤，四逆以复阳祛寒，人参以生津复液，俾阳长阴生，挽欲脱之阴阳。

【按语】本条列于霍乱中，当为霍乱吐利复作之重症，其中"恶寒""利止"为文中眼目。霍乱吐利，邪由里及表，可见恶寒。但此恶寒与脉微同见，则属阳虚之恶寒，非表证之恶寒。"利止"非阳回利止，乃阳微利止，无物可下之候，当伴见四肢厥冷，躁无暂安时等症，非阳回欲复之兆。

四逆加人参汤方
甘草二两（炙） 附子一枚（生，去皮，破八片） 干姜一两半人参一两
上四味，以水三升，煮取一升二合，去滓，分温再服。

【按语】张路玉云："亡血本不宜用姜、附以损阴，阳虚又不当用归、芍以助阴。此以利后恶寒不止，阳气下脱已甚，故用四逆以复阳为急也。其所以加人参者，不特护持津液，兼阳药得之愈加得力耳。设误用阴药，必致腹满不食，或重加泄利呕逆，转成下脱矣。"霍乱吐利骤发，挥霍之间，阴脱阳亡顿现，四逆加人参汤破阴回阳，力挽狂澜，不特能起少阴之疴，杂病对证，亦可疗之也。

三八五、霍乱头痛①，**发热身疼痛，热多欲饮水者**②，**五苓散主之**③；**寒多不用水者**④，**理中丸主之**⑤。

【提要】霍乱表里寒热之不同治法。

【校疏】①**霍乱头痛**：尤在泾云："霍乱赅吐下而言，头痛发热，身疼痛，则霍乱之表证也。"霍乱及表，经气不利则头痛。②**热多欲饮水者**：吐利伤津，邪从阳化热亦伤津。津伤引水自救，则欲饮水。③**五苓散主之**：主以五苓散，外疏内利，表里两解，热多欲饮得却，而吐利亦能止。④**寒多不用水者**：吐利伤津，邪从阴寒化，寒湿内盛则不欲饮水，亦即"自利不渴者属太阴也"之类。⑤**理中丸主之**：太阴中寒，以理中丸温中散寒，燮理中焦，如是则升降行而阴阳和，虽有发热、身疼痛，急当救里也。

【按语】夫霍乱之作，顷刻间挥霍缭乱，其来也急，其变也快。然人有禀阴阳之不同，复有感外邪之差异，虽同属霍乱内作，而有寒热两途：素禀阳热之体，邪多从阳热化；素禀阴寒之体，邪多从阴寒化。无论热化、寒化，皆属由里及表，故治重在里：属热者以五苓散化气行水，属寒者以理中丸温中散寒，俾里气和则表亦和矣，而头痛、发热、身疼痛之表证亦自止也。

理中丸方

人参　干姜　甘草（炙）　白术各三两

上四味，捣筛，蜜和为丸，如鸡子黄许大，以沸汤数合和一丸，研碎，温服之，日三四、夜二服。腹中未热，益至三四丸，然不及汤。**汤法**：以四物依两数切，用水八升，煮取三升，去滓，温服一升，日三服。若脐上筑者①，肾气动也，去术，加桂四两；吐多者，去术，加生姜三两；下多者，还用术；悸者，加茯苓二两；渴欲饮水者，加术，足前成四两半；腹中痛者，加人参，足前成四两半；寒者，加干姜，足前成四两半；腹满者，去术，加附子一枚。服汤后，如食顷②，饮热粥一升许，微自温，勿发揭衣被③。

【校疏】①**脐上筑者**：筑者，捣也。言脐上跳动不安，如捣物之状。②**如食顷**：约一顿饭工夫，约半小时。③**勿发揭衣被**：发，打开，揭开。勿揭衣被，以免复受寒邪。

【按语】王晋三云："理中者，理中焦之气，以交于阴阳也。上焦属阳，下焦属阴，而中焦则为阴阳相偶之处。仲景立论，中焦热，则主五苓以治太阳；中焦寒，则主理中以治太阴。治阳用散，治阴用丸，皆不及于汤，恐汤性易输易化，无留恋之能，少致和之功耳。人参、甘草，甘以和阴也，白术、干姜，辛以和阳也，辛甘相辅以处中，则阴阳自然和顺矣。"自仲景始，理中丸及汤为临床常用之方，对证施药，按证投方，无不效验。

然仲圣丸不及汤之论，未引起人们的注意。忆家严早年行医，曾遇一病者，患胃脘痛有年，证属中焦虚寒，经年发作，发则辄以理中丸及汤取效，然终不断根。情急之下，自索《伤寒论》而阅其方，睹及方中各药作汤皆两数，不明汉时衡制，乃忧医者胆小，只投钱许，隔靴搔痒，病何能瘥。乃自书其方，悉依书中两数配方（即方后注中之两数），迳自如法煎服，迨料数年之顽疾，一朝尽除。虽医道未涉，贸然进药，竟得奇效，反哂医者胆小，病重药轻，何能奏效。自此临床遇中焦虚寒，辄投大剂，动辄两许，恒取效验。此或可印证仲师汤较丸胜，抑或常言所云"中医不传之秘在量上"，乃钦古之人诚不我欺也。

三八六、吐利止而身痛不休者①，当消息和解其外②，宜桂枝汤小和之③。

【提要】里已和而表未解之治法。

【校疏】①吐利止而身痛不休者：吐利止，谓霍乱主症已去。身痛不休，为营阴郁滞，表邪未尽。②当消息和解其外：消息，斟酌。《晋书·慕容超载记》："依《吕刑》及汉、魏、晋律令，消息增损，议成燕律。"即酌情使用桂枝汤以和解其外。③宜桂枝汤小和之：小和，微和之意。桂枝汤调和营卫，微制之也。

【按语】霍乱以吐利为主症，或先吐利而后身疼痛，或先身疼痛而后吐利，或吐利、身疼痛并作，皆由里及表之证。今吐利止，说明里气已和，升降已复，但一个"而"字，强调里虽和而表未解。表虽未解，但治不同于伤寒之表未解。"当消息"之，一者，吐下之后，正气受损，中气虚弱，虽有表邪，不可以峻汗之；二者，霍乱吐利之后，邪已大衰，亦不必以峻汗之，故以"和解"为贵。和者，和里、和营卫也；解者，解其外邪也，以和得解。先有"消息"之斟酌，后用"宜"字之再酌，三用"小和"，以微邪微制之，丝丝入扣，意在祛邪勿伤正，扶正勿恋邪。辨证之精细，制方之严谨，施治之扼要，实津梁之论。难怪元明之际吕复云："张长沙医如汤武之师，无非王道，其攻守奇正，不以敌之大小，皆可制胜。"

三八七、吐利汗出①，发热恶寒②，四肢拘急③，手足厥冷者，四逆汤主之④。

【提要】霍乱汗出亡阳之证治。

【校疏】①吐利汗出：吐利在先而汗出在后，则汗出因于吐利。吐利伤阳，阳虚则汗出。②发热恶寒：虚阳外浮则发热，阳虚失煦则恶寒。③四肢拘急：拘急，拘挛紧急，抽筋之类。阴阳两虚，四末失其濡煦则拘急焉。④四逆汤主之：证虽阴阳两虚，但以阳虚为甚。回阳为先，阳生则阴长，故以四逆汤主之。

【按语】张令韶云："此言四逆汤能滋阴液也。夫中焦之津液，内灌溉于脏腑，外濡养于筋脉。吐则津液亡于上矣，利则津液亡于下矣，汗则津液亡于外矣。亡于外则表虚，而发热、恶寒；亡于上下，则无以荣筋，而四肢拘急，无以顺接而手足厥冷也，宜四逆汤，助阳气以生阴液，盖无阳则阴无以生也。"本证因于霍乱吐利，吐利大作，顷刻之间，阴脱阳虚，汗出与发热、恶寒并见，则发热为阳浮，恶寒为阴寒内盛，非上条之身痛不休者可比。彼为表邪不去，此则真阳衰竭，不以四逆汤急救其阳，一丸红日即将西坠。若得一息真阳尚存，则如张氏所云，阳生而阴能长也。

三八八、既吐且利①，小便复利②，而大汗出③，下利清谷④，内寒外热⑤，脉微欲绝者⑥，四逆汤主之⑦。

【提要】吐利后真寒假热之证治。

【校疏】①既吐且利：始则吐利交作，乃霍乱的证，其来也速。②小便复利：吐利伤津，小便应少，今小便利，则阳虚不能制水，乃阳气将亡之先兆。③而大汗出：吐利伤津，津汗同源，津伤则汗少，今大汗出，为阳气大伤，肌腠失固之候，有亡阳之虞。④下利清谷：脾胃阳衰，阴寒内盛则下利，腐熟无能则圊谷。⑤内寒外热：病机概念。内寒者，阴寒内盛也，如下利清谷之属；外热者，外见假热也，如发热面赤之候。⑥脉微欲绝者：阴虚无以充脉则脉微，阳虚无以鼓动则欲绝。⑦四逆汤主之：阴寒内盛，阳气式微，故主之以四逆汤，急救回阳。

【按语】既吐且利，小便当少，今小便复利而大汗又出，为津液将亡而阳气欲息。又下利清谷为阴寒内盛，阴阳俱衰，脉微欲绝，故以回阳为急，以冀阳回津敛，阳生则阴长，似以方中加人参为妥。如吴人驹云："既吐且利，而大汗出，则泄路尽开，而小便又复利。云复利者，反不欲其利，而为收藏之地也。下利清谷，内寒外热，且脉微欲绝，一线之微阳，挽回诚为不易，四逆之施，讵可缓乎？"

三八九、吐已下断①，汗出而厥②，四肢拘急不解③，脉微欲绝者④，通脉四逆加猪胆汤主之⑤。

【提要】阴竭阳亡证之治。

【校疏】①**吐已下断**：已者，止也。如《诗经·郑风》："风雨如晦，鸡鸣不已。"郑玄注："已，止也。"断者，绝也。《礼记·儒行》："过言不再，流言不极，不断其威，不习其谋。"孔颖达疏："断者，绝也。"全句意即吐利皆止。②**汗出而厥**：阳虚肌表不固则汗出，四末失煦则肢厥。吐利止，而阳将亡也。③**四肢拘急不解**：阴阳两虚，四末失其濡煦则拘急。不解者，阴不复而阳不回也。④**脉微欲绝者**：阴竭则脉微，阳衰则脉绝，阴竭阳亡之脉。⑤**通脉四逆加猪胆汤主之**：阳亡以通脉四逆汤挽之，阴竭以猪胆汁益之，以冀速破阴寒，急回欲脱之阳。

【按语】以上三条与第三八四条，皆论霍乱吐利而阴竭阳亡之证治，亦见于少阴病中，彼为伤寒外邪传里，其来也缓，阴竭阳亡；此则外邪挥霍间耗竭正气，阴竭阳亡，其来也急。但殊途同归，证同治亦同，二者宜互参，伤寒、杂病，理本一贯。

第三八四条利止亡血，阳虚而恶寒、脉微，复利以竭其阴，阴阳俱虚，故用四逆汤以回阳，人参以生津益阴；第三八七条因吐利而四肢拘急，手足厥冷，复汗以竭其阴，阳虚为主，故主以四逆汤；第三八八条既吐且利，内寒外热，复小便利而大汗出，汗利以竭其阴，阴竭而阳虚，故仍主以四逆汤；第三八九条吐已下断，非阳回阴消，乃无物可吐，无物可下，复汗出以亡阴，阳虚非四逆所能胜，而主以通脉四逆，阴竭非阳回能挽，而益以猪胆汁，以防阴阳格拒不受，病情较前重了一层，以此为别，如此辨证施方，选方用药，法度森严。

通脉四逆加猪胆汁汤方
干草二两（炙）　干姜三两（强人可四两）　附子大者一枚（生，去皮，破八片）　猪胆汁（半合）

上四味，用水三升，煮取一升二合，去滓，加入猪胆汁，分二次温服。

三九〇、吐利①，发汗②，脉平③，小烦者④，以新虚不胜谷气

故也⑤。

【提要】 霍乱后之饮食调护。

【校疏】 ①**吐利**：首揭吐利，则为霍乱。②**发汗**：指汗法，亦因吐利而表邪未去而汗之。③**脉平**：脉象不浮不沉，不迟不数，从容和缓，显平和之象。④**小烦者**：小烦，即微烦不适。⑤**以新虚不胜谷气故也**：新虚，指吐利后戕伐正气。谷气，此指食物而言。尤在泾云："此非邪气所致，以吐下后，胃气新虚，不能消谷，谷盛气衰，故令小烦。"

【按语】 张令韶云："夫人以胃气为本，经曰：得谷者昌，失谷者亡。霍乱吐利，胃气先伤，尤当顾其胃气，故结此一条，以终霍乱之义。吐利发汗者，言病在内而先从外以解之，恐伤胃气也。脉平者，外解而内亦和，外内之相通也。小烦者，食气入胃，浊气归心，一时不能淫精于脉也。所以然者，以食气入胃，五脏六腑皆以受气，吐利后脏腑新虚，不能胜受胃中之谷气，故小烦也。谷气足，经脉充，胃气复，烦自止矣。今之治伤寒者，略与之食，微觉不安，遂禁其食，不复再与，以致绝谷气而死者，盖三复斯言乎。"这里提出一个问题，即"食复"。不特霍乱，凡大病新瘥，脏腑气虚，难以胜谷，过食肥甘新谷，则旧病复作。病因食而复，故云"食复"。夫医者不特疗疾，于调养亦当用心耳，否则前功尽弃。饮食调养对疾病康复具有普遍意义：欲饮水，则少少与饮之，令胃气和则愈；欲食，则视胃气强弱而食之，或以陈仓米调养之，则胃气能发生生之气，否则食积停聚，反伐正气，"食复"生矣。若以药饵调养，亦当小量斟酌，或弃去头煎，以微和之。

辨阴阳易差后劳复病脉证并治

三九一、伤寒阴阳易之为病[①]，其人身体重[②]，少气[③]，少腹里急[④]，或引阴中拘挛[⑤]，热上冲胸[⑥]，头重不欲举[⑦]，眼中生花[⑧]，膝胫拘急者[⑨]，烧裈散主之[⑩]。

【提要】论阴阳易之证治。

【校疏】①**伤寒阴阳易之为病**：言伤寒，实赅杂病，亦广义伤寒之义。阴阳易，成无己云："大病新瘥，血气未复，余热未尽，强合阴阳得病者，名曰易。男子病新瘥未平复，而妇人与之交，得病名曰阳易；妇人病新瘥未平复，男子与之交，得病名曰阴易。以阴阳相感动，其余毒相染着，如换易也。"本句之后将阐述阴阳易的临床表现。②**其人身体重**：其人，即罹患"阴阳易"之人。房室耗散精气，精气不足，周身失养，则身体重。③**少气**：即气短。成无己云："少气者，损动真气也。"亦房室耗精之象。④**少腹里急**：指少腹部拘紧挛急，窘迫不适。伤于房室，肾精耗损，筋脉失濡，则少腹里急。⑤**或引阴中拘挛**：或，有的人。引阴中拘挛，为少腹里急之重者，前阴拘急挛缩，即缩阴也。房室过度，真阴亏损，筋脉失养，则阴中拘挛。如钱天来云："邪从阴窍而溜入少阴、厥阴，故少腹里急。若里急之甚，或引阴中拘挛，皆阴邪之所致也。"⑥**热上冲胸**：即自觉热气上冲胸膈。成无己云："感动之毒，所易之气，熏蒸于上也。"⑦**头重不欲举**：脑为髓海，房室耗精，精伤则髓伤，脑海空虚，则头重不欲举。⑧**眼中生花**：《灵枢·大惑论》云："五脏六腑之精气，皆上注于目而为之精。"房室伤精，上注之精不足，则眼中生花。⑨**膝胫拘急者**：肾藏精，精生髓，骨赖髓养。房劳伤精，骨失其养，则膝胫拘急。⑩**烧裈散主之**：裈（kūn 昆），与"裩"同，即裤裆。沈明宗云："烧裈散，原系阴浊之物，同气相求，引邪使从阴窍而出为顺。所谓小便不和，阴头微肿，即邪从阴窍出矣。"

【按语】《诸病源候论·伤寒阴阳易候》云："阴阳易病者，是男子、妇人伤寒病新瘥，未平复，而与之交接得病者，名为阴阳易也。其男子病新瘥，未平复，而妇人与之交接得病者，名阳易；其妇人得病新瘥，未平复，而男子与之交接得病者，名阴易。若二男、二女，并不相易。所以呼为易者，阴阳相感，动其毒，度着于人，如换易也。其得病之状，身体重，少腹里急，或引阴中拘挛，热上冲胸，头重不能举，眼内生眵，四肢拘急，小腹疠痛，手足蜷，皆即死。其亦有不即死者，病苦小腹里急，热上冲胸，头重不欲举，百节解离，经脉缓弱，气血虚，骨髓空竭，便恍恍吸吸，气力转少，着床不能动摇，起居仰人，或引岁月方死。"自巢氏之论始，历代医家多持此说，更加之事出隐曲，不易诊察，临床鲜遇焉。

刘渡舟《伤寒论诠解》云："阴阳易在临床上是否可以见到，用烧裈散有无疗效，曾为此请教过一些名老中医。山西省中医研究所已故名医李翰卿先生做了肯定的答复。他说，从后汉至今，尽管历代医家对此证、此方都有所争议，但均没有全盘否定，而是一直在研究探讨。根据自己有限的临床所见，也确有其病，用烧裈散也确有疗效。李老先生以六七个典型病例说明阴阳易为病，临床表现有三个特点：一是头抬不起来，即头重不欲举，这是很突出的一个表现；二是少腹拘急，抽搐且牵引阴中拘挛；三是全身乏力，倦怠少气。治用烧裈散，而每每取效。李老的经验之谈，很值得重视。"

本病历代争议较多，遇而治之者持肯定说，不遇未治者否定之，但古人录案在册，不宜轻易否定。临床上患病初瘥，因房室劳损复病者居多；而伤寒初瘥，通过性交易病他人者鲜遇。要有，亦非健康之人，必素体有病，恰遇房劳而益甚。古人认为是受易而来，是可以理解的。况且仲圣并未像巢氏那样指出是以病易人，而恰恰是与劳复并论，藉以说明阴阳易的病因、证候。由此可见，阴阳易是一种劳复之病。

烧裈散方
妇人中裈近隐处，取烧作灰。

上一味，水服方寸匕，日三服。小便即利，阴头微肿，此为愈矣。妇人病，取男子裈烧服。

【按语】王晋三云："裈裆穿之日久者良。阴阳易本无客邪，惟病人愈后，蕴蓄之热，乘虚袭人，涸逆三焦。仍取秽浊之物，导归阴窍，亦求之于其所属也。烧以洁其污，灰取其色黑下行。"

三九二、大病差后^①，劳复者^②，枳实栀子汤主之^③。

【提要】 瘥后劳复之治法。

【校疏】 ①**大病差后**：《诸病源候论》云："大病者，中风、伤寒、热劳、温疟之类是也。"言大者，必病重、病久也，所幸已瘥。然病大而久，戕人体正气也甚，虽瘥而气血尚未复原。②**劳复者**：劳复，因劳而病复发者。成无己云："伤寒新瘥，血气未平，余热未尽，早作劳动而病者，名曰劳复。"③**枳实栀子汤主之**：枳实栀子汤主热郁胸膈、气机痞塞。凡症见心烦，或心中懊侬，发热，心下痞满，或脘腹憋胀，是为劳复之证，故枳实栀子汤主之。

【按语】 夫大病新瘥，正气尚虚，阴阳未密，精气未实，气血未调，余热未清，气机未复，脾胃未和，而将息调养至为重要。必慎起居，适寒温，节阴阳，调柔刚，以利机体康复，以防疾病复发。然调养失度，劳作过甚，病即复发，即此条所论劳复者。本条仅论劳复，未出症状。以方测证，当是劳复致热郁胸膈而气机痞塞之候。然劳复非此一端，临床表现颇多，兹仅举一例万而已。如徐灵胎云："劳复因病后气虚，邪气又结于上焦，其证不一，故不着其病形，惟散其上焦之邪足矣。后人以峻补之剂治劳复，则病变百出矣。"徐氏虽深悟仲师之意，但否定峻补，有失偏颇。假若虚羸至甚，不补则蹈何辙？

枳实栀子汤方

枳实三枚（炙）栀子十四个（擘）豉一升（绵裹）

上三味，以清浆水^①七升，空煮^②取四升。内枳实、栀子，煮取三升，下豉，更煮五六沸，去滓，温分再服。覆令微似汗。若有宿食者，内大黄如博棋子大^③五六枚，服之愈。

【校疏】 ①**清浆水**：《本草纲目》云："酸浆，引嘉谟云：浆，酢也。炊粟米熟，投冷水中，浸五六日，味酸生白花，色类浆，故名。"清浆水，气味甘酸，微温无毒，功能调中，开胃止渴，消宿食，解虚烦。②**空煮**：即清浆水取沸。③**博棋子大**：《备急千金要方·服食门》云："博棋子长二寸，方一寸。"

【按语】本方即栀子豉汤重用香豉，加枳实而成。盖栀子除劳复之烦热，香豉宣郁结之虚邪，枳实利胸膈之痞塞，伍以清浆水和胃宽中，开胃化滞，分温再服，微似汗以散余邪。若有宿食者，加大黄以袭小承气之遗风，荡涤肠胃，胃口开则饮食进，饮食进则气血生，气血生则劳复愈矣。王晋三《绛雪园古方选注》云："枳实栀子豉汤，微汗、微下方也。大都瘥复必虚实相兼，故汗之不欲其大汗，下之不欲其大下。栀、豉，上焦药也，复以枳实宣通中焦，再用清浆水空煮，减三升，以水性熟而沉，栀、豉轻而清，不吐不下，必发于表，故覆之必有微汗。若欲微下，再加大黄围棋子大，佐枳实下泄，助熟水下沉，则栀、豉从上泻下，三焦通畅，营卫得和，而劳复愈，故云微下。"

三九三、伤寒差以后①，更发热②，小柴胡汤主之③。脉浮者④，以汗解之⑤；脉沉实者⑥，以下解之⑦。

【提要】论伤寒瘥后发热的证治。

【校疏】①**伤寒差以后**：伤寒，当指广义伤寒。既瘥，病后无完气，或正气未复，或余邪未尽。②**更发热**：瘥后又见发热，是为复证，宜细审之。③**小柴胡汤主之**：云"主之"，自非"宜"之斟酌，则可知前所云之发热乃往来寒热。尤在泾云："且人参、甘、枣，可以益病后之虚；黄芩、半夏，可以和未平之里也。"④**脉浮者**：病在表，脉应之而浮。⑤**以汗解之**：其在表者，汗而发之，此之谓也。表实则麻黄汤，表虚则桂枝汤，或斟酌以枳实栀子豉汤。⑥**脉沉实者**：病在里则脉沉，邪气实则脉实。⑦**以下解之**：邪实在里，下以荡之，则三承气汤择机而投之。

【按语】本条瘥后更发热之治法，突出辨证施治，亦"观其脉证，知犯何逆，随证治之"之呼应。文中仅列汗、和、下三法，实赅万法，它体现的是一种辨证精髓，并不是板法板方，正如前贤徐灵胎云："此复证也，非劳复，非女劳复，乃正气不充，余邪未尽，留在半表半里之间，故亦用小柴胡……复证之中，更当考此二脉，如果脉见浮象，则邪留太阳，当用汗法；如脉见沉实，则里实未尽，当用下法。但汗下不着方名者，因汗下之法不一，医者于麻黄、桂枝及承气、大柴胡等方，对证之轻重，择而用之，则无不中证矣。"非临证老手，不得出此言；非登堂入室者，不能明此理。

三九四、大病差后①，从腰以下有水气者②，牡蛎泽泻散主之③。

【提要】大病瘥后，腰以下有水气之治法。

【校疏】①大病差后：大病，参第三九二条。病大邪大，其伤人正气也深，虽大病已瘥而正气未复也。②从腰以下有水气者：水性趋下，腰以下水气壅积，证当见腰以下肿，或大腹肿满，小溲不利，脉沉实有力等。③牡蛎泽泻散主之：《金匮要略》云："诸有水者，腰以下肿，当利小便。"牡蛎泽泻散逐水清热，故主治腰以下有水气者。

【按语】人病瘥后水肿，虚肿居多，以人病耗伤正气然也。本条之水肿，以方测证，并非虚肿。如钱天来云："大病后，若气虚则头面皆浮，脾虚则胸腹胀满。此因大病之后，下焦之气化失常，湿热壅滞，膀胱不泻，水性下流，故但从腰以下水气壅积，膝胫足跗皆肿也。以未犯中上二焦，中气未虚，为有余之邪，脉必沉数有力，故但用排决之法，而以牡蛎泽泻散主之。"

牡蛎泽泻散方

牡蛎（熬）　泽泻　蜀漆（暖水洗，去腥）　葶苈子（熬）　商陆根（熬）　海藻（洗，去咸）　栝蒌根各等分

上七味，异捣，下筛为散，更于臼中治之，白饮和，服方寸匕，日三服。小便利，止后服。

【按语】本条首揭大病瘥后，自寓正气虚馁在其中。然方中皆逐水、开破、清利之品，或以为大病后正气已虚，用之则益伐正气乎？非也。夫实邪为病，利其速去，祛邪即可以扶正。若泥于正虚，不及时逐水，水热互结，益伤正气矣。本条并提示，大病之后，在注意调护正气的同时，勿忘及时祛除病邪，此与上条"以汗解之""以下解之"同义。汪苓友云："牡蛎、泽泻、海藻三味之咸，固能入肾而导水。若蜀漆、葶苈、商陆根之苦辛，乃苦以泄其水，辛以散其邪也。又，商陆兼酸，酸与苦皆能涌泄。至于栝蒌根，非泄水之物，《条辨》云：苦能彻热。乃蜀漆之使。大都上方用以治下焦水热病最宜。"

三九五、大病差后，喜唾①，久不了了②，胸上有寒③，当以丸药温之④，宜理中丸⑤。

【提要】中焦虚寒喜唾的治法。

【校疏】①喜唾：喜，容易，参第九六条注。喜唾，即容易口泛清水唾

沫。肺脾阳虚，运化失常，水津凝集，寒饮内生则喜唾。②**久不了了**：了了，完毕，了结。久不了了，谓喜唾延绵不已，肺脾阳虚未复。③**胸上有寒**：胸，指胸膈。即寒饮聚于胸膈，则为喜唾而久不了了。④**当以丸药温之**：寒则温之，丸者缓也，亦《金匮要略》"病痰饮者，当以温药和之"之义。⑤**宜理中丸**：宜，斟酌之意。理中丸温运脾阳，脾阳运则肺津达，津敷液布，寒饮得除，喜唾得愈。

【按语】上条大病瘥后，邪未清而为湿热证；此条则大病瘥后，脾阳失运而为虚寒证。故一攻一补，虚实对比，辨证之义甚明焉。尤在泾云："大病瘥后，胃阴虚者，津液不生，则口干欲饮；胃阳弱者，津液不摄，则口不渴而喜唾。至久之而尚不了了，则必以补益其虚，以温益其阳矣。曰胸上有寒者，非必有寒气也，虚则自生寒耳。理中丸为补虚温中之良剂，不用汤者，不欲以水资吐也。"盖丸者缓也，缓以调之，温以运之，补以益之，与"温药和之"遥相呼应。明乎此，则治痰、治饮之法备矣。

三九六、伤寒解后①，**虚羸少气**②，**气逆欲吐**③，**竹叶石膏汤主之**④。

【提要】胃虚津伤而余热未尽之治法。

【校疏】①**伤寒解后**：言伤寒，则为病热；云解后，必病热已罢。夫热则耗津，大病虽解，气液两伤矣。②**虚羸少气**：虚羸，即虚弱羸瘦。少气，即气少、气短。热邪耗津伤气，津伤不足以滋养形骸，则见虚羸；气伤不足以调息，则少气。③**气逆欲吐**：伤寒虽解而余邪未清，虚热内扰，胃气上逆则气逆欲吐。④**竹叶石膏汤主之**：竹叶石膏汤清退虚热，益气生津，方证合拍，故云主之。

【按语】钱天来云："伤寒邪气已解，自当热退身凉，得谷而愈矣。但邪之所凑，其气必虚，此其常也。乃虚弱羸瘦，气少力绵，呼吸短浅，更气上逆而欲吐者，此胃气虚而未和也。仲景虽未言脉，若察其脉虚数而渴者，当以竹叶石膏汤主之。"全文叙证简略，钱氏补出脉象，以方测证，证当见发热、口渴、心烦、少寐、舌红少苔等候。

竹叶石膏汤方
竹叶二把　石膏一斤　半夏半升（洗）　麦门冬一升（去心）
人参二两　甘草二两（炙）　粳米半升

上七味，以水一斗，煮取六升，去滓，内粳米，煮米熟，汤成，去米，温服一升，日三服。

【按语】 本方由白虎加人参汤化裁而来，如《医宗金鉴》云："是方也，即白虎汤去知母，加人参、麦冬、半夏、竹叶也。以大寒之剂，易为清补之方，此仲景白虎变方也。经云：形不足者，温之以气；精不足者，补之以味。故用人参、粳米补形气也；佐竹叶、石膏清胃热也；加麦冬生津；半夏降逆，更逐痰饮；甘草补中，且以调和诸药也。"

三九七、病人脉已解①，而日暮微烦②，以病新差③，人强与谷④，脾胃气尚弱⑤，不能消谷⑥，故令微烦⑦。损谷则愈⑧。

【提要】 论病后之饮食调养。

【校疏】 ①脉已解：为病脉已除，脉见平和之象。仅言脉解而未言证解。②而日暮微烦：日暮，即日落。微烦，微有心烦。日西落而阳气已坠，脾胃阳虚，不能磨谷，食积生热，故烦。所幸其烦也微，则其热不甚。③以病新差：述日暮而微烦之原因。④人强与谷：强（qiǎng 抢），勉强、强迫。谷，即食物。病新瘥，胃气未复，勉强予食。⑤脾胃气尚弱：患病耗伤正气在先，病瘥而中气已虚在后。⑥不能消谷：中焦虚弱，脾气不健，运化失职则不能消谷。⑦故令微烦：脾胃气虚，运化不力，胃气生郁，食积生热，扰于心则生微烦。⑧损谷则愈：损谷，即减少饮食。减少饮食以利中气复原，中气复则阴阳和，气血生化有源，故愈。

【按语】 此条论食复当损谷，或助消化以消导之，说明凡病新瘥，调养十分重要。如王肯堂《证治准绳》云："凡新瘥后，只宜先进白稀粥汤，次进浓者，又次进糜粥，亦须少少与之，常令不足，不可尽意过食之也。其诸般肉食等物，皆不可食。"病后调养、忌口虽十分重要，但不可胶柱。若一味忌食，则不利于康复，气血生化乏源，何时得愈？

曾治一人，病既久而虚羸未复，大病虽愈，但忌食颇多，腹泻日久，多方调养，终不见功，乃自愿以一饱求死而痛快。岂料一顿饱餐肉食，非但中气未伤，缠绵日久之腹泻顿除。如是，岂可损谷焉？王鹤田云："病后起居坐卧，俱宜听其自然，不可勉强。强则非其所欲，反逆其性而不安矣，不特一食也。"信哉斯言，无太过，无不及，阴平阳秘，精神乃治也。

跋

刘勰《文心雕龙》云："圣哲彝训曰经，述经叙理曰论。论者，伦也，伦理无爽则圣意不坠……论也者，弥纶群言，而研精一理者也。"仲景之《伤寒论》，撰用《素问》《九卷》《八十一难》《阴阳大论》《胎胪药录》《平脉辨证》，论广《汤液》而为之，经论分明，理法赅备。明·王肯堂称《伤寒论》义理如神龙出没，首尾相顾，鳞甲森然。清·陈修园《医学三字经》云："越汉季，有南阳，六经辨，圣道彰，伤寒著，金匮藏，垂方法，立津梁。"皆盛赞仲景大论者。

自《灵》《素》以降，仲景氏出，中医临床行之由径矣。然自汉后，屡逢兵燹，大论分合隐现，流传艰梗。历代贤达多有阐微发幽，由于师承之不同，地域之差异，阅历之浅深，见解之详略，体悟之敏钝，见仁见智众矣。大哉至论，近两千余年总不废津梁显誉，"一人一仲景，一家一伤寒"，洵不虚言也。

是稿初集于2002年，家父谢立业老中医曾以耄耋之年予以审阅，并提出修改意见。他本人曾著《伤寒论六经病证治撮要》一书行世，颇获好评。嗣后此集部分章节曾摘要发表于中医药期刊，其间由于命舛事繁，忙于奔劳，无暇复审，十余年矣。目下退休赋闲，乃一鼓愚念，始得灾之枣梨焉。

宋本《伤寒论》全篇凡二万二千五百三十六字，其中张仲景自序六百零一字，《太阳篇》一万二千五百四十四字，《阳明篇》三千八百九十六字，《少阳篇》二百六十九字，《太阴篇》三百七十字，《少阴篇》二千二百二十二字，《厥阴篇》二千零五十六字，《霍乱病篇》六百八十九字，《阴阳易差后劳复篇》四百九十字。纵观全篇，仅从字数多寡即可蠡测外感病的发生、发展、传变、转归之脉络梗概，且字不失珠玑，句不虚准绳，尝谓儒者不舍圣贤之书而求道，医者难违仲景之书而治疗。前贤柯韵伯云："尝闻胸中有万卷书，笔底无半点尘者始可著书；胸中无半点尘，目中无半点尘者，才许作古书注疏。夫著书固难，而注疏更难。"信哉斯言！余不敏，寝馈大论有年，乃不揣卑陋，勉为蚊负，校之则参酌先贤善本，疏之亦力不从心，多有曲解臆悟之嫌，不妥处尚祈方家斧敲斤斫，如是则岂非吾师也哉。

书成，承蒙中国科学院院士、著名中医及中西医结合临床专家陈可冀研究员于百忙中题写书名，中华中医药学会仲景学说专业委员会原主任委员、北京中医药大学原副校长王庆国教授亲为题词，在此一并致谢，是为跋。

2021 年中秋写于家中

方剂索引

辨太阳病脉证并治（上）

辨太阳病脉证并治（中）

辨太阳病脉证并治（下）

辨阳明病脉证并治

辨少阳病脉证并治

（无）

辨太阴病脉证并治

辨少阴病脉证并治

辨厥阴病脉证并治

辨霍乱病脉证并治

辨阴阳易差后劳复病脉证并治